如何健康活到天年

◎ 崔宝善　白宗科　主编

东南大学出版社
SOUTHEAST UNIVERSITY PRESS
·南京·

图书在版编目(CIP)数据

如何健康活到天年 / 崔宝善,白宗科主编. — 南京:
东南大学出版社,2020.10(2020.11重印)

(白泽健康百岁工程丛书)

ISBN 978-7-5641-9138-2

Ⅰ.①如… Ⅱ.①崔… ②白… Ⅲ.①保健-基本知识 Ⅳ.①R161

中国版本图书馆 CIP 数据核字(2020)第 184760 号

如何健康活到天年

出版发行	东南大学出版社	
出 版 人	江建中	
社　　址	南京市四牌楼 2 号(邮编:210096)	
印　　刷	南京京新印刷有限公司	
开　　本	700mm×1000mm　1/16	
印　　张	18.5	
字　　数	290 千字	
版 印 次	2020 年 10 月第 1 版　2020 年 11 月第 2 次印刷	
书　　号	ISBN 978-7-5641-9138-2	
定　　价	60.60 元	
经　　销	全国各地新华书店	
发行热线	025-83790519　83791830	

(本社图书若有印装质量问题,请直接与营销部联系,电话:025-83791830)

《白泽健康百岁工程丛书》
编审委员会

总 主 编：白宗科　崔宝善

学术顾问：徐寒梅

副总主编：丁　娜　何无霜　孙　伟　罗　毅　叶真龙

编　　委：（按姓氏汉语拼音排序）

白宗科　白宗礼　崔宝善　陈　坤　陈　尧

董　辉　董韶川　丁　娜　何无霜　黄鼎足

黎崇健　李　欣　李东平　罗　毅　林润致

凌震生　刘　剑　罗慧枰　彭　涛　苏刘彬

孙　伟　苏　丹　王铁兰　王晓妮　徐寒梅

熊　姜　熊友生　薛凯雷　薛晓晶　夏春磊

杨　英　杨曼曼　叶真龙　张东冬　张朋飞

朱荣芬

学术秘书：杨曼曼　夏春磊　李东平　苏　丹　陈　尧

《如何健康活到天年》编写组

主　　编: 崔宝善　白宗科

学术顾问: 徐寒梅

副 主 编: 何无霜　孙　伟　罗　毅

编　　者:（按姓氏汉语拼音排序）

　　　　　白宗科　崔宝善　何无霜　李东平　罗　毅

　　　　　孙　伟　王晓妮　徐寒梅　夏春磊　杨曼曼

　　　　　张东冬

执行秘书: 杨曼曼

序

PREFACE

人的一生最值得追求的是什么？是爱情？是事业？是名利？都不是，是健康长寿！古往今来不论是帝王将相还是平民百姓，人人都希望"长命百岁"，生命科学家们无不为探索长寿的科学道理和延长生命的方法而终身努力。

2016年我们提出"白泽计划"，在10年内让60％的晚期肿瘤消退，让60％的老百姓用得起这项技术；30年后，让更多的人健康快乐的活到天然寿命。"白泽计划"的追随者白宗科博士和崔宝善教授，根据长期从事干部医疗保健工作和抗衰老的丰富实践经验，经过潜心研究、博览群书，编写了《如何健康活到天年》，我看了书稿后，觉得可读性强，通俗易懂，用大量百岁老人事例告诉大家，如何养生保健、健康活到天年。

那么究竟如何活到天年呢？健康定律说得好，如果把人的健康比作"1"，其他所拥有的财富比作"1"后面的"0"，如事业、家庭、荣誉、地位、金钱等等，那么有了健康的"1"后面的"0"越多，人生就越有意义。如果代表健康的"1"不存在了，而后面的"0"再多，也是一无所有。没有健康，再多的财富，其价值也等于0，这就是健康高于财富的"1＋0健康定律"。现在人们由于工作节奏快、竞争压力大、生活规律差、保健意识弱，这些年英年早衰、疾病早侵、身心早衰、癌症早发的例子在不断增多，其实只要我们养生得法，保健得当，就能延年益寿。

所以说，一个人要想长寿，就不能只是把它作为一个梦想，而要作为一种信仰，在现实生活中切切实实地重视起来。抗衰老的目的是为了延迟衰老的启动过程，不要等到老了才去抗衰，而是要尽早开始，《如何健康活到天年》教给了我们很多知识和长寿养生方法，从多个角度分享百岁老人长寿经验，其中不少方法非常实用，对促进健康长寿具有极大的指导意义，对现代人的长寿有很大的帮助。希望更多人真正受益，寿活百岁，颐养天年，达到"不得病、少得病、病得晚、活得长"的目标！

2020 年 6 月于上海

前言

PREFACE

　　健康和长寿是人类追求的永恒主题,渴望快乐、健康和长寿是人类的本性。古人曰:"人生七十古来稀!"而现在人们常说:"寿高百岁不为奇",中国人的平均寿命从新中国成立前的 35 岁提高到 2019 年的 76.1 岁,上海平均寿命达到了 83.66 岁,其中女性 86.14 岁,这是现代医学发展的成就,也是人们注重养生保健的结果。

　　随着我国人口老龄化的到来,越来越多的人想到健康长寿,想到养生保健,想寻求保持健康、延年益寿的有效途径。虽然人的老化是不可逆转的自然规律,但随着医学科学的进步,虽然不能万寿无疆、返老还童,但控制衰老的节奏却是"事在人为"。现代保健医学的根本在于依托科学的知识和方法,借助人的自我保健意识,主动干预,积极预防,实现健康长寿。

　　对于长寿,中国传统说法叫作"活到天年"。天年就是天赋的年寿,是自然寿命,也就是 120 岁。是我们的祖先根据几千年的观察研究得出来的,由《尚书》指出:"一曰寿,百二十岁也"。另外,科学界有 6 种比较公认的推算寿命的方法:按性成熟期、按生长期、按大脑成长发育期、按心跳极限、按细胞分裂代数计算、按端粒体学说计算,人的寿命应该超过 100 岁,可以活过 120 岁。

　　本人从事医疗保健已 50 多年,长期在原南京军区卫生部从事干部保健工作。为了做好军区首长和老干部的医疗保健,想方设法让这些建国功臣延年益寿,在军区保健委员会组织领导下,从 1997 年开始实施康寿工程,在老干部中提出了"保80，争90，创100岁"的口号。通过开展多种多样的预防保健活动，普及保健知识，开展科学健身活动，加强营养饮食指导，定期组织体检，把防病工作"关口前移"等措施，提高了这些建国功臣们的自我保健能力，生命生活质量大大提高，已有20多位老将军、老红军活过百岁，现仍健在的开国将军已108岁，看到老将军们的精彩人生，说明只要做好自我保健、疾病预防，人生百岁不是梦。

健康长寿的奥秘是什么？如何使人们健康活到天年？这是我们在编写时的思考。通过总结多年医疗保健实践经验，结合养生和抗衰老领域最新研究，汲取古今中外医疗、养生保健的精华。本书从长寿奥秘、细胞免疫、科学抗衰、饮食调补、中医保健、脏器保养、四季养生、疾病早防、动以健体、静以养心、兴趣生活、健康习惯等十二个方面，深入浅出地阐述长寿与人的生理、心理、情感、环境、饮食、运动和社会等诸多因素的关系，还教大家120招，告诉大家如何科学养生保健，争取活过120岁。

本书内容翔实，可读性强，通俗易懂，用大量百岁老人真实事例告诉大家，要坚信人类的正常寿命是可活过百岁的，除却先天的基因遗传因素外，后天的保养十分重要，健康百岁，三分天注定，七分靠后天，只要我们养生得法，保健得当，就能延年益寿，活到天年。

本书适合渴望健康长寿的老年朋友阅读，更适用于平时忽视养生保健的中青年朋友。养生保健要从年轻做起，中青年朋友树立新的养生观，即未病早防、有病早治、措施早用，要抗衰有方、养生有法、健身有路、饮食有度。只有这样才能使我们在繁忙的工作中，保持充沛的精力和体力，提高自身免疫力，保持更好的年轻状态，使身体健壮，才能以充沛的精力开创自己的宏图大业。

由于本人学术水平有限，书中欠妥之处难免，恳请读者给予批评指正。希望此书能给读者朋友们提供启发和帮助！

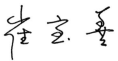

2020年6月

目 录
CONTENTS

第一章　健康百岁，奥秘无穷

1　人活百岁不是梦

▶ **教你一招:喝豆浆延缓衰老** ◀

根据端粒学说，人的寿命和染色体端粒的重建次数息息相关。而激素控制着人体端粒酶的重建。随着年龄的增长，老年人的激素水平逐渐下降。喝豆浆不仅能补充天然的激素，而且还能摄取高效的植物蛋白，一举两得，是延缓衰老简便可行的好办法。

人的一生最值得追求的是什么？是爱情？是事业？是名利？都不是，是健康长寿！

在远古洪荒年代，自然环境险恶，人们缺少工具，学会的技能也很少，难以抵挡疾病和各种灾害，寿命是短暂的，很多人刚活到成年就去世了。后来，虽然陆陆续续出现了许多百岁寿星，但大多数人的平均寿命并不高，以新中国成立前为例，平均寿命尚不足 40 岁。而现代社会生活水平越来越高，养生长寿观念越来越得到中老年人的认可，老年人的平均寿命也越来越长。

我国从夏商至现在，人的寿命已经翻了 4 倍。据 2019 年统计，中国人的平均寿命为 76.1 岁，上海平均寿命达到了 83.66 岁，其中女性 86.14 岁。因此我们坚信，只要坚持健康合理的养生方式，对于大多数人来说，活到百岁并不仅仅是一个梦想。

年代	夏商	秦汉	唐代	宋代	民国	1957	1975	1980	1994	2000	2004	2010	2019
平均寿命（岁）	18	20	27	30	35	37	68	69	73	75	76	75	76.1

人能活到 120 岁是有科学依据的,科学界有 6 种比较公认的推算寿命的方法:

(1) 按性成熟期计算:人的性成熟期在 14～16 岁。哺乳动物的寿命一般是其性成熟期的 8～10 倍。据此推测,人的寿命可达 112～160 岁。

(2) 按生长期计算:人体在长到一定高度时不再长高,此为生长期,一般为 20～25 岁。经研究指出,哺乳动物的寿命一般是其生长期的 5～7 倍。据此推算,人的寿命可达 100～175 岁。

(3) 按大脑成长发育期计算:人的大脑大体上在 25 岁完成发育。经研究指出,大脑成长期的 5 倍等于人的寿命,即 $25 \times 5 = 125$(岁),所有脊椎动物的寿命都符合这个公式。

(4) 按心跳极限计算:人的心跳极限为 30 亿次。心跳越快,寿命越短,一般以每分钟心跳 60～80 次为宜,以平均每分钟心跳 70 次计算,人的寿命可达 120 岁。

(5) 按细胞分裂代数计算:20 年前,美国斯坦福大学的海尔弗利克教授在研究细胞时发现,人的最高寿命是人体细胞平均分裂次数(50 次)乘以每次平均分裂周期(2.4 年)。按此计算,人的寿命可达 120 岁左右。

(6) 按端粒体学说计算:端粒体是染色体末端的一种特殊结构,其DNA 由简单的重复序列组成,大约有 2 000 个。在细胞分裂过程中,端粒体由于不能为 DNA 聚合酶完全复制而逐渐变短。每次分裂将损失端粒体 16 个,这样可有 125 次的分裂损失。据此计算,人大约能活 125 岁。

以上 6 种推算方法的结果是:在没有考虑疾病、瘟疫、天灾、战争、意外祸害情况下,人的寿命应该超过 100 岁,可以活到 175 岁。

世界各地的长寿村和长寿老人也证实了这一点。截至 2017 年底,江苏已有 6 026 位百岁老人,2019 年上海百岁老人有 2 657 人。目前健在的中国年龄最大的百岁老人是新疆的阿米丽罕·色依提,今年 134 岁(生于 1886 年)。据中国老年学会调查,在百岁老人的长寿原因中,遗传基因占 15%、社会因素占 10%、医疗条件改善占 8%、气候条件占 7%,其余60% 则取决于老人自己。影响人类寿命的因素很多,重点介绍五个方面:

(1) 国家、种族因素:不同国家的经济水平、医疗卫生条件、地理环境、文化水平、习俗等许多因素都会影响该国人的寿命。从某种意义上说，人类的平均寿命是现代文明的重要标志。生产力越发达，人的寿命就越长。古老的青铜器时期，人的平均寿命只有 18 岁，古罗马时期为 23～25 岁。随着生产力的发展和科技进步，人类的平均寿命也越来越高。

（2）遗传因素：一般来说，父母寿命长的，其子女寿命长的概率也大大增加。而且亲缘关系越近，这种影响就越明显。长寿家族的遗传因素十分明显。对众多百岁老人的调查结果发现，有家族长寿史者占 84.6%。在广西巴马县 53 名长寿老人中，有 31 人的亲属也是长寿者。也有资料表明，在年龄越高的人群中，其家族的长寿率越高。

（3）性别因素：寿命与性别有明显的关系。女性寿命比男性长，已被世界所公认。江苏省多位百岁老人中，八成都是女性。这主要由不同性别的生理性特征所决定，也可能与女性的器官更容易保持年轻、女性承受的社会压力小于男性以及与男女之间的内分泌差异有关。

（4）生活方式因素：由不健康的生活方式导致的疾病是世界上人类最主要的死亡原因。在发达国家，70%～80%的人死于所谓的"生活方式病"，即心脏病、脑卒中、高血压和肿瘤。"生活方式病"在发展中国家也有愈演愈烈的趋势。不健康的生活方式，主要是抽烟、酗酒、吃得太油、摄入过多的盐、长期熬夜和缺乏运动等。

（5）心理环境因素：当代心理免疫学研究表明，积极的心理状态能增强机体抗病能力，从而促进人体的健康。专家一致认为："在一切对人类健康不利的影响中，最容易使人短寿的原因，是不好的情绪和恶劣的心境"。焦虑、烦恼、愤怒、抑郁等不良心理，长期积累得不到排解就会造成心理障碍、内分泌失调和免疫力下降，进而影响健康。老年人要想保持良好的心理状态，就要学会主动调节自己的心理状态，维持心理平衡。研究发现，健康的工作环境和成功的事业能使人更有充实感和成就感，工作中适当的压力也有助于长寿。此外运动锻炼、交流、旅游也能很好地排解心理压力，有助于心理平衡。

除了上面所说的五大因素外，还有保健因素、自然环境因素、饮食因素、家庭婚姻因素、疾病控制因素。在此就不一一赘述了。

2　人为什么会衰老

◆ 教你一招:舌体宜常动 ◆

　　经常运动舌头,保持唾液腺的分泌旺盛,有利于保持人体健康,延缓衰老。具体做法:静坐清心,排除杂念,闭口,舌尖轻舐上颚,感觉口内唾液分泌增加。当津液满口后,分次咽下,直送丹田。如此数次,能使人聪明、齿坚、身强,即使人到老年也会红光满面、活力不减。

　　人为什么会衰老? 生、长、壮、老,是自然界万物发展的自然规律,衰老是我们必然要面对的事情。从我们出生的那一刻起,衰老就伴随着我们。延缓衰老,能帮助我们健康长寿,但首先我们得知道衰老的原因是什么。长期以来,人类一直在不断探索衰老的秘密。关于衰老也有很多种学说,每一种都只能反映衰老的某一方面,而我们只有综合这些学说来看,才能正确把握衰老的真正原因,找到健康百岁的奥秘。

　　(1) 自由基的危害。

　　在我们体内有一种叫自由基的物质,它会加速体内的氧化过程。自由基伴随着身体的代谢过程不断产生,又不断被清除。自由基的危害不容小觑,随着年龄的增长,体内抗氧化酶活性减低,自由基反应水平升高,细胞过氧化损伤而引起机体的细胞老化——衰老。其机制是自由基破坏组织细胞,并导致组织细胞再生减少。脂褐素是机体细胞老化的可靠而明显的指标。脂褐素的产生与自由基密切相关。自由基除了会导致衰老,还会引起多种疾病,导致死亡。研究已经证实,自由基增多与肿瘤、糖尿病、冠心病、高血压、身体炎症也有密切联系。

　　(2) 有害物质堆积。

　　有害物质堆积学说是一个历史悠久的学说。很早的时候,人们就认为衰老并不是器官本身功能减退,而是由于有害的物质在体内蓄积,妨碍了人体器官的正常功能所致。而现在,我们有了更加明确的证据——

脂褐素。脂褐素又称老年色素，是老年斑产生的主要原因。对于老年斑，广大老年人可能都不以为意，其实脂褐素不仅存在于皮肤中，也存在于各个器官中，特别是心脏和大脑，因为在器官深部，所以难以察觉。它的沉积数量随年龄的增长而增加，而增加的结果是色素颗粒逐渐侵占细胞的大部分空间，必然导致细胞的功能不能正常发挥，甚至会把细胞核及细胞质都挤向一侧。还有人认为脂褐素在细胞内积累到一定程度，会造成 RNA 的损害。如果色素浓度过高，细胞的代谢功能将受到影响，最后导致萎缩死亡。因此，脂褐素堆积也是导致衰老的一大原因。

（3）器官功能衰退。

随着年龄的增长，人体各个器官的机能发生减退。器官功能减退学说认为，由于机体各器官功能减退，使得正常的代谢、应激、防御等各项机能不能维持，最终导致衰老和死亡。随着时间的推移，机体的各种机能都呈缓慢的直线下降，虽然下降的速度不一致。许多人认为，老年人的生理功能虽然或多或少有所下降，但器官正常运作的功能不受影响，很少达到影响日常生活的程度，这是因为我们的器官都有较强大的贮备能力。与其说老年人的器官功能有所下降，不如说是老年人的器官贮备能力被消耗过度。正是因为其贮备能力下降，当器官负荷加重或遭遇意外时，人体的应激反应能力和代偿能力较差，容易使身体受到伤害。久而久之，更进一步导致功能的失代偿和器官功能减退，直至衰老和死亡。

（4）自身免疫学说。

沃尔弗德等人 1962 年提出了自身免疫学说，此学说认为在许多有害因素（如病毒感染、药物、有害辐射等）影响下，机体免疫系统把某些自身组织当作抗原而发生免疫反应。这种现象会对正常机体内的细胞、组织和器官造成许多有害的影响，使机体产生自身免疫性疾病，从而加速机体的衰老。

（5）生物钟学说。

美国学者发现，一个中年人由 50 万亿～60 万亿个细胞组成，这些细胞从胚胎开始分裂 46～50 次后，就不再分裂，然后死亡，根据这个细胞分裂次数推算，人类的寿命应是 120 年。这就说明，衰老在机体内类似一种

"定时钟",即衰老过程是按一种既定程序逐渐推进。

（6）遗传学说。

这种学说认为：生物的衰老与遗传因素密切相关。一个人的出生，都带着他父母的遗传基因。1974年艾博特等人对9 000多人的情况进行研究，其结果证实"父母长寿的，子女也长寿"。科学家推测，这可能与亲代遗传给子代的"寿命基因"或"衰老基因"有关。

（7）衰老的端粒酶理论。

这是一种衰老的新理论主张，抗衰医学领域很多的可能性是可以从端粒酶衰老理论中找到解释。这一理论诞生于基因和基因工程技术突破性进展中。端粒是染色体末端核酸序列的延长部分，端粒的作用是保持染色体完整性。细胞每分裂一次，端粒就会缩短一点，这样就导致与衰老相关联的细胞损伤和细胞死亡。

3 如何延缓衰老

▶教你一招：玉米是抗眼睛衰老最好的食物◀

美国哈佛大学的研究表明，玉米中含有丰富的黄体素和玉米黄质，摄取较高含量的黄体素和玉米黄质，罹患老年黄斑性病变的概率能降低43%。所以玉米是抗眼睛衰老极佳的食物。而且煮玉米时间越长，抗自由基活性越高，抗衰老效果越好。

在现代社会，未老先衰的现象已经相当普遍，这不仅影响生活质量而且直接导致寿命的缩短。这实际上体现的是一种能量转化的过程。为什么这么说？我举一个简单的例子大家就明白了。

人体就好比一个能量库，里面的能量支撑着生命的延续，并且随着时间的推移，库里的能量在不断地消耗、减少，等到能量耗完，生命也就终结了。事实上，我们的任何一个举动，例如读书、走路等都在消耗能量。如果是按正常的速度消耗能量，每个人都可以活到120岁，但是大多数人都在透支自己的能量，比如吸烟、酗酒等，都是对能量的过度消耗，正是这样的能量消耗，缩短了人类的寿命。

总之，寿命的长短是受多种因素影响的，除了先天禀赋的强弱之外，还与后天给养、居住条件、社会制度、经济状况、医疗卫生条件、环境、气候、体力劳动、个人卫生等多种因素有关。一个人要想活到天年，必须从生活中的各个环节加强注意，减少能量损耗，增加能量补充。

我们不能阻止衰老的到来，但是我们可以减慢衰老的步伐，让健康长寿伴随着每一个人。那么，哪些举措可以帮助我们延缓衰老呢？

（1）运动是抗衰老的第一步。

生命在于运动，运动是抗衰老的第一步。科学运动健身可以延缓机体的衰老，虽然不能使人返老还童、长生不老，但是可以使人延年益寿、老当益壮。日本的长寿老人就特别推崇运动养生，并归纳出了一系列适合老人的运动处方：广播体操、1 200米步行、传球运动等。运动能增强机体免疫功能,加快体内的血液循环,可使身体的新陈代谢更加旺盛,细胞活力增加。经常运动的人血液中的白细胞明显增多,白细胞可以及时、迅速清除病菌等。运动还能促使体内的 T 淋巴细胞增多,而 T 淋巴细胞分泌的抗体,能够有效地杀灭侵入人体内的有害物质和毒素。虽然运动对抗衰老有着重要的意义,但这是一个循序渐进的过程,要讲究方式和适度、适量,要有计划、有步骤地进行,不要急于求成。太过剧烈的运动容易造成换气过度,耗氧量增加,使体内的自由基剧增,加速老化,所以老人不宜参加剧烈运动或重体力劳动。

（2）吃出年轻——抗氧化维生素。

抗衰老是吃出来的,老年人在平时的膳食中不妨多摄入一些具有抗氧化作用的维生素。维生素 C、维生素 E 和胡萝卜素是科学界公认的三大抗氧化维生素。维生素 C 有很强的清除自由基的功能,维生素 E 具有抗氧化、抗脂褐素形成的作用,胡萝卜素也是很好的抗氧化剂,有延缓衰老的作用。维生素 C 在各种水果和蔬菜中都含有。维生素 E 也广泛存在于各类坚果、植物油和水果当中。胡萝卜素在葡萄、菠菜、海带、红薯及芒果、南瓜等黄绿色蔬菜瓜果中含量相当丰富。

（3）心理健康很重要。

人的心理状态、情绪与健康长寿有着密切的关系。研究表明,经常处于心理紧张、焦虑、愤怒状态下的人,往往容易罹患疾病。相反,拥有乐观、豁达和开朗性格的人,则具有较强的抗病能力。因为过度紧张、焦虑会使心跳加速、血压升高、呼吸急促,这些消极情绪和心理发生冲突,容易导致人体器官功能的紊乱。久而久之,如果得不到及时的纠正,就会诱发心脑血管系统、内分泌系统的疾病,对健康长寿百害而无一益。友好和睦的家庭环境,也是老年人健康长寿的必不可少的精神环节。家庭关系不良会成为恶性心理刺激,诱发疾病或加重病情,形成恶性循环。因此,幸福和睦的家庭,是中老年人健康百岁的基石。

（4）杜绝坏习惯。

抽烟对身体的危害甚大,不仅会损害人的神经系统,导致记忆力衰退,过早衰老,还会增加自由基的产生,而自由基是机体年轻的死敌。这也是为什么抽烟的人看起来要比同龄人老的原因。《美国公共健康》杂志刊文称，35 岁前戒烟相当于延寿 8 年，65 岁戒烟仍可延寿 2～4 年，而戒烟的意义也远不止于此。适度饮酒有益心脏健康，但过量饮酒就会缩短寿命。油炸食品、垃圾食品是健康的大敌，这些食物中含有大量的不健康的盐分、脂肪和胆固醇，食用过多，只会加速老化的步伐，肥胖的概率也大大增加。同时这些食品中含有大量的化学添加剂，也会加速细胞的老化。

（5）养成良好的生活习惯。

足够的高质量的睡眠可降低糖尿病、心脏病、高血压、肥胖症和精神衰弱的危险，疾病的恢复痊愈也更快。相反，每晚睡眠不足 5 小时则会大大增加早衰早亡的危险。而且午睡有益长寿，一项涉及 2.4 万参试者的研究发现，经常午睡半小时可使心脏病死亡危险降低 37％。工作压力并非一无是处，"好压力"有益健康，如果热爱自己的事业，因力争在事业上取得成就而产生的压力，就是工作上的动力，也是有益健康长寿的"好压力"，它能使人精神振奋、生活充实、充满活力。此外经常参加社交活动，经常与亲朋好友联络的人更长寿。因为在交往过程中能倾诉自己的烦恼，给予他人帮助，有益长寿。

4 长寿新观点

 教你一招:常吃猪蹄可长寿

据营养学家分析,猪蹄含有大量胶原蛋白质和少量的脂肪、碳水化合物。猪蹄中的蛋白质,水解后所产生的天冬氨酸、胀氨酸、精氨酸等11种氨基酸的含量及营养价值,能与熊掌媲美。据研究,胶原蛋白的缺乏会使人体代谢功能减弱,造成老年人的各种器官萎缩、弹力下降,皮肤和黏膜出现干燥、起皱等脱水现象,进而加速衰老。猪蹄中含有大量的胶原蛋白,人们称胶原蛋白为骨骼中的"骨骼",这就好像钢筋构架与水泥的关系,老年人经常吃猪蹄,能加速新陈代谢,延缓机体衰老,人就会长寿。

探索长寿的方法是一个亘古不变的话题,随着现代人生活条件更加优越、科学更发达,寻找长寿良方的人越来越多,有的健身,有的择地隐居,有的调节饮食,有的替换器官,有的冷冻保藏,反正能想到的办法都有人用。目前各个地区各种环境,都有长寿老人,而且长寿原因各不相同,那么长寿者有没有什么共性呢? 能否被别人复制呢?

心有追求、人有动力、命有活力、心无私欲、保持元气、青春常驻,心不老,寿无疆! 那么健康长寿的新观点有哪些呢?

(1) 做到动静结合、劳逸适度。大自然中的万物都处在动和静的对立统一之中,正是动和静的矛盾运动才促使物质的发展变化。人的生命也存在动和静这一对矛盾中,动是绝对的,静是相对的,脱离不了这条规律。动是矛盾的主要方面。可以说,没有运动,就没有一切;没有运动,就没有生命。所以,"生命在于运动"成为一条颠扑不破的真理。医学上众多的数据证明,不运动或者缺少运动是产生许多疾病的基本原因。特别是在心脑血管疾病大量上升的今天,大量事实反复证明运动是克服肥胖、胆固醇沉着、血脂升高,有效预防心脑血管疾病的重要措施。

然而,只强调运动,也是片面的。因为人体本身无时无刻不在进行着动静交替：夜临则眠，日出则起；久坐思立，久立思坐；久动思安，久安思动。每一个器官及其功能都有其动静交替的规律。人的机体内部"动"与"静"这对矛盾的两个方面既相互制约、又相互依存，这对矛盾的稳定性和平衡能力越强，则其机能越强。充分发挥生理潜力，是健康长寿的根本途径。

从调查的情况看，江苏的百岁老人们都非常好地体现了这种动静结合的养生之道。他们中大多数曾是体力劳动者，一辈子忙忙碌碌，岁数大了之后，还在做一些力所能及的事情，有的甚至还承担了较繁重的家务劳动。高龄之后，尽管由于体力所限，劳动强度下降，但一直都在坚持各种适合自己的活动，从不闲下来。他们有一个共同点，那就是无论是劳动，还是运动、活动，从来都是适可而止，注意调整和休息，不劳累过度，不超过自己身体所能承受的限度。

（2）吃饭慢一点。你吃饭的时候是狼吞虎咽，还是细嚼慢咽呢？研究发现，其实慢慢吃饭更有利于长寿。日本科研人员发现，咀嚼会刺激脑部的特定区域，大脑的血流量明显增加，活化细胞。日本研究人员用扫描的方法，发现反复的咀嚼动作，可以增加大脑的细胞活性，起到延缓衰老的效果。一般来说，每口食物咀嚼 15～20 次，一餐饭不少于 20 分钟，这样不仅有助消化，预防胃病，还能减少食物的摄入量，控制体重。想长寿吗？那就吃慢点吧。

（3）拥有美满的婚姻。研究表明，已婚往往比单身活得更长。维多利亚大学对 3 000 名老人 15 年的跟踪调查显示，美满的婚姻对男性的寿命有一定的影响，结婚的男性寿命比单身的要长。而离婚或分居后，夫妻双方的心理生理健康水平都有所下降。这也是为什么现在有越来越多的百岁夫妻出现，河南省禹州市平木虎和张新妞是第五届中国十大百岁夫妻排行榜中排名第一的一对百岁夫妻，两位老人分别是 109 岁、108 岁。老人的长寿秘诀就是夫妻恩爱，互相体谅，他们吃饭时还互相给对方碗里夹菜。

（4）平和恬淡的人活得长久。人的一生有如簇簇繁花，既有红火耀眼之时，也有黯淡凋谢之日。尤其是遇到种种挫折、羞辱、厄运和不幸时,能不能想开点、看远点,能不能以良好的心态挺过最困难的时期,成为人生中的一道道门槛。在对百岁老人进行调研了解过程中,我们发现他们基本上都有一颗平和恬淡的心,"宠辱不惊,闲看庭前花开花落;去留无意,漫随天外云卷云舒"。他们中的大多数人生活简朴,过的是非常平常的日子,吃的是非常平常的饭菜,做的是非常平常的事情,也是一个个非常平常的人。但是,正是这种平淡的心态、平静的心境、平常的生活,使他们沉着冷静地面对一次次痛苦,跨过了一道道人生门槛,给了老人们以健康和长寿。

(5)多交朋友,联系家庭。亲朋好友是我们生活中必不可少的一部分,对我们的健康也起着重要的作用。2005 年澳大利亚的一项报道对 1 477 名老年人进行 10 年跟踪调查,经常参加社交活动,经常与亲朋好友联络的人更长寿,而圈子小和家庭关系薄弱的人容易患病及短寿。你应该感谢你的朋友,他们可以让你更长寿。

(6)中年后,多吃鱼,少吃红肉。日本长寿专家高居百合子教授指出,人到中年后应多吃鱼肉,摄入鱼肉的量应为红肉的 2 倍,同时也要适当减少红肉的摄入量,这可是健康长寿的重要法宝。鱼类是动物肉类中最容易被消化吸收的一种。例如牛肉在胃中 5 个小时才能被消化,鱼肉则仅需 2～3 个小时。海鱼含有的多种人体所需的多不饱和脂肪酸能有效地预防衰老和心脑血管疾病。

(7)有使命感,做事认真负责。使命感强的人,心中有一个目标,并积极主动地去实现它,有助于长寿。一项研究表明,做事认真负责的人更长寿,做事认真负责、关注细节的人会付出更多努力来维护健康、建立良好的人际关系,因此也更加乐观,能促进长寿。例如中科院院士群体,近三年逝世的大概 90 位院士中,90 岁以上的有 33 位,达到了 37%,100岁以上的有 13 位,达到 14%,比如周有光 112 岁,严仁英 104 岁,邓铁涛104 岁,任新民 102 岁等。为什么这个群体高寿者比例如此之高,从他们的生平简介中可以发现他们与众不同的共同点,就是"热爱工作",科研工作艰难,养成他们不急不躁、不慌不忙的工作态度,总是精力和元气十足,生命活力来自力所能及的工作。

5　探秘长寿之乡

▶ **教你一招：常玩游戏可降低患老年痴呆症概率** ◀

科学家通过实验发现，经常玩电脑游戏的老年人，其大脑的衰退速度明显减慢，这是因为电脑游戏需要玩家进行快速思考，促进血液和氨基酸不断流向大脑，提高了脑部供氧量，从而降低患上老年痴呆症的概率。让老人学会多娱乐、保持大脑灵活，是对抗老年痴呆症的理想方法。此外如九连环、填字游戏等，也建议老年人常玩玩。

1991年11月，国际自然医学会正式宣布，苏联的高加索地区、巴基斯坦的罕萨、厄瓜多尔的比尔卡班巴、中国新疆的南疆和广西的巴马为全球五大长寿之乡。而在我国，从2005年开始评选"长寿之乡"，标准是：百岁老人的总人口比例达到7/100 000；区域人口平均预期寿命高于全国水平3岁；80岁以上的老人占人口总数的1.4%。自以科学方法评估认定"长寿之乡"以来，四川省彭山县、广西壮族自治区巴马县、湖南省麻阳县、海南省澄迈县、江苏省如皋市、山东省文登市、四川省都江堰市等76个地区获得"长寿之乡"称号。这些"长寿之乡"，吸引了无数养生爱好者的目光。我们也希望从他们身上找到长寿的秘诀。

（1）四川省彭山县。

说到彭山，我们肯定会马上想到一位历史上有名的老寿星——彭祖。彭山就是彭祖的故乡。据史料记载，彭祖是黄帝的后裔，关于彭祖的寿命，一说彭祖至殷朝末年已767岁，一直活到800岁后不知去向，这种说法具有较强的神话色彩，令人难以置信。另外一种说法，上古用干支纪年法，若岁以甲子计算，推算出彭祖应该是126岁，也是高寿之人。总之，不管哪一种说法，彭祖都是我国古代长寿的象征。数千年之后，沧海桑田，不变的是这里的人都很长寿。彭山区是我国首批命名的中国

"长寿之乡"。作为中华长寿文化的发祥地,彭山境内孝子成群,高寿者众,百岁老人很多。截止至2015年2月底,彭山共有80～89岁老人9 858人,90～99岁老人1 642人,100岁以上老人47人。百岁以上老人的比例是14/100 000,高出全国10.34％,是当之无愧的"长寿之乡"。除了长寿的历史传统,彭县人的长寿还和当地的食物分不开。

这些生活在当地的人喝的水是山泉水,吃的蔬菜是用农家肥种植的、不使用农药和化肥的生态有机菜,吃的肉也都是喂养粮食、蔬菜长大的猪、鸡、鸭等,不添加饲料。老人们经常开玩笑地说:我们长寿就是吃得好、睡得好嘛!这里的老人几乎都保持着一种健康简单的生活方式,早睡早起,日出而作,日落而息,常年劳动。

(2) 广西巴马。

巴马长寿村属于国家级贫困县,这里的人们生活贫困,按理来说,吃得不好,住得不好,医疗条件落后,不会长寿。那么,为什么这样一个"落后"的村庄却成了世界第五大长寿乡?吸引着全世界的目光?

巴马由于森林覆盖率高、河流充沛及海拔高等原因,使得这里的空气十分清新宜人。除此之外,这里的空气中还充满了负离子。巴马空气中的负离子含量为每立方厘米2万～5万个,被称为"天然氧吧",而在一般城市,这一数目一般是1 000～2 000个。

负离子不仅能起到净化空气的作用,而且使人精神振奋,增强机体抵抗力,促进新陈代谢过程,消除呼吸道炎症,缓解支气管哮喘,稳定血压。长期处在高浓度的负离子环境中,人体生理机能得到调节,从而起到延年益寿的作用。在巴马的百岁寿星中,患心血管疾病的只占3％左右,而癌症则从来没有过,这大概就是他们得天独厚的秘诀了吧。

(3) 苏联高加索。

说到高加索地区,苏联21 708名百岁寿星,70％都是来自高加索地区,他们认为肥胖是饮食过量造成的,因而注意控制饮食、节制少吃,寿星中胖子极少,患动脉硬化和心脏病的很少。格鲁吉亚曾经举办过90岁以上老人的"选美大赛",参赛者中年龄最大的已有106岁。百岁老人选美,这可能只有在高加索这样的长寿乡你才能看到。当地人的婚礼上,

八九十岁的长者和年轻人一起又唱又跳。拥有这样乐观的生活态度是他们长寿的秘诀之一。在当地，人们不喝咖啡，主要的饮料是土生土长的"格鲁吉亚茶"。每天都吃用玉米面做的面包和粥，很少吃蛋糕、动物油和糖果。每天都要喝牛奶和酸奶。

（4）江苏省如皋市。

2008 年，首届"中国十大寿星排行榜"的揭榜仪式在江苏省如皋市顺利完成，其中的原因是众人皆知的。如皋的总人口有 145 万，百岁老人172 人，90 岁以上老人 4 000 人，80 岁以上老人 40 000 人，60 岁以上老人275 000 人，人均寿命已超过 75.5 岁。专家们认为，如皋的长寿现象与当地的环境、水质、饮食结构及生活起居等有关。就食品而言，当地的银杏、萝卜、长生果、茶干、潮糕、荞麦饼，无一不具益寿之效。就器用而言，草席、木屐、荞壳枕、瓦罐、铁锅、杉木盆，无一不具健身之妙。就艺术而言，中国盆景七大流派、中国风筝四大产地、中国篆刻三大流派，如皋皆居其一，其养年之功尽可意会言传。目前，当地还保留着百岁巷、万寿堂、水绘园等与长寿、养生有关的历史文化遗址，以及百岁碗、过百路、千家米等寿文化民俗。

如皋与其他长寿之乡相比，有些特殊，因为它并没有远离城市，隐藏在深山老林之中。而是位于经济发达的长江三角洲上海都市圈内，紧邻苏杭。所以说这里的自然环境并没有得天独厚的优势，这里的人长寿主要还是得益于他们的生活方式。

如皋民谣说"鱼生火，肉生痰，豆腐青菜保平安"。如皋老人的饮食习惯以素为主，不吃大鱼大肉。早晚都喝玉米粥或大米粥，除了大米、面粉主食外，还兼有玉米、麦类、薯类等杂粮，这种粗细搭配食谱为人们提供了多样的营养物质。此外，如皋老人从不吃反季的蔬菜水果，不吃大棚菜，都是吃应季的新鲜蔬果，有时还喜欢用野菜包饺子吃，从不挑食。

6 百岁老人的长寿秘诀

▶ **教你一招：西蓝花有助于抗癌** ◀

西蓝花堪称是抗癌食物中的一匹黑马，近年来才被人们重视。西蓝花在防治胃癌、乳腺癌方面效果尤佳。这是因为其中含有一种特殊的物质叫作硫代葡萄糖苷，能够帮助降低患癌症的风险。此外还含有多种吲哚类衍生物，可提高肝脏酶的活性，增强分解致癌物质的作用。

人生在世，生命最为宝贵，谁都想长寿。除却先天的基因遗传因素外，后天的保养也十分重要，健康百岁，三分天注定，七分靠后天。只要我们养生得法，保健得当，就能延年益寿。而众多的长寿老人就是其中的佼佼者，那他们都有哪些养生秘诀呢？就让我们来一起揭秘吧！

（1）多食五谷和蔬菜，养生全靠一碗粥。

江苏如皋长寿村的长寿秘诀就是爱吃五谷蔬菜和野菜。食材一定要保持新鲜，新鲜蔬菜不但保持了食物的原汁原味和好口感，而且里面的营养成分也破坏得最少。它们就好比清晨的清新空气，被人体摄入后具有补心补肺、养护肠胃、调适脏腑的作用。所以如皋人说："三日可无肉，但一日不可无新鲜蔬菜。"这里的长寿老人无一不喜欢喝粥。中国知名经济学家马寅初和夫人张桂君，都是百岁老人，两人尤其喜欢喝粥。每天早晨，他们把 50 克燕麦片加入 250 克开水，冲泡两分钟即成粥。天天如此，从不间断。

（2）身体强健靠运动，早睡早起有规律。

作为长寿开国将军，吕正操上将享年 106 岁，他用 9 个字来概括自己的一生"打日本、管铁路、打网球"。而说到吕老的长寿，与他的闲不下来有关。他打网球打到 90 多岁，打桥牌打到 97 岁，游泳游到 98 岁。正是打网球游泳健身、桥牌益脑，让吕老将军晚年能保持旺盛体力和脑力。

此外，老将军的生活也很有规律，每天早睡早起，一天睡够 8 小时，午餐后，还要午休一会，几十年来雷打不动。

（3）心胸宽大乐呵呵，天伦之乐来助寿。

长寿的老人无一不是心胸开阔，为人热情豁达，乐于助人，不易发怒。而那些整天愁眉苦脸、心胸狭窄的人，患病机会多，自然难以长寿。105 岁的长寿老人喻育之一生开朗乐观，到了晚年，仍不失幽默风格。他将自己的一张大照片放在床头，常作自我欣赏，并戏称照片上的自己为"弟弟"，一派天真的"老顽童"模样让人感到时光仿佛倒流了。

而且，心态乐观，心胸宽大的老人一般都家庭幸福美满，子孙孝顺。安平镇的百岁老寿星李美兰老人谈到自己的儿孙时，脸上总是洋溢着幸福的笑容。在李美兰的椅子旁，有一根做工精美的龙头拐杖，老人说这是她的小孙女送给她的。李美兰膝下有一个孙子、六个孙女。她说，每逢节假日，儿孙们都会抽空来到家里看看她，并带点好吃的给她、陪她聊天。

（4）精神空虚催人老，陶冶情操寿自高。

著名经济学家、百岁寿星陈翰笙把欣赏轻音乐作为他养生之道的一个重要内容。他认为，欣赏轻音乐不仅可自娱，更可以陶冶情操。那优美的旋律，能把人带到无限美好的境界。一个人在悠扬的乐曲声中能忘却心中的烦恼，享受人生的无穷乐趣。

（5）保健意识强，健康放在第一位。

中国有句俗语，叫作"心想事成"，只有想让自己长寿，才有可能长寿，这些长寿老人非常注意保健和学习新的保健知识。南京大学 111 岁郑集教授，一生注重养生保健，108 岁还出版了《见证长寿：百岁教授的养生经》一书，能把自己学到的保健养生知识实践到自己身上。他认为首先要做到饮食合理搭配，饮食要包含人体需要的糖、脂肪、蛋白质、维生素、微量元素等营养成分，防止病从口入。对于锻炼，他是采取各家之长，配成一套适合自己的锻炼方法，同时保持生活规律，失眠是衰老的象征，解决的方法是睡前放松，可用热水泡脚促进血液循环。

7 国外的养生经

> ◆◆◆ **教你一招：食用维生素 E 可抗衰老** ◆◆◆
>
> 维生素 E 是一种较强的抗氧化剂，它是人们体内各种生物膜的强大"保护神"，可使它们免受过氧化物的损害。维生素 E 还是保护骨骼肌、心肌、平滑肌和心血管系统所不可缺少的营养素，特别是维生素 E 可大大提高机体对氧的利用率，并改善冠状动脉和外周血管的微循环状况。另外，补充维生素 E 可改善皮肤的弹性，使皮肤更显光彩。重要的是，维生素 E 可减少脑细胞中一种被称作"脂褐质"的物质。这种物质是组织细胞衰老的标志，并随年岁的增大而增多。维生素 E 能减少脂褐质的作用，对预防衰老具有极重要的意义。

养生是世界各国都十分关注的问题。不仅中国人重视养生，外国人也很重视。由于地理环境、文化历史、传统观念上的不同，养生的观念方法也有很大的差异，那国外的养生方式，有哪些是值得我们借鉴学习的呢？

（1）日本人的吃鱼。

日本是岛国，四面都被海洋包围，所以日本的鱼类产量特别丰富。在日本人的膳食中，鱼类所占的比例最大。而日本人之所以寿命长，和他们多吃新鲜的鱼有直接的关系。鱼肉中的蛋白属于优质蛋白，83%~90%可为人体吸收利用。此外，海鱼中还含有丰富的氨基酸，能降低血液中的胆固醇，有效地预防心脑血管疾病。而且鱼肉易于消化，能减少老年人脾胃的负担。牛肉在人的胃中 5 个小时才能被消化，而鱼肉仅需2~3 个小时。

（2）美国人的健身。

美国是一个非常有活力、现代化的国家。美国人也十分推崇户外活动，他们喜欢跑步和骑车。在美国人的眼里，被太阳自然晒黑的小麦色皮肤是最迷人的肤色。这不仅说明你有足够的经济能力，可以经常外出度假，也代表了你的身体十分健康。

（3）法国人的葡萄。

浪漫的法国人是热爱美食的民族，他们对葡萄有着非同一般的喜爱。不论是高档餐厅还是普通人家，都可以看到葡萄的身影。此外，法国的药房中还有一种干燥的葡萄叶，据说可以用来治疗腿部肿胀和静脉曲张。而法国人的葡萄酒情结，不亚于中国人的饮茶情结。据调查，法国人的心脏病死亡率显著低于美国人，奥秘在于法国人爱喝葡萄酒。葡萄酒的酒精度数低，维生素及微量元素多，还含有超强抗氧化剂，保护细胞和器官免受氧化之害，可以保护心脑血管，延缓衰老。

（4）意大利人的饮食搭配。

意大利是欧洲有名的长寿国家，男性平均寿命为 78.3 岁，而女性则高达 84 岁，这与意大利人合理的饮食搭配是密不可分的。意大利人十分注重一日三餐的合理搭配，都要做到营养均衡。早餐一般是加牛奶的咖啡、谷物和一种形状如同小喇叭的饼干，可以为一上午的工作和活动提供足够的能量。午餐通常包括两道菜，第一道菜是三明治（包含肉类和蔬菜）或是一小盘通心粉，第二道菜是小份鱼肉（或鸡肉）和蔬菜。晚餐很丰盛，有浓汤、蔬菜沙拉、牛肉、甜点，主食仍是通心粉。荤素搭配，营养均衡。而且晚饭时间会比较早，这样就不会影响胃的消化。

（5）瑞士人的人文环境。

瑞士人长寿的一个重要的原因，就是在瑞士长期形成的人文环境。诚信是瑞士人共有的良好品质，瑞士大小城市的公交车都不设售票员，司机也从不管验票，日内瓦的大小街道上到处都有出售报纸的报箱，上面写着报价，无人监管，人人都自觉将硬币投入报箱的货币孔内。信任让人更有安全感，减少焦虑感。俗话说，不做贼不心虚。不诚信，内心不安，易造成失眠，有罪恶感。准时、守时，是瑞士人另一个突出的优点。所有的公共交通在通常情况下都是准点的。如有约会，瑞士人一定是那个踩着分针到达约会地点的人。准时可以令人减少失落感和焦虑感。准时，让瑞士人更轻松，免疫力更强。

8 寿山可攀靠养生

> **教你一招：常梳头，可长寿**
>
> 经常梳头，是对头皮一种轻柔持续的按摩，也是对头部经络穴位的一种有益刺激，能够刺激神经末梢、疏通经络、行气活血。对于提神、益智、消除疲劳十分有效。梳头最好一日3次，每次2～3分钟，动作宜缓慢柔和，力求照顾到头部的各个部位。

养生一词最早出自《管子》。所谓养，就是保养、调养、补养的意思；生，就是生活、生命、生长的意思。养生又称道生、保生，它是根据生命生长的规律，进行调摄，以达到保养生命，延长寿命的目标。长寿是千百年来人类追求的目标，随着时代的进步，长寿的概念也要与时俱进，我们不仅要活得长久，更要活得健康，要健健康康地度过百岁。工欲善其事，必先利其器，只有掌握了一些养生保健的手段才能达到健康长寿的目的。

古往今来，历史长河中，长命百岁的，不管是名人隐士，还是普通老百姓，无一不是重视保养生命，养生有道的。

唐代"药王"孙思邈，93岁时写下了医疗养生巨著《千金方》，其中的调摄养生方法对现代人有很大的启发。关于饮食养生孙思邈颇有心得，他认为"安身之本，必资于食""不知食宜，不足以存生"。那什么才是"食宜"呢？他认为"厨膳勿使脯肉丰盈，常令俭约为佳，每学淡食"。不要过食肥腻，"淡食"包括清淡素食及低盐饮食两个方面。他的淡食养生术与现代的低盐少油饮食有着异曲同工之妙。

历代帝王多为骄奢淫逸，醉生梦死，所以向来寿命都不长，而唯有乾隆皇帝寿至89岁。他的长寿，首先得益于他数十年如一日地坚持"十常"养生术，至老不懈。"十常"养生术简便易行，包括常叩齿、常咽津、常弹耳、常揉鼻、常动眼、常搓面、常按足、常摩腹、常伸肢、常提肛。

　　时间来到近代,长寿的例子更是数不胜数,养生的方法也更加科学可行。

　　著名的科学家钱学森先生,在生活中是个简简单单的人,在饮食方面,钱老没什么讲究,他说"四菜一汤就挺好"。而听音乐成了钱老主要的休闲养生方式,他认为,音乐给了他慰藉,也引发了他美好的联想。钱老常说:"我没有时间考虑过去,我只考虑未来。"这种积极向上的精神追求和乐观的生活态度,正是他的"养生经"。

　　作为最长寿的开国将军,张力雄将军现已 108 岁,身体还很健康,他的长寿秘诀是"知足常乐心态好、持之以恒勤锻炼、适度饮食肠胃好、护医忌疾重预防"。当碰到不开心的问题时,一般先克制自己,冷静下来,再设法创造条件改善和解决问题。相信知足者常乐,常乐才能长寿,保持乐观向上的生活态度,有益于修身养性。另外每天早上起床前,都要在全身各部位做按摩,以活动各个关节,接着做健身操,活动肌肉和拉伸韧带。饮食方面,吃饭、饮酒、喝茶适度为佳,不能贪吃贪杯。

　　长寿是每个人的愿望,而养生就是攀登寿山的阶梯。养生方法各不相同,只要我们找到了适合自己的养生方法,定能远离疾病,长寿安康。

9　健康百岁的六大要素

教你一招:掌握新信息是健康长寿的捷径

现代社会是一个信息爆炸的时代,网络、报纸、新闻铺天盖地,随之而来的是知识信息的成倍增加。未来的 10 年内,随着医学科技的进步,我们关于养生保健的知识将超过现在很多。知识就是力量,获取信息,掌握可靠的知识并不断更新,是健康长寿的一条捷径。

随着社会文明的进步和人民物质生活水平的提高,人们对健康和生命也越来越重视。在古代,人们认为"人生七十古来稀"。而在医疗水平日益提高的今天,专家们公认,只有到了 85 岁以上,人才算是长寿。健康百岁是多数人追求的理想,但达到百岁者占不到人口总数的万分之一。那么是哪些因素决定了我们是否能健康长寿呢?

(1) 饮食

合理的饮食是保持健康和延长寿命的必要条件。饮食营养,不仅是维持人体正常生理活动的基本物质,也是提高机体抵抗力、促进健康长寿的重要物质基础。老年人脾胃功能薄弱,消化和吸收功能下降,体内代谢减慢,饮食营养更为重要。过饥过饱,恣食生冷,或食物不洁,或饮食偏嗜,贪食肥腻,都不利于健康长寿。清代养生家石天基在《长生秘诀》中提出并论证了饮食六宜:食宜早些,食宜缓些,食宜少些,食宜淡些,食宜暖些,食宜软些。这些都是很切合老年人生理特性的。苏东坡在《养生颂》中也指出:"已饥方食,未饱先止"。古人宝贵的养生经验,可供借鉴。

(2) 运动

人到中老年,身体各器官的功能不可避免地日渐衰退,其生理特点可以用一个"虚"字来概括,即脏腑衰退、真元不足、不耐寒热、易染疾病、抗病能力低下。那我们该如何才能延缓这种趋势呢?唐代著名医学家孙思邈在《保生铭》中提出："人若劳于形，百病不能生。"又曰："四时气候和畅之日，量其时节寒温，出门行三里二里，及三百二百步为佳。"说的就是积极参加健身可以增强脾胃功能，从而气血充足，精、气、神旺盛，脏腑功能不衰，从而提高抗病能力，有效地防治疾病，延缓衰老过程。现代医学认为，适当的运动能改善血液循环，增强脾胃和呼吸系统的功能，尤其能改善老年人的肺部通气量，从而促进新陈代谢，有助于预防呼吸道疾病，并使人的精神饱满。

（3）心态

2010 年美国科学家公布了一项长达三年的科学研究结果，他们对 700 名 100 岁以上的健康寿星的研究，解开了他们长寿的秘密：性格开朗，很少发愁，基本不发火，一辈子心平气和。今年 101 岁高龄的现代民间文学活动家贾芝先生身体硬朗，步履稳健，走路、上楼心不慌、气不喘，看上去最多六七十岁。他总结自己的养生秘诀时说："我就是个没心没肺的人，什么事情都不往心里去。"由此可见，长寿之道不分中外。长寿的人无一例外地具有乐观豁达的心态。《内经素问·上古天真论》中"恬淡虚无，真气从之，精神内守，病安从来"，民间谚语"多愁必多病，多病必短寿；若要想长寿，切莫多忧愁""笑一笑，十年少；愁一愁，白了头"，都充分说明了心态年轻健康，在防病治病、养生防衰中是多么重要啊！

（4）环境

人是自然界的人，我们的生命活动与自然环境的变化有密切的关系。要想健康和长寿，必然要顺应周围的环境。环境的好坏，直接影响着人的生理和心理状态。人类要想健康长寿，首先要重视自然环境如气候变化、地理位置等对人类的影响。这也是我们所知的长寿村大多处在空气清新、自然环境优越的区域的原因。掌握四时气候变化规律是顺应四时气候保健的前提，注意老年人四时身体状况特点是老年人顺应自然保健的根本。

（5）良好的生活方式

众所周知，良好的生活起居方式对人体的健康长寿起着至关重要的作用。早在 2 000 多年以前，我们的祖先已经把"起居有常"作为延年益寿的重要内容,清代医学家张隐庵说的"起居有常,养其神也;不妄劳作,养其精也;无神气去,形独居,人得死。能调养神气,故能与形俱存,而尽终其天年也",就说明了起居有常对于强身延年是非常重要的。对于中老年人来说,由于精气减衰,适应环境和气候的能力减退,抵御疾病能力下降,更应注意起居有常。如果生活规律受到破坏,起居失调,便为各种疾病的产生提供了"温床"。

(6)血液黏稠度和血管通畅度

正常的血液在血管中通畅地流动,运送组织所需的氧及代谢物,维持心、脑、肾等器官的正常功能。当血液中的胆固醇、甘油三酯、低密度脂蛋白等"血液垃圾"过多时,就会淤积在血管壁上"堵塞"血管(即形成了所谓的动脉粥样硬化),就像河道发生淤积,下游就会断水一样,堵塞的血管使得血液不能及时供给,组织缺血、缺氧,当血管"堵塞"在心脏就会引起心肌供血不足、冠心病、心肌梗死,"堵塞"发生在脑部就会引起脑供血不足、脑血栓、脑梗死。因此只有减少"血液垃圾",才能减少心脑血管疾病的发生,延年益寿。

10 养生贵在持之以恒

▶教你一招：常弹手指气血畅◀

手指的背面连接着阳经，掌心一面连接着阴经，因而指尖正好是阴阳经络的交叉点。天气较冷时，指端很容易因受凉而导致血管收缩，血流不畅，使阴阳交汇的节点受阻。经常练习弹手指，对疏通经络、促进血液循环很有好处，同时还能增加热量，提高人体的御寒能力。弹指时，只需用双手的拇指，分别依次扣住各手的其他手指，反复用力弹出即可，次数越多越好。特别是中指指尖，为心包经的起点，可以说是心脏的保护墙。寒冬之际，人体的气血开始流注心包经，所以常弹中指，能令指尖在反复摩擦过程中产生热量，对促进气血循环很有帮助。

听过一句话吗？年轻的时候我们用健康换金钱，年老的时候我们用金钱换健康……在美国运动的都是年轻人，在中国运动的都是老年人……这就是我们身边的现象，总以为自己现在很好，养生是以后的事情！我们该从什么时候开始养生？其实在问这个问题的时候你心中应该已经有答案了吧？

某职场经理人丁先生身体正当壮年，事业处于上升期，业务繁忙。他最忙的时候一个月没回过家，整天在世界各地飞来飞去，俨然一个"空中飞人"。一年365天，坐飞机的次数有100多趟，平均每3天飞一次。直到45岁那一年，他的身体开始走下坡路，血压开始出现问题，头发也大把大把地掉。他才发现对身体的透支应该停止了，自己之前的行为是多么愚蠢。

我们对自己的身体总是索取得很多，而付出得很少。如果身体是一台机器，那么大多数人是平时不保养，等机器出现问题了，才去检查修理。还有的人认为养生是老年人做的事，步入花甲之年，退休了，没事了，就可以开始养生了。其实这是大错特错。上海著名书法家周立德先生虽已至花甲，但他的养生意识却是在二三十年前就已经形成，他常常说："养生要早，我们的身体从20岁就开始衰老了，你四五十岁还不养生，还要等到六七十吗？"

万里长征始于足下，养生，就是要养终生，最怕半途而废。不是说你今天锻炼了，明天就可以不锻炼了；不是说你养生一年，之后就可以继续透支体力了。养生贵在坚持，坚持才能看见改变，坚持才能积累量变引起质变。养生必须贯穿人的终生，自始至终，而不是某个时期的事，而且在不同阶段，养生都是各有侧重的。年轻人有年轻人的养生方法，老年人有老年人的保健重点。当我们觉得难以坚持的时候，不妨将养生生活化、习惯化，比如做不到每天散步30分钟，就换成每天步行去买菜或上班；难以抵挡饭店、小摊上各种美食的诱惑，那就在家自制美味健康的菜肴来代替，记得少放盐和油。

"诚静缓恒"四个字可以很好地概括养生之道。所谓诚就是诚信，静是要让自己的心静下来，缓是做事不急不躁，恒就是要持之以恒。科学的养生之道真正的奥秘在于坚持，只要坚持下去，一周、一个月、一年，你都会有所收获。笔者的老首长是一位将军，戎马一生，现已百岁高龄了，除了正常的衰老外，没有其他的疾病。他的养生秘诀就是每天起来喝一杯蜂蜜水，我们都知道清晨空腹喝蜂蜜水有助于排毒，是很好的养生方法，方法虽小，最难得的是坚持，这位将军在过去的半个多世纪中每天坚持喝蜂蜜水，从未中断。一个人做点好事不难，难的是一辈子做好事，不做坏事。这句很平凡的话道出了一个难能可贵的品质，那就是持之以恒。只要我们有毅力，只要我们能持之以恒，我们就能远离疾病，就能享有属于我们的健康长寿。

第二章 饮食调补，吃出长寿

1 科学饮食是健康百岁的源泉

▶ 教你一招：老人吃水果有学问 ◀

饭前 1 小时吃水果最为有益，水果属生食，吃生食后再进熟食，有利于保护人体免疫系统，从而增强人体防病抗癌的能力。饭后吃水果就没有这个作用，而且饭后吃水果还会增加肠胃负担。有些水果不宜空腹食用，如柿子含鞣质及柿胶酚，若遇胃酸即凝固成块，形成"柿石"，因而导致胃结石。

影响人类寿命的因素很多，除遗传、环境、生活方式等因素外，饮食无疑是一个很重要的因素。人要活得健康长寿，充满活力，就不能满足于一日三餐吃饱肚子，而必须考虑到饮食的合理搭配，保证人体所需的各种营养素，这就是科学饮食。大量的科学研究和事实显示，坚持科学饮食，才能健康长寿。

从长寿地区的调查结果来看：我国广西巴马县每 10 万人中 90 岁以上的老人就有 106.7 人，成为有名的长寿县。老人们以玉米为主食，辅以各种豆类、红薯和大米，此外，他们吃各种野菜、野果及水果如番石榴、柚子。我国最长寿的男性是新疆莎车县的图如普·艾麦提，享龄 122 岁。老人的生活习惯十分健康，从不抽烟喝酒，习惯早睡早起。饮食上不挑食，喜欢吃自己种的蔬菜，爱吃肉，但只吃瘦肉，还喜欢吃巴旦木、核桃等富含不饱和脂肪酸的坚果。

这些健康科学的饮食习惯不仅帮助长寿地区的人们抵抗衰老和防御疾病，还能够使人们保持生命的活力和质量。可见科学饮食确实是健康百岁的源泉。那么科学饮食包括哪几个方面呢？

(1) 食物搭配应科学。

食物的科学搭配主要包括三个方面：一是主副食合理搭配，主食与副食，各有所含的营养素，副食中含维生素、矿物质、纤维素等，远比主食中的含量高。所以，为保证人们得到所需的全部营养，有利于增强体质，抗衰延年，最好将主食与副食搭配食用。二是粗粮与细粮合理搭配，主食中粗细粮应结合食用。一般而言，细粮的营养价值和消化吸收率优于粗粮，但粗粮的某些营养成分又比细粮要多一些。例如，小米、玉米面中的钙含量相当于精米的 2 倍，铁含量为 3～4 倍。将粗粮与细粮搭配食用，就能做到营养互补，还有助于提高食物的营养价值。三是荤素合理搭配，长时间吃素和吃荤都是不科学、不健康的。荤素搭配不仅有助于营养互补，使人体需要的营养更加全面合理，还能防止单一饮食（只食荤或纯素食）给健康带来的危害。

(2) 食物种类要科学。

任何一种天然食物都不可能提供人体所需的全部营养，因此不可挑食、偏食。健康全面的膳食每天须包括谷薯类、动物性食物、大豆及其制品、蔬菜、水果等。同一类食物也要经常变换不同的品种，还要结合多种副食及零食，才能做到营养全面均衡。

(3) 食物的量要科学。

食物的摄入量要因人而异、因时而异。饮食应该有限度，保持不饥不饱的状态，尤其不能够暴饮暴食。饮食要定时，一日三餐按时有规律地进餐。北京市卫健委发布的《老年人健康膳食指导口袋书》中推荐老年人每天进食量的食物体积大约是"十个拳头"，即用老年人自己的拳头作为衡量工具，估计一日三餐的合理进食量。"十个拳头"包括：不超过一个拳头大小的肉蛋类，包括鱼、禽、蛋、肉；相当于两个拳头大小的谷类，包括粗粮、薯类等；要保证两个拳头大小的奶、豆制品；不少于五个拳头大小的新鲜蔬菜和水果。

2 老年人健康饮食的七大原则

▶ **教你一招：常吃长寿果助长寿** ◀

大枣，又叫长寿果。每天吃5～10颗大枣，帮助老年人强身健体，延年益寿。大枣中维生素C含量很高，比苹果、桃子等其他水果高100倍左右，对防治心血管疾病有良好的疗效。B族维生素的含量也是百果之首，故大枣有"活维生素丸"的美称。大枣中还含14种氨基酸、钙、磷、铁和某些微量元素，长期食用，有提高免疫力的功效。

（1）粗细搭配，五谷杂粮都要吃。

"粗粮"是一个很广泛的概念，主要包括谷类中的玉米、紫米、高粱、燕麦、荞麦、麦麸以及各种干豆类，如黄豆、青豆、赤豆、绿豆等。那些没经过精细加工的粮食，也算在粗粮之列。粗粮中含有丰富的B族维生素和矿物质，以及丰富的膳食纤维。粗粮可以防治心血管疾病，预防便秘。所以适量吃粗粮对老年人是非常有好处的。

老年人吃粗粮，品种最好多一些，最好是几种粗粮一起吃下去，种类经常换一换，粗细搭配，这样才能做到营养全面。

（2）荤素搭配。

许多老年人觉得，人到老年，应该吃得清淡一点，于是每天青菜、白菜、豆腐，甚至长期吃素。但是老年人的身体还是需要肉类提供的营养元素的。只吃素或者只吃荤都是不能为人体提供全面的营养的，机体缺乏营养，就难以维持正常的生理功能，必然是对健康不利的。

（3）细嚼慢咽。

老年人进食一定要细嚼慢咽。因为在我们仔细咀嚼食物的时候，口腔会分泌更多的唾液，而唾液中含有的消化酶可以帮助消化。而食物在嘴里嚼得越细，胃肠的消化负担就越轻，营养更容易吸收。细嚼慢咽也能减少每顿食物的摄入量,有助于控制体重。

（4）太烫的食物等等再入口。

食物的最佳消化吸收过程是在接近体温的温度下进行的。吃太烫的食物时,如火锅、烧烤、麻辣烫,大多数人会因为太烫而不细细咀嚼就吞下去,这样不利于消化。我们的食道壁是非常娇嫩的,太烫的食物进入食道,会灼伤食道的表层黏膜,长此以往,食道癌的发生概率会大大增加。

（5）饮食有节。

饮食要有节制,不能随心所欲。相信大家都听过食应七成饱,不能吃到你感觉饱了才停下来。不过,这种饱感的差异,一定要在专心致志进食的时候才能感觉到。如果边吃边说笑,边吃边谈生意,边吃边上网看电视,就很难感受到饱感的明显变化,不知不觉地饮食过量。所以吃饭的时候要放慢速度、专心进餐。

（6）不偏食,不挑食。

有些老年人年轻时养成了不好的习惯,喜欢吃的就经常吃,而不喜欢吃的就很少吃。有些老年人年龄大了,牙口也变差了,有些菜想吃但咬不动也嚼不碎,只能是饱眼福而饱不了口福了。这就无形中造成了不少老年人偏食、挑食。食物多种多样,所含的营养成分也各不相同。所以我们想要身体健康,就一定不能偏食、挑食,什么都要吃一点,这样才能营养全面,提高免疫力。对于那些老年人难以咀嚼的食物,可以使用炖煮的方法,将食物变得绵软,容易入口。

（7）低盐低油。

高盐、高油饮食是很多慢性病的"罪魁祸首",中老年人膳食应清淡。烹饪方式很大程度上决定了用油量。如凉拌菜相对用油较少,采用煮、蒸、煲的方式做的菜基本不需要油,所以老年人不妨多用凉拌、蒸、煮、煲的方式来烹调。此外,最好将不同种类的油搭配着吃,比如炒菜时使用花生油、豆油和菜籽油,凉拌时使用初榨橄榄油或芝麻油。老年人饮食最好少放盐,一天能控制在4～5克最好。如果烹调时用了酱油、鸡精等含盐的调料,就要减少盐的使用量。

3 养成良好的饮食规律

▶ **教你一招：早餐要吃好** ◀

吃早餐护卫你的身体。英国研究发现，一顿丰盛及时的早餐能提高人体免疫力，而不吃早餐的人更容易产生压力和患病。早餐是人体的加油站，对将近 10 个小时不停消耗能量却没有补充的身体来说，早餐格外重要。不吃早餐，不仅会营养失衡、引起胃肠疾病，还会出现身体不适、容易衰老、精神无法集中等各种问题。所以，老年人想要健康长寿，每天一定要吃早餐，并应多摄入新鲜水果、奶制品和五谷粗粮。

相信大家都有过这样的经历，老年人独自在家，子女不在身边时，生活上就经常凑合，觉得只有老两口，随便吃吃就行了，不讲究营养搭配，不按时吃饭，有时候怕浪费，隔夜的不新鲜的饭菜也凑合吃掉。其实这样没有规律的饮食，看似节约、经济，对身体健康却是没有好处的。

笔者有一对老邻居，是一对上了年纪的夫妻，子女在外地工作。有一次过年，子女们都回来了，聊天中子女向我"抱怨"起了两位老人，说只要他们不在家，老人们吃饭就成问题了，不是说他们的经济实力不够，而是老人经常凑合着吃，有时候早餐不吃就出门了，中餐、晚餐经常吃剩下的饭菜，有的时候嫌麻烦一餐只吃一碗稀粥或几个饺子。我一听，心里有底了，饮食不规律啊，长期这样不合理进食，肯定会导致营养不良或胃肠出毛病。我就问老两口，最近身体有没有不舒服的感觉。果然，老爷子最近瘦了不少，胃也经常不舒服，常常吃胃药。这就是饮食不规律造成的危害，老年人的脾胃本来就脆弱，经不起折腾，这样饥一顿饱一顿的，肯定吃不消。那么老年人如何吃好一日三餐？在生活中又该避免哪些不好的饮食习惯呢？

（1）早餐一定要吃。

毫不夸张地说，早餐是一天中最重要的一餐。很多人却以"早上起迟了,来不及"为理由不吃早餐或吃早餐不规律。这个习惯坏处多多。不吃早餐,胃分泌的大量胃酸会损伤胃黏膜,容易导致各种胃病。在三餐定时的情况下,人体内会自然产生胃结肠反射现象,简单说就是促进排便。若不吃早餐成习惯,长期可能造成胃结肠反射作用失调,就会产生便秘。该吃早餐的时候没有吃,会打乱人体的生物钟,机体免疫力下降,长期如此,就会离健康长寿越来越远。身体经过一夜的消耗,急需补充能量,所以早餐要吃好。早餐要吃得像皇帝,就是要我们补充碳水化合物、优质高蛋白和热量,比如面包、馒头、鸡蛋、牛奶、豆浆等。

(2) 重晚餐、轻午餐要不得。

现代人生活的节奏越来越快,大多数人午餐的时间越来越短,所以慢慢形成了重晚餐、轻午餐的习惯,这种习惯对老年人来说是很不健康的。特别是老年人退休后,有足够的时间吃午餐,就更不能马虎了。俗话说"午吃饱"。午餐应该合理安排,荤菜与素菜合理搭配,粗粮与细粮交错食用。注意摄入足够的蛋白质、维生素和纤维素,避免过糖或过盐。

(3) 晚餐怎么吃才好?

与午餐相比,晚餐不宜太丰盛,但这并不代表晚餐不重要。晚餐要吃得早一点,许多老人喜欢等子女回家后,全家一起吃晚餐,因此晚餐常常延迟到 7~8 点,而老人最佳的睡眠时间是 10 点,如果 7~8 点才吃晚餐,不仅会出现腹胀、便秘等消化不良的症状,还会影响睡眠质量,所以老年人吃晚餐不能晚于 7 点。晚餐还要吃得少一点。中国古代崇尚的养生思想里面就有一条"过午不食",就是午饭之后就不再进食了。但是现代人的生活习惯是一日三餐,而且老年人体质较弱,晚餐不吃的话对身体也不好。总的来说,晚餐还是要吃得少一点。

4 改变饮食观念的误区

教你一招:每天吃大蒜可防癌

大蒜不仅是日常生活中的调味品,还是防癌的好帮手。国内研究证明大蒜可以从多方面有效地阻断亚硝胺的形成,所以对亚硝胺类导致的癌症有显著的预防效果。同时,世界癌症研究基金会也公布:大蒜对皮肤癌、直肠癌、胃癌有显著的疗效。所以老年人不妨每天吃两瓣蒜瓣,不仅能杀菌消毒,提高免疫力,还能预防癌症。何乐而不为呢?

一到夏天,医院的消化急诊就多了起来,其中有一大部分是老年人。近年来老年人的食物中毒屡见不鲜,笔者的朋友就曾经跟我说过这样一件事。有一天,他们接诊了一位食物中毒的老太太,原因是老太太一个人在家,饭菜有时候吃不完,老太太又舍不得倒掉,就留到第二天吃。结果有一天中午,老太太由于吃了隔夜的炒肉丝,突然感觉腹痛难忍,头晕想吐。老太太立即拨打了120,后来确诊是食物中毒,经过一番洗胃输液才恢复过来。好在有惊无险,老太太没有仔细检查饭菜是否变质这才导致了食物中毒。

老年人体质特殊,所以饮食要非常讲究的,不能像年轻人一样胡吃海喝了。关于饮食有很多误区,任何错误的认识都可能成为影响长寿的"祸根"。那么老年人在日常生活中常见的错误观念有哪些呢?

(1) 剩了明天再吃。

老年人生活普遍比较节俭,省吃俭用。前一天吃不完的饭菜一定会留到第二天继续吃。但是饭菜里的各种营养素会随着存放时间延长而逐渐损失,时间越长,损失越多。相对维生素和矿物质等微量营养素而言,蛋白质和碳水化合物损失相对少些。所以经常吃剩饭剩菜容易导致营养缺乏,食物也容易变质。由于老年人嗅觉减退,有时难以闻出变质食物气味,因而容易食物中毒。老年人还是少吃剩菜剩饭。

(2) 老了就要吃素。

许多老年人尤其是"三高"人群害怕血脂、血压太高,觉得饮食越清淡越有利于健康长寿,对荤菜抱着敬而远之的态度,甚至一点荤腥不沾。其实一味吃素对老年人的健康也极为不利,更别提长寿了。单纯地摄入素食会导致食物成分比例失调,心血管疾病、肿瘤、胆结石的发病概率都会增加。所以,长期素食并不是老年人身体健康的最佳选择。老年人要合理膳食,荤素搭配。这样才能免受疾病困扰,健康长寿。

(3) 饿了才吃饭。

有的老人独自生活,常常不能按时吃饭。不饿就等一会儿再吃,等到饿了再做饭,这都是不可取的。我们吃下去的食物在胃中一般会停留四到五小时,等到我们感觉饿的时候,胃中的食物已经排空,这个时候胃中的消化液就会主动消化胃黏膜。长此以往,容易引起胃炎和消化性溃疡。不仅如此,这种做法还极易损害身体,降低人体的免疫力。

这些就是常见的饮食观念误区,一定要及时纠正。生活其实很简单,健康也并不像我们想象中的那么难,除了先天的遗传因素外,其实疾病都是由不良的饮食习惯开始的。因此,为了自己的健康生活不被疾病束缚,赶紧培养正确的饮食观念,养成良好的饮食习惯吧!

5 营养均衡健康长寿

> ▶ **教你一招:耳聋及时佩戴助听器** ◀
>
> 老年人听力减退或耳聋要及时佩戴助听器,很多老人无法接受自己耳朵不好使的现实,认为佩戴了助听器,就好比承认自己是聋子,影响形象。事实上,新的技术已经把这些助听设备缩减得很隐蔽。最小巧的耳内式助听器只有小手指头大小,耳背式助听器也比蓝牙耳机小得多,既轻巧又美观,完全不影响仪表和形象。

俗话说:"家有一老,如有一宝。"如果家中的老人生病了,全家人都会忧心忡忡。但是老年人的生理特点决定了他们的身体是逐渐走下坡路的,难免有些小病小灾的。骨质疏松是老年人的常见病,家中有老年人的都知道,绝大多数老年人上了年纪都会出现身高缩减,部分老年人还会驼背。这是因为,主要承重骨(即脊柱)骨质疏松后,脊椎骨就会压缩变形,脊椎骨一旦变形,两旁的肌肉为了维持原来的状态而加强收缩,就会导致肌肉疲劳痉挛,产生腰背疼痛。骨质疏松会让骨质的脆性增加,极易发生骨折。

老年人骨质疏松的原因是缺钙,老年人骨质疏松的发生时间和发展速度,与食物中摄取的钙质密切相关。如果每日能够保证足量的钙质摄入,就会避免和推迟骨质疏松的发生。对于老年人来说,每日正常的钙质摄入量要达到800~1 000毫克才算达标。那么,我们可以通过哪些食物获取钙质呢?

牛奶是极佳的钙质来源。它不仅含钙量高,而且钙、磷比例合适,还含有丰富的维生素 D、乳糖、氨基酸等可以促进钙质吸收的因子。所以,推荐老年人每天饮1杯牛奶(约250毫升),补充每日所需钙质。除了牛奶,豆制品、绿叶蔬菜也是钙质的良好来源。维生素 D 是钙质的最佳搭配,它能促进钙质在肠道中的吸收利用,参与骨重建的调节。富含维生素 D 的食物有鱼类、动物肝脏、奶油、菌类等。

每天坚持适当的运动也有利于钙的吸收,如散步、打太极拳、打门球、跳舞等。因为有规律的运动能够促进人体对钙的吸收和利用,还可改善肌肉灵活性,从而减少跌倒及其不良后果。运动结合补钙更能有效提高骨量,从而强健骨骼。另外,多晒太阳,每天晒太阳20～30分钟,可以促进维生素D的生成,有利于身体中钙的吸收,提高补钙效果,强化骨质。

老年人因为胃肠功能减弱,加之活动减少,肠蠕动减慢,常常容易便秘。便秘不仅会给老年人带来生活上的困扰,使毒素停留在体内被重吸收,还会导致各种疾病,如肠癌或痔疮等。改善老年人便秘最重要的就是早发现、早纠正,以免形成习惯性便秘,危及健康。老年人要多吃蔬菜、瓜果,这些食物不仅含水量高,还是高纤维食物,即多渣食物,能促进胃肠蠕动。此外,还应多喝水,可加入蜂蜜或者空口喝一勺麻油,都有助于肠道的润滑。常便秘的老年人还要注意饮食的习惯,偏食、进食不规律、暴饮暴食等不良饮食习惯都对肠胃的正常功能有影响。

老年人常见的贫血有缺铁性贫血、维生素 B_9 缺乏性贫血、维生素 B_{12} 缺乏导致的贫血。这些贫血的发生大多和饮食营养不当有关,加之老年人脾胃功能减弱、吸收能力下降、慢性病等各种因素,导致了贫血发病率居高不下。那么我们如何从源头——饮食上来预防贫血呢?

缺铁性贫血和维生素 B_{12} 导致的贫血主要与肉类食物的缺乏有关,肉类食物含铁量高,易吸收,也能提供可观的维生素 B_{12}。适合老年人食用的肉类主要有鸡肉、鱼虾、猪肉、牛羊肉、动物血液。蛋类和奶类也是维生素 B_{12} 的另一来源,一般来说动物性食物中的维生素 B_{12} 含量高,但是植物性食物中几乎不含有维生素 B_{12},所以不推荐老年人纯素食。

维生素 B_9(叶酸)缺乏性贫血主要是由体内维生素 B_9 的缺乏造成的。要补充维生素 B_9,主要是要多吃蔬菜水果。动物肝脏中也富含维生素 B_9,但是动物肝脏胆固醇、脂肪含量高,老年人要酌情食用。

6 维生素与健康

教你一招：补充维生素很重要

　　人体对维生素的需求量很少，通常是以毫克、微克计算的。但维生素摄入得少对健康不利，虽然我们人体需要的维生素量很少，但是维生素种类多，功能各异，在人体的生长发育和代谢过程中不可或缺，有着不可取代的作用。我们要补充的维生素有维生素 A、B 族维生素、维生素 C、维生素 D、维生素 E 以及维生素 K 等。

　　要认识维生素，就要知道维生素是什么。维生素在人类身体中不像蛋白质是维持生命和供给生长的材料，也不像碳水化合物能提供热量，但是它却同样是人类所必需的微量有机物。人体对维生素的需求量很少，通常以毫克、微克这样的单位来计算，但是人体却不能自己合成或者合成量很少。因此，我们必须通过食物来补充人体所需的维生素。维生素是一个大家族，人体需要的有 20 多种，而且各个个性鲜明、功效各异，有着不可取代的作用。

　　一旦食物中缺乏某种维生素，则无一例外地会引起相应的代谢障碍，并表现出一系列的临床疾病。例如，维生素 C 缺乏会导致坏血病，维生素 B_1 缺乏导致脚气病，维生素 A 缺乏会导致夜盲症，维生素 D 缺乏会导致佝偻病，等等。因此，维生素是人体必需的营养素。

　　维生素的分类比较简单，按照溶解性质可分为两大类：水溶性维生素和脂溶性维生素。水溶性维生素包括维生素 C 和 B 族维生素，脂溶性维生素包括维生素 A、维生素 D、维生素 E 和维生素 K 等。

　　维生素绝对是高效率的专家，非常微小的量却能发挥很大的作用。

（1）维生素 A

　　维生素 A 是第一个被发现的维生素，又名视黄醇或抗干眼病维生素。主要功能是维持正常视力，预防夜盲症，增强对传染病的抵抗力，预防和治疗眼干燥症。维生素 A 只存在于动物性食品中,植物中的胡萝卜素被吸收后,在体内可转变为维生素 A。动物肝脏、鱼肝油、鱼子、奶油、全奶、禽蛋等是维生素 A 的良好来源。而胡萝卜素主要来自有色蔬菜,如胡萝卜、菠菜、豌豆苗、辣椒、苋菜,还有杏、柿子、菠萝等水果。胡萝卜素溶于脂肪,与油脂同食吸收更好。

（2）B 族维生素

B 族维生素有 12 种以上,最常见的成员有维生素 B_1、维生素 B_2、维生素 B_3（烟酸）、维生素 B_5（泛酸）、维生素 B_6、维生素 B_9（叶酸）、维生素 B_{12}（钴胺素）,它们的作用分述如下。

维生素 B_1 又称抗脚气病维生素,能预防脚气病,保持循环系统、消化系统、神经系统和肌肉的正常功能。含量丰富的食物有杂粮、粗粮、谷物、坚果、豆类,动物内脏、猪瘦肉、蛋类中含量也很可观。

维生素 B_2 又叫核黄素。主要存在于瘦肉和内脏类、乳类、蛋类和豆类中。它的功效是辅助生长,维持神经系统正常功能,保持健康。如果缺乏维生素 B_2 就会影响儿童生长,诱发口角炎、唇炎和舌炎等病。

维生素 B_3 是 B 族维生素中人体需求量最多者。它不但是维持消化系统健康的维生素,也是性激素合成不可缺少的物质。

对生活充满压力的现代人来说,维生素 B_3 可维系神经系统健康和脑机能正常运转,也绝对不可以忽视。维生素 B_3 主要存在于动物性食物中, 花生、豆类、肉类尤其是肝脏中含量最为丰富。

维生素 B_6 在蛋白质代谢中起重要作用,可治疗神经衰弱、眩晕、动脉粥样硬化等。蛋黄、鱼类、奶类、白菜及豆类中含量较多。

维生素 B_9,又称叶酸,有促进骨髓中红细胞成熟的作用。人类如缺乏叶酸可引起巨幼红细胞贫血以及白细胞减少症,对孕妇尤其重要。叶酸和烟酸一起作用能阻止自由基对染色体破坏,有抗癌作用。

缺乏维生素 B_{12} 会发生恶性贫血,人体对维生素 B_{12} 的需求量极少,人在一般情况下不会缺少,老人、素食且不吃蛋和奶制品的人、经常饮酒的人、处于月经期间或月经前的女性、孕妇及哺乳期妇女容易缺乏,需要适当补充。肝、瘦肉、鱼、牛奶及鸡蛋是人类获得维生素 B_{12} 的主要来源。

（3）维生素 C

维生素 C 又称抗坏血酸，是人体需求量最大的一种维生素。具有防治坏血病、促进铁质吸收、抗氧化、延缓衰老、增强抵抗力、防治感冒的作用。维生素 C 的主要来源是新鲜的水果蔬菜，只要常吃新鲜的水果蔬菜，通常不会缺乏。

（4）维生素 D

维生素 D 可以调节人体内钙和磷的代谢，促进吸收利用，促进骨骼成长。维生素 D 缺乏儿童会患骨软化病，成年人可能会患骨质疏松。值得注意的是，如果接受足够的阳光照射，人体皮肤就能合成所需的维生素 D，现代人不妨多走出房间，享受阳光的沐浴。维生素 D 在鱼肝油中含量最丰富，三文鱼、虾、牛奶、蛋黄也是良好的来源。

（5）维生素 E

小麦胚油中的维生素 E 含量最多，其他各种食物如玉米油、花生油、芝麻油、绿叶蔬菜、奶蛋类、鱼肝油等也都富含维生素 E。维生素 E 是促进生殖机能的重要物质，并且具有很强的抗氧化作用。如果缺乏这种维生素，生殖机能就会减退，青少年生长发育就会迟缓，妇女则不容易怀孕或容易诱发流产或早产等。

（6）维生素 K

维生素 K 不但是凝血酶原的主要成分，而且还能促使肝脏制造凝血酶原，是人体良好的止血剂。摄入不足会导致鼻出血、皮肤黏膜瘀血、胃出血等。它广泛地存在于植物中，尤以绿叶蔬菜为多。外科手术过后，可适当补充维生素 K，以加快止血，帮助伤口愈合。

7 饮酒适度,康乐其中

教你一招:少量饮酒防痴呆

少量饮酒的习惯可以预防老年痴呆。少量饮酒能改善心脏功能,改善脑细胞的供氧,减少淀粉样斑块的产生和沉积,从而有助于大脑的健康,起到预防老年痴呆的作用。而酒类中红酒的效果最好,滴酒不沾的人可以口服营养剂白藜芦醇,它是红酒中的有效活性成分。

饮酒是我们生活当中非常常见的行为方式,饮酒适度有对身体有利的一面,而过量饮酒是对身体有害的。如果过量饮酒会引起中枢神经系统的抑制状态,也称为"酒精中毒"。短时间大量饮酒可导致严重的后果,甚至威胁生命。长期大量饮酒会增加某种癌症的风险,特别是肝癌、食管癌、咽癌等。《中国居民膳食指南》规定正常成年男性每天酒精饮品中酒精量不超过 25g,成年女性不超过 15g,超过这个标准就称为过量。酒是双刃剑,低度适量而有规律的饮用,会有良好保健作用,反之便会损害健康。那如何把握好度,既享受乐趣又获得长寿,可以借鉴如皋的百岁老人例子。

如皋长寿研究所对119位百岁老人的调查发现,他们中吸烟的不多,仅占5%,但喝酒的占到80%以上,以喝本地黄酒、自制白酒、红酒、低度酒为多。几乎天天喝酒的占 64.4%,其中 5 位每天喝三顿酒,23 位每天喝两顿酒,但每次饮量不多,喝黄酒的 2 两,喝白酒的 1 两,百岁老人都是饮酒为乐,饮酒为趣,来了客人就会捧出自制的酒招待客人。

还有贡山普拉底腊早村有一位 117 岁高龄的老人,叫打兰弯,已连续两年入选全国十大寿星。老人平时生活很有规律,热爱劳动,每天还能帮着家里做家务。老人有一个爱好就是喝酒,她喝的是自家酿造的米酒,每天都要喝上一杯,一喝就是几十年,但老人喝酒十分节制,从不喝多。在越来越注重养生的今天,饮酒养生无疑是人们正确的选择。

酒的种类繁多,老年人该如何选择呢?

(1) 喝白酒莫空腹。

适量饮用白酒,就会明白白酒并非一无是处。研究表明,适量饮用白酒能刺激胃液与唾液分泌,起到健胃作用。除此之外,白酒还有祛风散寒、舒筋活血的作用。中医常用白酒泡药治疗疾病或作为补肾之剂。但是需要一提的是,由于白酒度数较高,酒精对胃的刺激很大,容易导致胃病。所以白酒千万不可空腹饮用,也不可过量饮用,否则容易造成酒精中毒,损害肝脏和脑细胞。白酒也不可与碳酸饮料(可乐、雪碧、芬达等)同饮。

(2) 喝葡萄酒益处多。

李时珍早在《本草纲目》中就曾记载,葡萄酒具有"暖腰肾,驻颜色,耐寒"的功效。现代研究也同样证实葡萄酒的诸多益处。葡萄酒中的白藜芦醇可以有效降低脑细胞中的β-淀粉状蛋白聚集,从而很好地保护老年人的脑细胞,降低老年痴呆症的患病风险,还有很好的软化血管、抗氧化、抗衰老功能,能够美容养颜,备受女性青睐。每晚睡前喝一小杯葡萄酒,可以使皮肤恢复光泽弹性,还有助于睡眠。

(3) 冬日暖身喝黄酒。

"黄酒不伤身,微醉如酒神,品自香中来,天地皆入樽。"从诗中我们似乎可以闻到香醇的黄酒香,感受到诗人饮酒时的怡然自得。黄酒有温通血脉、和血行气的功用。日本有科学家研究指出,适量饮用黄酒对延缓大脑细胞的衰老具有重要作用。特别是冬天,老年人可以适量喝点黄酒。黄酒含有丰富的糖分、甘油、糊精、酯类、氨基酸和维生素等多种营养成分,集饮料、药用、佐料于一身,而且极易为人体吸收,并有镇定安眠之效。黄酒最好的饮用方法是温饮,加热时间不宜超过 5 分钟,温度以 50 ℃左右为宜。黄酒中加点姜片煮后饮用,既可活血祛寒,又可开胃健脾。

8 如何喝水更健康

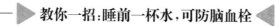

教你一招：睡前一杯水，可防脑血栓

人体的血液黏稠度在凌晨 4 点～8 点达到峰值，这个时间段也是脑血栓、脑血管意外发病的高峰期。但是若临睡前喝 200 毫升的开水，第二天血液黏稠度不升反降，因此医学界普遍认为，晚上饮水的确可以降低血液黏稠度，维持血流通畅，防止血栓形成。老年朋友，在目前治疗脑血栓尚无特效药的情况下，为了您的健康，睡前喝一杯水，何乐而不为呢？

人，每天都要喝水。人体一切的生命活动都离不开水。对于人体而言，水在身体内不但是"运送"各种营养物质的载体，而且还直接参与人体的新陈代谢。因此，保证摄入充足的水分对人体生理功能的正常运转至关重要。其实喝水也是一门学问，正确地喝水对维持人体的健康非常重要。那么喝什么、怎么喝有益健康呢？

（1）喝什么？

白开水。从健康角度来看，新鲜的白开水是最好的饮料，它不含卡路里，不用消化就能被人体直接吸收利用，使血液得到稀释，降低血液黏稠度，促进血液循环。白开水在煮沸的过程中已将微生物杀死，是最健康安全的饮水。

蜂蜜水。蜂蜜的气味芳香甜蜜，十分可口，受到很多女性的青睐。蜂蜜中含有淀粉酶、脂肪酶、转化酶等，是含酶较多的一种食物，还含有与人体血清浓度相近的多种矿物质，对身体十分有益。水中加入蜂蜜，在补充人体水分的同时，还能很好地补充维生素和矿物质，而且不会影响吸收。晨起空腹喝蜂蜜水是一种很好的养生习惯。

淡盐水。运动后适当喝一些淡盐水不仅可以补充运动中丢失的水分，还能补充矿物质，使机体快速恢复能量。便秘的老年人，晨起喝淡盐水有助于排便，但是血压高的老年人不适宜喝。因为早晨是人体血压升高的第一个高峰，喝淡盐水会使血压更高，这对血压高的老年人来说是很危险的。因此，喝淡盐水要分人、分时间段。

（2）不喝什么？

老年人不宜长期饮用纯净水，桶装水不能完全代替白开水，最好不喝瓶装水。喝千滚水是非常错误的做法。千滚水就是指沸腾了很长时间的水，还有反复煮沸的水。长时间饮用这种水，水中的沉积成分如钙、镁和亚硝酸盐进入人体，会导致人体的慢性中毒，患癌症的概率也会增加。

（3）喝多少？

一个健康的人每天至少要喝 8 杯水（约 2 L），清晨是新的一天身体补充水分的关键时刻，一般来说，300 毫升比较合适，否则会加重肠胃负担。天气炎热时，可适当多喝一些水，6 杯是最低限量。

（4）怎么喝？

一次饮水太多，会加速排尿，而且喝水太快，易引起胀气。因此，最好慢慢地一小口一小口地喝。尤其对老年人来说，如果喝水速度过快、动作过猛，可能会导致头痛、恶心、呕吐，甚至血压升高。而且水温不宜过高、过低，与室温相同最佳。前一天晚上晾开水的时候，一定要加盖，否则开水在空气中暴露太久容易失去活性。

（5）什么时候喝？

"晨起不喝水，到老都后悔"。早上起来的第一杯水是真正意义上的救命水，中老年人更应该注意。晨起喝水好处多多，首先，晨起喝水能有效地补充夜间损失的水分。其次，喝水会增加血容量，促进血液循环，让人的大脑迅速恢复清醒状态。再者，人体经过一夜代谢之后，身体的所有垃圾都需要洗刷一下。此时喝水，有利于排空肠胃里的毒素和垃圾。最后，起床后及时喝水可以促进胃肠蠕动，预防便秘。除了晨起喝水，午休后、饭前也是老年人喝水的好时机。

9 绿茶能益寿抗衰

> **教你一招:苏叶泡茶治感冒**
>
> 若是冬季受凉感冒,出现鼻子不通气、流清水鼻涕、怕冷、四肢酸痛等症状,可以用几片紫苏叶(10～15克)泡茶喝。紫苏叶具有散寒解表的功效,对风寒感冒有较好的疗效。紫苏叶中的有效成分主要是挥发性物质,不适宜长时间煎煮,用开水冲泡反而能保护其中的有效成分。

茶是当今世界各国医学专家公认的保健饮料。我国是茶的故乡,无论是《神农本草经》《本草纲目拾遗》等医学经典中,还是民间经验代代相传,都可以看到茶的身影。喝茶保健养生的历史已有几千年,茶文化早已成为中国人生活的一部分。当茶叶从中国传到日本,喝茶风气在日本大为流行。"茶也,养生之仙药也,延龄之妙术也。山谷生之,其地神灵,人伦采之,其人长命。"日本的茶祖荣西禅师在《吃茶养生记》的开篇这样说。他认为只要能长出茶的山谷,那个地方一定有神灵守护,而能采茶吃的人,一定能长寿。他不只这样相信,还这样实践,他曾亲自用茶叶治好大将军源实朝久治不愈的糖尿病。可见,喝茶延年抗衰不是空穴来风,是有确实依据的。

到了近代,茶的研究更加科学。茶延年益寿的秘密也逐渐为大众所知。自由基学说是国内外公认的人体衰老理论。也就是说你体内的自由基越多、清除越慢,你衰老得就越快。维生素C、维生素E可以减少自由基的产生,延缓细胞衰老,具有一定的益寿抗衰作用。可是,这与茶叶一比,就相形见绌了。因为茶叶中所含的茶多酚,对自由基的清除率高达90%,显著优于维生素C、维生素E,抗衰老效果是维生素的十几倍。此外,茶叶中还含有丰富的氨基酸,对抗衰老也有一定的作用。如胱氨酸可以促进毛发生长和防止早衰,赖氨酸有助于预防骨质疏松和贫血。这再一次证明了喝茶对老年人延缓衰老、养生保健起着重要的作用。

茶的品种繁多，主要分为绿茶、红茶、黄茶、黑茶、白茶、乌龙茶。此外，还有一大类再加工茶。对于不同的茶类，由于加工工艺的不同以及发酵程度的不一样，茶多酚的含量不同，抗衰老的效果也不尽相同。在这几种茶里，绿茶没有经过发酵，茶多酚含量最高，也就是说绿茶的抗衰老效果最好。

江西头国百岁老人吕正规一辈子从没上过医院，他身体硬朗、步履稳当，百岁高龄的人看上去像七八十岁。除了心态健康、性格开朗，老人还有一个养生秘诀，就是喝茶。老人喝了一辈子的茶，每天早晨起床的第一件事就是烧水泡茶。老人泡茶讲究茶叶不淡不浓，水要煮沸的水，但是茶叶不拘好坏。老人长寿的经验给了我们不少启发。那么喝茶有什么要注意的呢？

（1）养生保健不宜喝浓茶。

首先浓茶中含有大量的咖啡因，会使心跳加快，血压升高，增加心脏的负担，对心脑血管病人来说是很危险的。浓茶进入胃中，会稀释胃液，影响胃的消化。此外，咖啡因还有兴奋神经的作用，睡前喝浓茶，往往容易失眠，久而久之，可能出现神经衰弱，对老年人的健康也十分不利。浓茶中还含有大量的鞣酸，鞣酸进入人体后，会与铁质结合，影响人体对铁的吸收，从而造成缺铁性贫血。

（2）切忌饭后马上喝茶。

有些人认为饭后喝茶，既能漱口，又能消食。其实这是不对的，茶叶中含有大量的鞣酸，鞣酸进入胃中会与食用的蛋白质结合，使胃肠的蠕动减慢，自然影响了消化吸收。鞣酸还会与食物中的蛋白质结合，变成不易吸收的块状鞣酸蛋白，容易造成便秘。

（3）几种人不适合饮绿茶。

绿茶，性偏凉，所以不适合胃寒的老年人长期饮用。处于月经期的女性也不宜喝绿茶，因为绿茶中的鞣酸会影响铁的吸收，从而导致女性的缺铁性贫血。

10 稀粥烂饭健脾胃

┌─ **教你一招:煮粥小窍门** ─┐

煮粥前先将米用冷水浸泡半小时,让米粒膨胀。这样不仅可以节省熬粥的时间,而且熬出的粥口感更好、更稠。先用大火煮开,再转文火熬煮约半个小时。这样才能熬出粥的香味,粥中的营养物质才能充分地释放出来,更好地被人体吸收。

李时珍作为一名家喻户晓的医学家,一生勤于行医采药,是本草学的集大成者,同时,他也是一位养生专家。他特别推崇用粥养生:"世间第一补人之物,粥也。"民间也流传着这样一句话"稀粥烂饭好活人"。现代医学界也公认,粥能健脾胃,补虚损。可见喝粥养生是有一定科学根据的。

粥,以五谷杂粮为原料,加水熬制而成。经慢火熬煮之后的粥,质地糜烂松软,谷物中的营养成分全都溶解在粥中,更易被人体吸收。老年人消化功能较弱,喝粥能更好地保护肠胃。而且粥在熬煮过程中不添加任何调料,所以粥中所含的热量明显低于其他烹饪方法的菜肴。因此,吃粥能减少热量的摄入,能有效防止高血压、心脏病等老年疾病的发生。粥,易于消化,调剂口味,摄生养体,尤其适合老年人。

著名的国医大师朱良春教授,是江苏省名老中医,老人家精力充沛、面色红润,看上去比实际年龄小十几岁。朱老的长寿秘诀就是60年来长期坚持吃一种"养生粥"。材料有:绿豆 50 克、薏仁 50 克、莲子 50 克、扁豆 50 克、大枣 30 克、枸杞 10 克、黄芪 250 克(普通人每天 30 克就可以了)。将前 5 种洗净入砂锅,加入黄芪水,急火煮沸后慢火炖 40 分钟,加入枸杞一起再煮 10 分钟。早上和晚上各吃一半。常喝此粥可以有效地缓解疲劳、补益五脏。朱老曾说他就是靠此粥来保持充足的精力的。

随着季节的变换,食材也变得丰富多彩。我们可以根据四时的不同，选取具有不同营养价值的时鲜入粥。这样，不仅可以常吃常新不倒胃口，也可以多方面吸收各种营养成分，满足机体的需要。

（1）春季养肝粥

菠菜粥：将菠菜一把洗净，在沸水中烫一下，切段。粳米 100 克淘净置锅内，加水适量。熬至粳米熟时，将菠菜放入粥中，熬片刻停火，再放入盐即成。菠菜粥对因肝阴不足引起的高血压、头痛目眩、贫血、糖尿病等都有较好的防治作用。

（2）夏季降火粥

绿豆荷叶粥：绿豆 100 克，粳米 100 克，荷叶一张，加水煮粥。绿豆味甘，性凉，有清热解毒、消暑止渴、清心泻火的作用。

小米枸杞绿豆粥：绿豆 100 克，小米 100 克，枸杞一小把。先下绿豆煮 30 分钟，然后下小米同煮 20 分钟，最后下枸杞煮 5 分钟即可。绿豆是夏季消暑防暑的主要食材，再加上养胃的小米，就组成了养胃清火又美味营养的粥品，适宜老年人夏季食用。

（3）秋季芡实粥

芡实粥：将鸡头米煮熟脱壳，取仁与大米或糯米同煮。若以小米混煮，熬出的粥则更黏、更稠、更香。芡食，俗称鸡头或鸡头米，是生长在湖中、池塘里的一种小圆叶植物，所结果实为鸡头米，很有药用价值。芡实粥能强肾壮体，更有益耳聪目明，对于预防脑细胞衰退和增强记忆力也有一定的作用。

（4）冬季四黄粥

四黄粥的材料分别是黄豆、红薯、玉米和黄芪。做法简单，即将四物按一定比例放在一起煮食便可。黄豆中的雌激素能改善皮肤衰老，尤其适合女性抗衰老；红薯能健脾抗癌；玉米降血脂；黄芪固表益气，容易感冒的老年人常喝此粥可帮助改善虚弱体质。

第三章 动以健体，流水不腐

1 科学运动是健康百岁的动力

▶ **教你一招：老年人锻炼的最佳时间** ◀

早晨并不是老年人锻炼的最佳时间，特别是对于高血压、高血脂、糖尿病的老人来说，晨起的这段时间血液黏稠度最高，如果此时剧烈运动，再加上清晨冷空气的刺激，极易引发脑血管意外，得不偿失。而下午4～5点和晚饭后1～2个小时是锻炼的最佳时机，此时血压、心率都很稳定，适宜锻炼。

人体衰老的原因之一，是因为新陈代谢减慢。新陈代谢迟滞就会出现皮肤松弛、肌肉萎缩、各脏腑器官功能减弱。而当我们不断活动时，体内器官活跃，细胞活力增加，这样体内代谢速率就大大提高了。新陈代谢旺盛，则可使身体保持较强的活力、生命力，衰老自然就来得迟。而且科学地、适度地运动，还可以补充机体能量，加快血液循环，延缓骨质疏松，改善神经系统功能，提高人体免疫力，是健康百岁的巨大动力。

去年，老张参加了一个自行车俱乐部，车友以中老年人为主。在几次闲聊中，一些车友感慨地向老张说起，他们过去因为忽视锻炼，最后患上各种疾病，经过治疗后才发现运动健身的重要性。这些人大多背景相似，有着相似的经历，即事业有成，生活优越，缺少锻炼。他们平时工作很忙，应酬很多，加上没有锻炼的意识，缺乏运动，人始终处于亚健康状态，就像一台生锈的机器，电池随时会耗尽，体力差，常常感到精神不振，动则疲乏劳累。经历了身体的病痛才知道科学锻炼是最好的养生药。但是，运动也不能盲目。只有选择科学有效的运动方法，才能达到养生

效果。那么科学运动包括哪些方面呢？

（1）运动的时间

清代养生家张志聪把一日比作四时，他说："一日分为四时，朝则为春，日中为夏，日入为秋，夜半为冬。"春生，夏长，秋收，冬藏。因此，一天中的运动也应该遵循早晨阳气始生，日中而盛，日暮而收，夜半而藏的规律。对于年轻人和一般人群而言，晨练是一个不错的选择，但对于老年人，尤其是患有呼吸道疾病、高血压、心脏病的患者，晨练并非最佳时间。因为在早晨，人们的血压及心率往往呈现逐渐升高加快的过程，血液的黏稠度也高，发生心脑血管疾病的概率较高。

（2）运动的选择

人衰老的原因很多，近年来的研究表明，一种叫作氧自由基的有害物质在体内的积累起了重要作用。抗衰老的健身方法首推跑步，实验证明只要持之以恒坚持健身跑，就可以调动体内抗氧化酶的积极性，从而起到抗衰老的作用。而体型肥胖的老年人，锻炼则推荐全身有氧运动比如游泳。

（3）运动的平衡

大多数老年人都注意到了锻炼的重要性，却没意识到平衡的重要性。平衡就是适度，有的老年人锻炼积极，运动量大，而不注意运动后的休息调整和营养补充，导致人体的阴阳、动静失衡。平衡是量力而行，有的老年人争强好胜、喜欢逞强，不仅让自己的身体超负荷运转，而且怒气横生，破坏了身心平衡，导致疾病丛生，得不偿失。

科学运动总的来说就是选择自己适合的项目，并注意运动的环境、时间、强度的合理性。科学的运动不仅能强身健体、增强体质、祛除疾病，还能帮助我们保持愉悦的心情，预防疾病的发生和蔓延，是我们健康百岁的强大助力。

2 你知道自己的身体适合什么运动吗？

> ▶ **教你一招：规律健身防痴呆** ◀
>
> 有规律的锻炼健身，不仅能增强体质，提高抵御疾病的能力，而且还能预防老年痴呆症的发生。芬兰的一项研究表明：吃健康食品并且每星期至少锻炼 2 次的中年男女，到老年时患老年痴呆症的概率会降低 50%。

"生命在于运动"，适当的、适合的运动锻炼可以强身健体、延长寿命，反之则会起到相反的作用。所以老年人健身选择适合的运动很重要。不是所有运动都适合每个人，尤其是对老年人。选择什么样的运动方式，如何正确的锻炼才能达到对身体有益而无害，这需要引起所有老年人的重视。

王奶奶退休后，一直很注重养生，坚持运动，除了血压有些高，身体也算硬朗。可是就在最近的一天，王奶奶像往常一样出门运动，却在锻炼的中途突然晕倒，被热心的路人送到医院，这才得以脱离危险。王奶奶好好地锻炼身体，怎么会突然晕倒呢？这问题就出在锻炼的方式上。王奶奶听说转头运动可以治疗颈椎病，就开始学着转头。即头先由一侧向另一侧转动，若干圈后再向相反方向转动。如此反复进行，长达数分钟。而这正是王奶奶晕倒的罪魁祸首。王奶奶本来就有高血压的基础病，动脉粥样硬化，血管腔变窄，加上急剧的头部转动和颈部屈伸，使血管腔突然闭塞致急性脑缺血，就会出现头晕眼花甚至晕倒的情况。这种情况在运动中出现是非常危险的。

王奶奶因为没有选对适合自己的锻炼方式，差点酿成无可挽回的后果。这告诉我们，老年人运动不可盲目而行，如果运动方法不得当，不但起不到运动健身的目的，反而还会出现危险。那么不同身体状况的老年人应该如何选择适合自己的运动呢？

我们都知道，老年人的骨骼、肌肉和内脏随着年龄逐渐地老化，腿脚也没有那么灵活了。所以老年人不能像年轻人那样做大量的、高强度的运动,最好是低负重、低对抗性、舒缓且安静的运动,避免造成身体的过度疲劳。

(1)患有高血压者运动要循序渐进。

患有高血压的老年人运动时要注意不可过度激烈,以轻松有效的有氧运动为主。运动量也要根据自己的耐受程度而定。可以先从走步和慢跑开始,时间不要太长,以少许出汗为好,还可选择太极拳、老年舞,这些运动都可有效改善血液循环,使周围血管扩张,增加体内储钠的排出,起到降低血压的作用。但要注意的是,运动结束要缓慢停止,因为如果停得太快,血压会迅速下降,引起抽筋。

(2)高胆固醇者宜大步快走。

大步快走是强度较高的有氧运动,快走能有效地调动全身的肌肉,促进全身的血液循环,还能增加心脏的起搏力度,可以增加高密度胆固醇(好胆固醇)的数量,同时减少低密度胆固醇(坏胆固醇)的数量。美国杜克大学医学中心的研究发现,只有大量的运动才能降低胆固醇。因此必须要大步快走,而不仅仅是走路。

(3)帕金森疾病患者常做伸展运动。

帕金森疾病症状包括抖动、行动缓慢、僵硬和无法保持平衡。运动并不能扭转这些症状,但可以帮助长期保持四肢肌肉的活动性。伸展锻炼如广播体操中的一些伸展运动动作,可以帮助保持四肢肌肉的张力。一些力量锻炼如利用哑铃等器械所做的力量锻炼,可以帮助维持肌肉的力量。打太极拳可以帮助锻炼平衡感。

其实,对于老年人来说,自己的身体适合什么样的运动,需要慢慢摸索。但是压腿、扎马步、下蹲、爬山,老年人最好避免或者量力而行,以免损伤身体关节,适得其反。

3 远离老年人健身中的三大误区

◀ **教你一招:运动中要及时补充能量** ▶

　　老年人运动的过程中要及时补充能量,我们可以携带一杯蜂蜜水和一些适合于老年人的水果,运动时间歇饮用或食用,以补充运动中消耗的水分。我们也可以随身携带一些面包或蛋糕,运动后食用,能够平衡血糖,使体能较快恢复。喜爱运动的老年人在平时的饮食中也要多摄入一些含蛋白质和维生素丰富的食物。

　　每个老年人都希望自己拥有一个健康的身体。现实生活中,许多老年人经常参加晨练和户外锻炼,以达到增强体质、延年益寿的目的。殊不知有的老年人其实已经走进了健身的误区,不仅不能起到强身健体的作用,反而可能危害我们的健康。

　　赵奶奶是一名勤劳的家庭主妇,每天忙里忙外,把家里收拾得干干净净。步入老年,好多老年朋友推荐赵奶奶跟她们一起出门跳广场舞。赵奶奶却认为,自己每天在家做家务就是锻炼了。洗碗、拖地、浇花都可以锻炼身体,没必要参加体育锻炼。但是几个月之后的体检中,赵奶奶发现自己的血压、血脂都升高了,而那些跳广场舞的老年朋友却都正常。其实赵奶奶是走入了一个误区。任何一种体力劳动都是仅局限于某些组织和器官的活动,都有一定的局限性,对人体整体锻炼效果并不全面和合理,特别是经常站立,保持一个姿势,非常容易患腰腿痛和下肢静脉曲张。只有科学合理的体育运动才能够使身体各部位、各大关节都得到全面而充分的活动,同时心、肺、肾等脏器也才能得到较全面的锻炼。老年人运动中常见的误区有以下几方面。

　　误区一:退步走。

　　在公园里,经常看到很多老年人边退步走边拍手。退步走比正常行走氧气消耗量高 31%,心跳快 15%,锻炼效果也会更好。但是对于老年人来说,退步走的锻炼方式危险系数很高。倒退走或跑都会使老年人心血管负担加重，同时颈部转向会导致颈动脉受压迫、管腔变窄、血流减少，造成脑部供血减少、大脑缺氧，甚至可能在转颈时突然晕倒。而且退步走时无法看到后面的路况，加之人在退步走时平衡力差，极易发生摔倒，又缺乏手的保护，往往会导致摔跤，甚至会造成骨折。

误区二：饭后立刻散步。

不少老人把"饭后百步走，活到九十九"这句古话当作健身格言，其实"饭后百步走"并不科学。从近代医学观点看，吃饭特别是吃饱饭时，老年人的心脏负荷增加，餐后运动对心血管系统有明显的负面作用。而且从消化生理功能来说，饭后胃正处于充盈状态，这时必须保证胃肠道有充足的血液供应，以进行初步消化。老年人通常肠胃消化功能不好，因此应该饭后适当休息半个小时再去散步，使胃肠道能得到更多的血液供应量，有助于食物的消化。

误区三：运动量越大越好，运动时间越长越好。

许多老年人认为运动一定要量越大越好，运动时间越多越好，因此很多老年人都是没事就锻炼。然而运动锻炼的度要因人、因事、因情况而异。老年人心肺功能进入逐渐衰弱阶段，累和全身出汗在一定程度上是身体超负荷的表现。运动时间过长也不利于老年人的身体恢复，经常如此，只能加速老年人心肺功能的衰弱，对各种慢性病和基础病的老年人来说更不利。所以老年人的锻炼要适度，运动的动作幅度小，运动的时间一般 30 分钟~1 小时，其间最好要补充能量和水分。

4　科学健身应遵循六大原则

▶教你一招：仰卧抬臀防治胃下垂◀

老年人胃下垂，目前没有特效药物，只是对症治疗，效果并不理想。而通过锻炼腹部和腰背的肌肉，可以起到良好的预防和辅助治疗胃下垂的作用，效果显著。仰卧抬臀的具体动作是：仰卧，双手放在身侧，两腿屈曲，两脚掌蹬在床面，臀部尽量往上抬，停留两三秒后放下，每次做5～10次，量力而行，早晚各一次。

俗话说："流水不腐，户枢不蠹"。生命的真谛在于运动，但是这并不全面，生命的真谛在于科学合理地运动。运动健身是公认的养生延年的方法，但是不少老年人却由于认识上的误区，使得运动的效果事倍功半，甚至危害到身体的健康。所以，再次提醒广大爱好运动的老年人，运动健身应遵循以下六大原则。

（1）热身运动

热身对防止损伤，尤其是肌肉拉伤、关节扭伤都有明显效果。老年人尤其应该注意锻炼前的热身运动，绝不能忽略热身运动的重要性。由于人体内脏器官的反应比运动器官慢，当内脏器官与运动器官之间出现矛盾时，会使人产生胸闷、呼吸困难、两腿软弱无力、面色苍白等不良反应。正确的运动前热身，可以有效地避免这一现象的发生。热身运动，简单来说，有伸展运动、关节活动和适度的拉伸运动。此外，不同运动项目对应不同的重点，上肢的运动应该对肩、肘、腕等关节做好充分牵拉，下肢的运动则应当把重点放在膝和踝关节。

（2）健身项目

举重、拔河、跳绳等激烈的活动并不适合老年人，老年人血管壁变硬，弹性差，情绪激动或者某些动作会让血液大量涌向脑部，易发生血管破裂，引起脑出血。另外，爬山也不适合老年人，因为老年人膝关节发生退行性病变，上下山会加重关节负荷，导致关节疼痛和肿胀，损伤关节功能。而且爬山是一项心脏负荷过大的运动，老年人的心肺常常处于满负荷状态，容易引发心脑血管意外。老年人选择运动项目要根据自己的年龄、性别、体质强弱、疾病情况、兴趣爱好、客观条件来选择。比较适合老年人的运动有散步、慢跑、老年舞、郊游、钓鱼、棋类等。

（3）运动量

老年人运动切不可过量。有研究发现，运动过量者发生心肌梗死的可能性比中等运动量者高 2～4 倍，因此过度的剧烈运动并非长寿之道。运动过量会使四肢血量增加，回心血量变少，出现血压下降、头晕、恶心等症状。运动时间也不宜过长，运动时如出现心慌、明显气促感觉就要停止运动。运动后如不仅不觉得轻松愉快、精力充沛，反而感到困乏，甚至产生酸痛感，这说明运动量过大，也应适当调整。

（4）重量训练

传统的观点认为老年人不宜进行力量锻炼。现代医学研究认为，适度重量训练对减缓骨质流失、防止肌肉萎缩、维持各器官的正常功能可起到积极作用。当然，老年人选择的重量训练要以安全、量小的重量训练为主，如举小哑铃、小沙袋，握小杠铃，拉轻型弹簧带等，每次时间不宜过长，不要过度疲劳。

（5）持之以恒

实践证明，一个人每天以 5 000～6 000 米/小时的速度步行 30 分钟～1 小时，每周 5～6 次，只要长期坚持，就可提高机体的免疫力，使多种慢性病发病率降低 30%～40%。糖尿病患者每天散步 30 分钟，可控制病情的发展。所以健康的运动方式并非活动时间越长越好，关键在于持之以恒。

（6）整理活动

整理活动是指体育锻炼后做的小运动量的轻松练习。整理活动和热身运动一样重要，做整理运动应着重于呼吸调节及较慢的全身运动，使肌肉得到放松，呼吸、心跳恢复正常。运动后及时换衣服，注意保暖，补充水分。

5 散步是健康百岁最好的运动

◀教你一招:散步姿势因人而异▶

不同的人可采用不同的散步姿势,体质虚弱者应适当将两只手臂甩开,步伐迈大些,散步的速度由慢到快,尽量将全身活动开,使各器官都能参与到运动中,有效地促进新陈代谢。肥胖者可适当将散步的时间、距离拉长,散步时可适当走快些,让体内多余的脂肪得到充分"燃烧",从而达到减轻体重的目的。

古今中外不少长寿的名人都选择了散步这项养生运动,他们正是由于规律性运动,才有了健康的身体,使他们取得了卓越的成就。

徐特立是老一辈无产阶级革命家、教育家,活了91岁。徐老对散步养生有着自己独特的理解。他说:"人人都有腿,人人都会走路。走路不但能增强人的体质,而且能坚定人的革命意志。但并不是人人都能做到每天走路,把它当作健身的锻炼方法。"徐老一生与散步结下了不解之缘,他每天5点起床,洗漱后第一件事就是散步,从家出发,经过北海、南池子、正阳门走一圈再回来。年近90岁高龄时,他还坚持日行500步。徐老不仅毅力惊人,走路姿势也很有讲究,昂首挺胸,步子迈得大,双臂摆动有力,这样散步的时候手脚全身都得到了锻炼。

通过徐老的例子,我们更加坚信了散步是最好的锻炼方式,尤其适合老年人。那么散步对老年人究竟有什么好处呢?

(1)简便灵活。

散步是日常生活中最简便易行的健身运动,运动量不大,锻炼效果好,不受年龄、体质、性别、场地等条件的限制,在公园、操场、小区、河边甚至家里都可以进行。

(2)安全系数高。

散步简单地说就是随便走走,漫步,徘徊。运动量小,不容易疲劳,更不会出现运动损伤和意外。

（3）增强心肺功能。

散步可促进心脏的收缩功能，使得心跳加快，并带动人体的血流加快。因此，散步有效地改善了冠状动脉的血液循环，从而减少高血压、心肌梗死与心脏衰退的发生和发展。在近郊野外、绿树成荫的洁净环境中散步时，老年人可通过加快呼吸吸入大量的新鲜空气，从而促进肺内有害物质的排出。同时，由于换气较快，增强了呼吸系统的代谢机能，因此可防治气管、支气管等疾病。

（4）减少肥胖。

饭后休息半个小时再去散步，有利于食物的消化，同时也能防止脂肪在体内堆积。对于肥胖的老人是既稳妥又省钱的减肥疗法。这也是预防便秘的好方法。

（5）愉悦心情。

散步能消除疲劳，使人的身心得到彻底的放松，心情愉悦，起到调节精神、缓解紧张和压力的效果。试想一下，在绿树成荫、鸟语花香的环境中缓缓漫步，怎能不令人心旷神怡，乐而忘忧呢？

总而言之，对于老年人而言，散步是既安全简便又好处多多的锻炼方式，非常有益于老年人的身心健康。广大的老年朋友不妨从今天开始，走出家门，漫步徜徉天地之间。坚持一段时间，您一定会发现可喜的变化。

6 太极拳是长寿老人的健身宝

▶ **教你一招:自我检测衰老程度** ◀

日本京都府立医科大学的山田教师提出了"人体老化简易自测法":被测者双手自然下垂,紧贴大腿两侧,闭上眼睛,用一只脚站立,另一人看秒表。根据其单脚独立稳定不移动的时间来判断老化程度。其年龄与测量时间的男性标准是:30～39 岁,9.9 秒;40～49 岁,8.4 秒;50～59 岁,7.4 秒;60～69 岁,5.8 秒;70～79 岁,3.3 秒。女性比男性推迟 10 岁计算。未达标准者,老化程度偏快,需要保养身体。

太极拳素有"老人健身宝"的美誉,很适合老年人生理特点,且是安全有效的锻炼项目,尤其对体质弱以及有慢性病的老人更为适宜。而且太极拳有着极其深厚的文化底蕴,蕴含着祖先们古老的养生智慧。因此,练习太极拳不仅是一项保健运动,更是一种提高修养的方式。

陈锐霆,是一位有着传奇经历的开国将军,享年 105 岁,离休前曾经担任军委炮兵参谋长、副司令员。陈老说自己的长寿秘诀总结起来就是:自寻乐趣,不找烦恼;找点事做,忙比闲好;坚持锻炼,动能抗老;对党无愧,检点怀抱;死后献尸,医学解剖。对于运动,陈老一直坚持运动健身,而太极拳是陈老十分喜爱的一项运动,他认为打太极拳是一项全面的运动,是健身运动、健脑运动、健肺运动,可以使身体得到全方位的锻炼,而且太极拳动作柔和缓慢,很适合老年人的生理特点。此外,陈老还积极主动承担家中的家务活,在养花、种菜中达到健身锻炼的效果。

太极拳不仅是养生延年的拳术,还蕴含了博大精深的太极精神。透过练太极拳,可以体会到其中蕴含的动中求静、静中有动、虚实结合、刚柔相济的哲理,故常练之,可使人的性格变得稳健、豁达、沉静、随和、乐观。那么除此之外,练习太极拳有什么优势呢?

（1）练身

增强呼吸、消化系统。从太极拳的呼吸特点来看，采用腹式呼吸与胸式呼吸相结合，强调呼吸的深、长、缓、匀。人到老年，呼吸系统逐渐衰退，而太极拳中的腹式呼吸则通过膈肌上下鼓动，牵动胸腹运动，对五脏六腑产生按摩作用，对老年性支气管炎及哮喘也有一定的预防作用。而且，参加太极拳锻炼后，多数老年人胃口变好了，这也要归功于太极拳的腹式呼吸，由于膈肌上下起落，加强胃肠蠕动，改善血液循环，增加消化液分泌，脾胃功能自然得到增强。

畅通经络、淋巴及循环系统。练习太极拳的时间一般都在半个小时以上，所以太极拳跟一般的有氧运动一样，能使血气运行顺畅。时间长了，练习者会有指尖麻软、关节微响、腹鸣等感觉，这是经络畅通的反应。通过运动，动脉血管得到适量挤压及放松，能使血液加速运行，增加氧气的供应，也促进了淋巴系统的新陈代谢，增强了免疫力。

提高人的平衡能力，防止骨质疏松。老年人常见的意外事故之一就是摔倒。这是由于老年人的骨骼钙质减少、骨质疏松所致。太极拳运动中，有一部分动作专门练习平衡能力。练习太极拳时，常常一条腿支撑全身的重量，腿部受力增加，骨质的含钙量也会增加，骨骼就变得坚固了。所以，经常练习太极拳的人不容易摔跤和骨折。

（2）练气

太极拳练习时，因要心静用意，心无杂念，意到身随，内外相合，身心皆修，使人进入无忧无虑、无我无他的怡闲境地，加上太极拳本身要求刚柔并重，呼吸协调，各器官的获氧量相对提高，故练后使人顿感轻快，压力尽消，情绪稳定平伏。加之配上典雅优美的音乐，舒掌展臂，整个身心能得到极大的享受。

初学太极拳的中老年人，常会感到两腿酸疼，这是正常现象。每次锻炼的时间、次数应因人制宜，身体健康的可以打一遍或几遍太极拳，体弱的可做一组或几组动作，也可以打几个动作。练习太极拳过程中，无论弓步或下蹲，膝盖都要保持不超过脚尖，不可过度扭拧，也不可强下腰、猛下蹲、硬压腿、强劈叉等，以防伤膝及腰腿扭伤。

7　坚持慢跑能延年益寿

▶ **教你一招：按揉膻中，预防心绞痛** ◀

经常按揉膻中穴可以起到益气活血、强心定痛、化瘀理气的作用。对患有心绞痛的老年人是很好的自我保健方法。具体操作是：膻中位于两乳头连线的正中，十分好找，按揉是用大拇指放在穴位上，先顺时针按揉30次，再逆时针按揉30次，注意按揉动作力度要轻柔、和缓，不要用力过猛。每次按揉约3分钟，长期坚持，定有成效。

斯坦福大学的一项20年的跟踪研究表明：坚持跑步者的长寿概率要比不跑步、但生活方式同样健康的人高近50%。研究结果还显示，跑步除了可以降低患心血管疾病的风险，还可以降低癌症及神经系统疾病如老年痴呆症的风险。所以，坚持慢跑是可以延年益寿的。

在沧州跑友圈里，提起汪崇明老人，大家都格外尊重。因为76岁的汪崇明，毅力惊人，7年内跑完了17个全程马拉松。老人面色红润，精神矍铄。他笑着说，从来不觉得自己是70多岁的老人，跑步让我体会到运动的快乐，我跑步，我健康，我快乐！

汪崇明中年时身体并不好，曾经两年时间里住过4次院，感冒发热更是家常便饭。退休后的老人，受到同伴的启发，开始健身。老人的底子不好，所以一开始没敢想长跑，是从慢走开始的。慢走一年多后，才渐渐地过渡到慢跑，这一跑就是十几年。万事开头难，只要坚持下来，就会发现受益匪浅。汪崇明说，养成慢跑的习惯后，他充分感受到身体的变化，不感冒不发热了，人也精神了，睡眠、心情都好了。坚持慢跑对老年人是有益无害的，那么慢跑有哪些注意事项呢？

（1）准备活动

慢跑前要先做准备活动，小幅度的热身和拉伸，这对身体逐渐退化的老年人来说极为重要。可以做一些伸展运动、太极拳或先走一段再逐步过渡到慢跑，保证机体各器官功能的协调。

（2）姿势与呼吸

慢跑正确姿势是：两手微握拳，上臂和前臂弯曲成 90°左右，两臂自然前后摆动，上身略向前倾，尽量放松全身肌肉，两脚落地要轻，宜前脚掌先着地，得到脚弓缓冲，防止身体受到震动。慢跑时最好用鼻呼吸，做到深、长、细、缓，呼吸频率与步伐协调，一般是两步一吸、两步一呼或三步一吸、三步一呼。

（3）持之以恒，不进则退

运动贵在坚持，这句话说起来容易，要做到还真的不容易。不管是三九寒天，还是三伏高温，都要坚持，风雨无阻，寒暑不惧。不进则退，不能偷懒。如果 5 天不跑步，再接着跑就很累；10 天不跑步，就等于前功尽弃。

（4）量力而行

好汉不言当年勇。就是要面对实际，讲求实效，根据自己的感觉掌握好运动量，不冒进，不逞能。刚参加慢跑锻炼或体质较差的老年人，开始可采取慢跑与走路交替进行，然后逐渐增加慢跑距离，切忌急于求成。

慢跑结束后，老年人切忌"急刹车"，应逐渐减慢跑步速度，慢慢结束运动，同时四肢可以继续做一些拉伸舒展的放松。慢跑着装也有讲究，要穿宽松的运动装、脚感舒适的运动慢跑鞋，慢跑运动出汗后及时换衣服，最好立即补充水分。

8 门球是新兴的老年运动

教你一招：刷牙要刷3分钟

刷牙的基本原则是"面面俱到"，也就是说，牙齿的外面、里面、咬合面等各个角度都要考虑到。算下来，大约有80多个牙面需要清洁，这个工作量不算小。而一把牙刷在同一时间里只能刷到2～3颗牙齿，因此每次刷牙3分钟才能保证所有牙齿都刷干净。如果觉得刷牙的3分钟过程太过枯燥，不妨早晨听新闻，晚上听音乐，一边享受一边刷。

门球在我国开始的历史并不算早，20世纪80年代由日本传入我国，是一项集体育与娱乐为一体的运动项目。它以特别的槌棒、小圆球和球门等为器材、以平坦的沙土地或人造草坪为场地，两队队员各自在教练员的指挥下，以能准确击球过门并成功破坏对方击球而获得最高分数的队为优胜者。它运动量小、不剧烈，场上始终是一个人击球，不像篮球比赛那样你抢我夺，参赛运动员容易被撞倒摔伤。门球动静结合，较为安全，所以非常适合老年人参加。

老吴是一名普通的政府机关人员，两年前从机关退休之后，一直在家闲着，对平常爱做的事情也没什么兴趣，整个人没什么精神，也不爱与别人来往了，身体也每况愈下。可最近的老吴和之前大不一样，红光满面，精神抖擞的，整个人变开朗了，见到人也乐呵呵的。原来老吴迷上了打门球，每天忙着训练门球技术，时不时和别的队打一场比赛。老吴觉得打门球不仅锻炼到了身体，而且帮助自己找到了老年生活的乐趣。笔者也是门球的忠实爱好者，还参加了老年门球队，和一群志同道合的朋友三不五时地约出来打球，不仅锻炼了身体，还可以放松心情，激发生活的热情。所以笔者认为老年人打门球有以下几大好处。

（1）健身。

门球有着其他锻炼方式不能比拟的优势，就像是为老年人量身定做的运动。首先，门球的运动量小，比赛时间30分钟，每个队员上场的时间不超过6分钟，可以说是动静结合，对于老年人的心肺、血管都没有负担。其次，打门球可以使全身得到锻炼。门球包含了瞄准、击球、拾球和到位等一系列动作。在活动中伴随着快步走或慢跑，可以使全身，特别是手、臂、腰、腿、脚以及视力、听力、内脏和神经系统都得到锻炼。

（2）健脑。

门球虽然运动量不大，但过程却是和对手斗智斗谋，除要有一定的基本功外，还要开动脑筋，随时注意球场上的变化，不断思考着球的方向和目标，随时记住10个球的位置，每个球过门的得分数，这对大脑是一个很好的锻炼。场上双方你来我往，趣味无穷。门球活动，不但可健身健腿，促进全身血液循环和新陈代谢功能，还能增强和保持脑细胞的活力，延缓衰老，预防老年痴呆。

（3）融入新的集体。

打门球对老年人有很多好处，不光是对身体有好处，还对心理健康有促进作用。门球比赛活动是一种集体活动项目，5位队员之间要密切配合，通力合作，才能发挥团队的力量，以战胜对手。许多老年人，由于离开工作岗位，从社会走向家庭，容易产生空虚感和孤独感，对未来缺乏强烈追求，出现退缩、抑郁的情绪。可是，当他们参加门球运动之后，情况就有很大改变。老年人可以找到属于自己的交流圈子，重拾生活的信心和热情。还可以激励老年人不服老，使精神更加饱满，增添生活情趣，提高老年人的生活幸福指数。

门球虽然强度不大，但还是需要一定的技巧的。所以，建议刚开始学习时不要做高危险的动作和大跨步的活动，以免扭伤筋骨，拉伤韧带，给关节以大的压迫和冲击。建议未打过门球的人可以先小幅度的练习，运动量不要大，把基本功练好，以便能在熟练后更好地发挥而不受伤。

9　游泳是老年人夏季锻炼首选

▶ 教你一招：游泳前一定要做准备活动 ◀

　　游泳前，一定要进行几分钟的准备活动，活动全身各关节，并稍微拉拉韧带，特别是肩部、腰部、髋关节、膝关节的韧带，感觉身体有微微发热为准。如果身体有汗，不要立即下水，应该擦干身体，休息3～5分钟汗液干了后再下水游泳。游泳完毕，上岸时要及时擦干身体，不要在风口处停留，以免感冒。

　　炎炎夏日，老年人苦不堪言，尤其是现在气候变暖，夏天对于老年人来说更是难熬。稍一活动就汗流浃背，更别提运动了。所以，很多老年人夏天就不爱运动了，更愿意待在室内。事实上，越是不爱锻炼的人，越是怕热。运动量越少，机体适应外界环境的能力就越差。当然，夏天锻炼不能盲目，一些高体能消耗的运动是不宜在夏天进行的，应该选择合适的运动项目，夏天锻炼首选游泳。

　　老王今年65岁，虽说过了花甲之年，但身体依然健康，精神依旧矍铄，这让很多同龄人羡慕不已。而这一切，都得益于老人长期坚持游泳。"就因为坚持游泳，我的身体才会如此硬朗。可以说，这项运动彻底改变了我的后半辈子。"说到这儿，老王一脸乐呵，称游泳给了他"第二春"。游泳对老年人来说有哪些好处呢？

（1）游泳可以强壮你的心肺。

　　长期游泳可以预防老年人心血管疾病。人在水中运动时，对抗水的阻力，各器官都要参与其中，耗能多，血液循环加快，这样会增加心脏的负荷，使其跳动频率加快，收缩强而有力。经常游泳的人，心脏功能极好。

　　由于水密度比空气密度大800多倍，人在游泳时要承受很大压力。呼吸肌因此要克服水的压力，使呼吸加紧，肺活量加大，从而增强对外来刺激的适应能力。对老年人来说，这种对肺部的训练，可以延缓呼吸器官机能的减退，有助预防和治疗慢性支气管炎。

（2）游泳可以保护你的关节。

对于那些年龄较大，有关节痛，不便参加慢跑、登山等运动的老人来说，游泳更是一个合适的项目。在陆地上进行的体育运动，如慢跑、爬山等，人体的关节都是处在负重状态。稍有不慎，就会造成关节软骨的磨损，加之中老年人关节退化、韧带松弛，更容易造成骨关节炎，引起关节疼痛。游泳需要克服的是水的阻力，不是重力，关节基本上不负重，这样我们的关节肌肉就不容易受伤。

另外，泳池的水对全身有按摩作用，能帮助去除肌肉疲劳，对于老年人肌肉萎缩也很有帮助。炎炎夏季，泡在凉水中，又能锻炼身体，还能消除夏日的炎热，真是一举两得。即使是不会游泳的"旱鸭子"，也可以下水活动，通过扶池壁做蹬腿活动、在水中行走、承受水对胸部的压力、抗阻力呼吸和感受水对身体的按摩等，也可获得很多益处。

老年人游泳一定要以安全为重。室外的江河湖泊，必须在了解水深、漩涡、有人陪同的情况下前往，以免发生意外。体质较弱的老年人最好是选择室内的游泳池。

10　老年人不妨学一点养生操

教你一招：腹部按揉好处多

　　腹部按揉一般选择在入睡前和起床前进行，揉腹时平躺在床上，双膝弯曲，全身放松，左手按在腹部，手心对着肚脐，右手叠放在左手上。先按顺时针方向，绕脐揉腹 50 次，再逆时针方向按揉 50 次。按揉时，用力要适度，注意力要集中。持之以恒，不仅能减少腹部脂肪的堆积，还能预防胃部溃疡，有助于睡眠，改善便秘。

　　养生操一直是深受老年人喜爱的健身运动。它有简单易学、效果显著、不受时间、场地限制的优点，在老年人中有很高的接受度。

　　谢云峰、谢韩氏是一对恩爱和睦，养生有道的百岁夫妻。两位老人已携手走过 88 载，互相扶持，积德行善。两位老人每天必做的一件事就是：晚上躺在床上临睡前做"摩腹操"，用双手掌心交替轻摩腹部，一边揉一边数，100 下才罢手。他认为，腹部上下是神阙、关元、气海、丹田、中脘等穴位所在位置，轻摩腹部不但有提神补气之功效，更是有预防和治疗疾病的效果。那除了摩腹操，还有哪些适合老年人的养生操呢？

　　（1）舌头操

　　有意识地锻炼舌头，可预防大脑萎缩、老年性痴呆。

　　① 每天早晨，洗脸后对着镜子，舌头伸出与缩进各 10 次，然后，舌头在嘴巴外面向左、向右各摆动 5 次。

　　② 嘴巴张开，舌头伸出并缩进，同时用右手食指、中指与无名指的指尖，在左耳下边至咽喉处，上下搓擦 30 次，接着在舌头伸出与缩进时，用左手 3 指的指尖，在右耳下边至咽喉处，上下搓擦 30 次。

　　这种锻炼可以治疗高血压、脑梗死、近视、老花眼、眼睛疲劳、耳鸣、眩晕。

　　（2）养心操

　　清晨常做养心操能促进血液循环，改善心脑血管功能。长期坚持还能改善血脂，降低血压和心率。

① 擦面叩齿：仰卧床上，两手擦热，擦面数次，然后自前额向两侧向后至枕部，再沿颈部向下至两肩，再转至前额，反复按摩 20 次左右。同时，配合叩齿 36 下，并将产生的唾液缓慢咽下。

② 捶背摩脚：两手半握拳，同时捶击腰背部 10 次，手法轻柔，不可用力过大，同时意守"肾俞""命门"等穴位。意守即将注意力精神集中在该处穴位上，中医认为，"意到则气到，气到则血行，血行则病不生"，意守穴位有助于促进血液循环，畅通经络，改善心脏功能。再以双足跟交替蹬摩脚心，使脚心感到温热。脚心的涌泉穴被称为"第二心脏"，蹬摩脚心可使全身血液循环加速，经络疏通。

（3）记忆操

老人记忆力下降，常做记忆操，可改善脑部血液供应，还可扩大肺活量，增强肺功能，增加脑组织氧气供应，从而起到改善记忆，预防老年痴呆的作用。

① 按敲头部：头皮下神经非常丰富，按摩或敲击头部有助于活跃大脑神经，延缓记忆力衰退。端坐，按揉两侧太阳穴 5 分钟，聚拢指尖敲击百会穴（两耳尖连线与头顶中心线交会处）50～60 次，每天早晚各 1 次。

② 碰手指：手指末梢神经丰富，与大脑相连的神经最多，运动手指可有效刺激大脑，延缓脑细胞衰老。掌心向上，大拇指分别碰触食指、中指、无名指、小指，再将掌心向下，做同样的动作，每天练习 3～5 分钟。

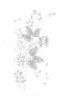

第四章 静以养心，颐养天年

1 养好心态是健康百岁的温床

▶ 教你一招：心理平衡十要诀 ◀

　　美国心理卫生学会提出的心理平衡十要诀：不苛求自己；对亲人的期望不要太高；不要处处和人比较争斗；放下烦恼，暂离困境；适当让步；对他人表示善意；找人倾诉烦恼；帮助别人做事；积极娱乐；知足常乐。当你每一天都以良好的心态度过，那么长寿离你也不远了。

　　健健康康，长命百岁是每个人的愿望。因此，养生成为人们不断追崇的目的。养生是一门学问，所谓下士养身，中士养气，上士养心。养生的最高境界是养心。《内经》上有这样一句话叫："恬淡虚无，真气从之"，讲的就是心态平和，则正气存内，那么你抵御外邪的能力就强，健康长寿的机会就大。

　　对于老年人来说，不管健康还是患病，心态都是第一位的。一份愉快的心情胜过十剂良药。从众多百岁老寿星的经验来看，尽管居住的环境，个人的饮食习惯各式各样、千差万别，但是他们的心态都很好。他们很少有脾气急躁，一点就着的人。他们不会为小事生气，乐观开朗。专家研究发现：那些肿瘤患者，凡是比较乐观、放得开的人，活的时间就长；而越是害怕紧张的人，越是不利于他的病情好转。从一定程度上来说，心态决定一个人的健康状况。

　　贾芝，原名贾植芝，1913年出生于山西省襄汾县，期颐之年的贾老身体硬朗，走路、上楼心不慌、气不喘，步履稳健。见过贾老的人，都说他最多有六七十岁，当贾老说出他的真实年龄后，人们在赞叹之余常常向他请教长寿的秘诀。他说："我以为健康的身体源于健康的心态，以及因之养成的良好习惯。"生活中的贾老心态很平和，凡事都顺其自然，为人处事很随和，并且乐于接受新事物。通过贾老的例子，我们对心态养生有了更切实的体会。那么，哪些良好的心态有助于长寿呢？

（1）宽心

心宽的人对外在世界的包容度高。宽容的人容易得到他人的尊重和爱戴，宽厚地对人对事，是健康品质和高尚素质的表现，也是防治心理性疾病的最佳良方。

（2）善心

善良是一个人的美好品质，一个人常行善事，乐于助人，帮助弱者，使他人摆脱困境，心中必会涌起欣慰之感。一个乐善好施的人，必定是一个心态平和、满怀慈悲的人。这样的人内心平衡、满足，生理和心理上的疾病自然就少。

（3）童心

一些童心未泯的老年人常被称为"老小孩""老顽童"。我们不难发现这些老人脸上总是洋溢着快乐的笑容，脑子里藏着各种新奇的点子。生活对他们来说，永远是充满挑战和激情的。这样的人精神愉快，生活充满乐趣，身体怎么会不健康呢？

（4）静心

内心的平静是心灵深处的恬然、安谧、舒适和自在。淡泊致远，宁静明志。在繁忙浮躁和充满诱惑的尘世纷扰下，只有真正内心充实、有所依凭的人，才能做到不为名所累，不为利所扰，才能达到养生养心的最高境界。

2 退休之养，养在心境

> ▶ **教你一招："搓耳朵"养生术** ◀
>
> 许多老中医都用"搓耳朵"来养生，这也是乾隆皇帝的日常养生术，经常搓耳朵的老人，容光焕发、精神矍铄，睡眠好，也不容易生病。这是因为耳朵上有众多穴位，人的耳朵经络与全身经络连成一体，按摩耳朵可以达到疏通经络、运行血气、预防和治疗慢性疾病的目的。"搓耳朵"动作简单，即通过握住耳郭前后搓动，使局部发热，再配合局部的按压。每天坚持搓耳3次，甚至更多，有利于增强抵抗疾病的能力。

退休是中老年朋友们人生中面临的一大转折，退休意味着要离开自己熟悉的工作环境、生活习惯、人际关系，进入到全新的环境，融入全新的社会交往群体，更要重新定位早已习惯的社会角色。稍有不慎，心理、情绪调节不当，退休生活就会出现各种困扰。其实老年人退休并不可怕，可怕的是有的老年人没有调整好自己的心态，而让自己的心态逐渐衰老，那才是真正地"退休"。所以，要想真正实现退休安全"着陆"，关键还是要从心态的调整出发。

经常会听到老人说："老了，不中用了。"或者说："一个人孤孤单单的没人陪，真没意思。"但也有些老人不这么想，将退休后的生活过得十分精彩。钮奶奶就是这样一位了不起的老人。自从退休以后，钮奶奶就自己报了老年大学，学习中医学、老人经络养生学等。退休至今已有30年，对于奶奶来说每天都很充实，时间对她来说有时还不够用。除了上老年大学，奶奶还有自己年轻时未能好好经营的兴趣爱好。每过半年，她与老年大学的同学们就会组织去旅游，他们已经跑遍了大半个世界，今年打算去希腊看看爱琴海呢。钮奶奶就是退休之后转型十分成功的例子，那我们该如何调整心态才能实现退休"软着陆"呢？

（1）认清现实。

很多人刚从工作岗位上退下来时，原来朝九晚五的工作规律被打破，容易产生不适应的感觉；也有一些人不愿退休，觉得自己还能发挥余热，对于退休这一事实心理准备不足；还有的原来处于领导岗位，退下来之后，"门庭冷落鞍马稀"，形成巨大心理落差。这些都可能使他们产生不良情绪，处理不好甚至会引发抑郁。其实，退休是到了这个年龄阶段一定要面临的问题，不管你职位多高，也不管你性别如何，更不管你乐意不乐意，该退了都要退，谁也无法回避。但是退下来后，等待你的是快乐还是痛苦，最重要的还是取决于你自己的心态。

（2）为自己而活。

退休并不代表有意义生活的结束，相反可以视作另一段精彩人生的开始。年轻时候的我们，一切为了事业，一切为了子女，为了这俗世的名与利不停奔波。可当从退休的那一刻起，或者说我们步入自由的老年生活的那一刻起，老年人要为自己而活，不为子女而活，子女总会长大，总会离开身边，真正的爱不是永远跟在他们后面搀扶，而是接下来的几十年为自己活，让子女少操心。不为名利而活，名与利，生不带来，死不带去，转瞬即空。只有现在的光阴是自己的，未来美好的晚年生活是自己的。

（3）找点事做。

退休后，离开了工作，面对突然空出来的大把时间，许多老人常常不知所措。长期独自闷在家中，不仅缺乏运动，身体健康跟不上，心理也缺乏阳光照耀，容易产生抑郁、忧愁、孤独等心理问题。所以这个时候，老年朋友不妨找些事做做。比如，有人迷上了旅游，立志晚年游遍中国的大好山川；有人爱上了读书，爱书入迷，家中藏书过万；有人喜欢上了摄影，每周末扛着长枪短炮，和一群摄影发烧友四处采风取景；有人痴迷于广场舞，一天不跳上一段，就觉得浑身不对劲。不管是哪一种形式、哪一种兴趣爱好，只要不危害健康，老年人都可以去大胆尝试。老年人胆子要大，想干什么就去干，想怎么玩就怎么玩，想去学什么就去学，用最大的热情去享受生活，你会发现晚年生活也是一道美丽的彩虹。

3 年轻心境，牢记四情

◤ **教你一招：保护听力的简单办法** ◢

保护老人听力首先要避噪音，应尽量减少噪音对听力的干扰。其次要戒挖耳，挖耳容易碰伤耳道引起感染、发炎，甚至弄坏鼓膜。还要经常按摩耳部穴位，老年人听力减退，与内耳血液循环减弱有一定的关系，局部按摩可增加血液循环，保持听力。按摩时可取翳风穴（耳垂后凹陷处）、听会穴（耳垂前凹陷处与翳风穴隔耳对称）早晚各进行一次，每次5～10分钟。

人人都希望自己有个年轻健康的身体，但现实往往没有那么美好，老年人身体的各个系统逐渐老化，抵御疾病的能力相对减弱，身体上的衰老是难以避免的。人老不可怕，心老才可怕，整天想着自己老了，把自己与世界隔绝，身体还没完全罢工，心理却已经重病不起了。因此，除了要注意养生保健，尽量延缓衰老，更重要的是要学会进行自我调节。虽然身体不再年轻，但还能保持年轻的心态，返老还童，充满朝气。那么，请老年朋友们尝试一下笔者总结的"四情"方法，定会大有收获。

（1）保鲜爱情

成功的婚姻是两个人用心经营的成果。步入中老年，在很多人眼里，大多数夫妻的生活激情已慢慢退却，取而代之的是安度晚年、闲情逸致等。其实不然，越是年老，越要保鲜、巩固爱情。因为，对于老年人来说，老伴儿的地位是无人能取代的，生活在一起大半辈子的夫妻，对彼此的性格和生活习惯都非常了解，只有对方最懂自己。所谓"少年夫妻老来伴，恩爱夫妻多长寿"就是这个意思。中老年夫妻可以每天抽出一定的时间，一起外出散步，这既有了真正属于夫妻两人的空间，又是相互交流、增进感情的机会。平常生活中，也不要吝啬对另一半的赞美，比如，"你穿这件衣服真漂亮""你今天的气色特别好"等。让另一半感觉到你对他的关注和欣赏，保持温馨的感情生活。

（2）享受亲情

天伦之乐是最好的保健品。人到老年，最欣慰的莫过于儿孙满堂、子女孝顺，坐享天伦之乐。由于年龄上的差距和观念的不同，老年人和子女在思想观念上可能不一样，这个时候就需要我们老年人淡然处之，和子女处理好关系，经常交流，表达自己的想法，了解年轻人的想法。这不仅能维系亲情，还能让老年人的心态变得年轻有活力。如果不能和子女住在一起，也要经常沟通感情。

（3）增进友情

俗话说"多个朋友，就多十年寿命"。许多老年人在退休后感觉自己适应不过来。这是因为经济情况、社会地位都发生了改变，一下子很难完成这种角色的转变，容易产生各种不良情绪，产生孤独感、忧郁感。所以，人到晚年应多交友，尤其是忘年交。朋友多，不寂寞，通过交友可以调节心理，愉悦身心，消除孤单、忧郁、焦躁等不利于健康的情绪。人不能没有朋友，老年人更是如此。老年人应常与老友聚会，经常参加老年朋友之间的活动，使老年生活兴趣盎然。

（4）愉悦心情

人老心不老，笑口常开好。人生旅程不可能一帆风顺，只有保持快乐的心境，才有战胜困难的勇气。坦然面对困难和挑战，笑对人生，便可化忧为乐。而且笑一笑，十年少嘛！

4 学会健忘，长寿来找

◥ **教你一招：每天3次深呼吸** ◤

试试以下方法可以有效地缓解压力和不良情绪。每天深呼吸，缓慢柔和地深呼吸。每日3次，一次10分钟。每天留出半个小时，放空身心，冥想反思，可以使你的内心平静，身心健康。远离负能量的朋友，多和乐观开朗、充满激情的朋友交往。

人生分很多阶段，每个阶段都是全新的开始，老年何尝不是人生的一个新的起点呢？许多老年人认为，随着年龄的增长，生命在走下坡路，英雄迟暮是件无可奈何的事。其实老年人大可不必这样想。老年其实是人生的第二春，在这宝贵的第二春里，老年人要学会忘记。俗话说"要想长生，脑中常空"，"健忘"对老年人的延年益寿大有益处，但该忘记什么、不该忘记什么是有所选择的，这就是"忘记"的艺术。

著名的抗日将领张学良，在西安事变后，被蒋介石逮捕囚禁长达54年之久。一夜之间从副总司令沦为阶下囚，很难想象在这样艰难的环境中，张学良活到了100岁的高寿。有人问他有什么养生秘诀，他说："我从来没有养生的秘密，我这些年过的都是漂泊动荡的生活。到台湾几十年，大家也都看到了，我过的是与世隔绝的隐居生活。如果一定要问我为什么活得这么久，那是上帝的恩典。如果说我有什么长处，只有二字——健忘！"正是因为他善于忘记仇恨，忘记自己与世隔绝的孤独，才能在人生的健康之路上越走越远。

为什么同样经历了几十年，有的老人看起来快乐健康，不知老之将至，有的却郁郁而终呢？根本的差别就在老人自己，一个快乐长寿的老人，更会珍惜生活中的快乐，也更会遗忘生活中的那些悲伤。做一个快乐长寿的老人，最大的诀窍其实就是要学会"忘记"。

（1）忘年

老年人要忘记自己的年龄，快快乐乐地过好每一天。俗话说，"人不思老，老将不至"。人的生理年龄是客观的，不可逆转的，但心理年龄则不同，它反映了人的精神和心理状态。有的人刚过花甲之年，就不断暗示自己老了，距离人生的终点更近了，这种消极心理是健康长寿的大敌。有的老人虽然已至花甲，却精神奕奕，红光满面，精神头一点都不输给年轻人。这种老人，一般都很有活力、健谈、思维活跃、跟得上社会潮流，自然与年轻人没什么代沟，年轻人也更愿意和一位富有人生智慧的"潮人"做朋友。人到老年有必要有意识地忘掉自己"老之已至"，忘记时间的流逝，永远活在当下。

（2）忘形

人到老年，不可避免地身体都有或多或少的问题，这是生理衰老带来的问题。很多老年人得了病就很紧张，被疾病困扰，忧心忡忡。现代医学研究证明，老年人整天陷于忧愁之中，身体的免疫力反而会大大降低，不但会使身体各器官组织功能紊乱、活动失调，而且会为外界病菌侵袭提供有利条件。长时间忧愁，必会使疾病丛生。所以，忧愁对病情康复有百害而无一益。

得了病，不要过度害怕忧虑，应泰然处之。你想想看，就算是再精密的仪器从不停歇地用了几十年，总归也会有点磨损的吧。人体就是一台精密的仪器，有些磨损问题是很正常的。只要我们勤于维护，并从精神上战胜疾病，忘记死亡，减轻精神压力，就会越活越年轻。

5　遇事莫气，调节情绪

教你一招：学会制怒方法，保持心情愉悦

生气动怒是老年人健康的大敌，老年人可以试试这些制怒方法：转移法，生气时尽快去做别的事，做家务、散步、健身，将自己的注意力转移到别的事物上去；倾诉法，有不良情绪时，可以和好友、家人倾诉，也会让自己轻松不少；想象法，发怒时可以通过想象一些美好的事情来让大脑平静。

情绪看不见、摸不着，却时时刻刻影响着我们的健康。我们不能成为情绪的奴隶，尤其是老年人要学会把控情绪，如果因为一点小事就生闷气、大动肝火，不就等于把自己情绪的钥匙交到别人手里了吗？交出情绪控制权的同时，也交出了健康长寿。

步入桑榆之年，因种种原因，烦心之事也不免会接踵而来。烦恼来临时，有的老人自己在心里生闷气，整日不语，与自己较劲；有的老人怒发冲冠，控制不住自己的情绪。殊不知此时极易气血堵塞，血压升高，甚至因气愤而突发脑出血。不论哪一种情况，都是负面情绪的表现和处理方式。

134岁的阿丽米罕·色依提是中国最长寿的老人。她出生于清朝年间，前后跨越了3个世纪。现在的她依然耳聪目明，身体的各项指标都很正常。和阿丽米罕做了一辈子邻居的帕夏罕今年已经77岁了，她说从没见过阿丽米罕生过气，她总是对每个人都笑眯眯的，好像没有什么事情值得她烦恼的。而且她还特别喜欢唱歌，唱歌是她最开心的事了。阿丽米罕子孙满堂，祖祖孙孙加起来有56人，每当孙子孙女们来看望她的时候，她都笑得合不拢嘴。

从阿丽米罕长寿老人的事迹中，我们可以学到不生气的智慧，心宽自长寿。人生在世，难免遇到不顺心的事，而愤怒生气却是最不可取的一种态度。对于老年人来说，几十年的风风雨雨都走过来了，什么大风大浪都见过了，还有什么事能比自己的身体更重要呢？俗话说"气大伤身"，为了一时之气，损害自己的身体，实在是得不偿失。只有我们身体健康，才能让儿女不为我们操心，也只有我们的身体没病没痛，才有可能安度美好的晚年。我们能拥有的健康就要紧紧地抓在手里，而那些别人的责难、眼光，大可一笑而过。

　　大禹治水，虽疏而不堵，情绪的疏泄也是这样。不生气的智慧并不是让老年人在心里生闷气，面上装平静。如果有了不良情绪，老年人也不必太懊恼，即时疏泄即可。老人可以找一些有学识的志同道合的伙伴唠嗑，与这样的伙伴聊天，不仅可以发泄心里的郁结，还可以增长学识。运动可以让人愉悦，积极参与老年团体活动能调节不良情绪。当快乐被多人分享时，每个人都能获得数倍的乐趣。当忧愁被很多人分享后，忧愁就在无形中化解了。我们若能积极地参与老年团体活动，不但能使烦恼全消，还能强健体魄，延年益寿，实在是一举两得。

6 与人为善,乐于助人

教你一招:吃香蕉保持心情愉悦

吃香蕉可以帮助保持愉快的心情。研究表明,香蕉会刺激大脑产生一种叫 5 - 羟色胺的物质,而这种物质与人类的愉悦情绪直接相关。因此,心情低落、抑郁、焦虑的老年人应多吃香蕉,从而减少不良情绪,迈向健康。

"助人者寿"。俗话说得好,"赠人一把扇,自享三分凉;赠人玫瑰手留香,助人为乐人健康。""爱人者,人必从爱之;利人者,人必从利之。"你帮助了别人,你自己快乐,同时你又播下了善良的种子,使善念以循环的形式出现,让别人再去帮助别人,一个快乐就会变成多个快乐。实验表明,乐于助人的人,他的免疫球蛋白 A 的数量会有不同程度的增加,因而会增强自身的免疫系统。当你在帮助他人时,也是在为自己的长寿加分。

"善者寿"。现代医学告诉我们,人体中存在着神经及内分泌系统之间的联系。当人由于人际关系等原因而长期处于紧张状态时,就会引起免疫功能降低,出现一系列病理变化。相反,乐于助人、爱人者同时也从别人那里得到了欢乐和愉快,经常处在良好的心理状态之中,就能保护身体内分泌的平衡,使免疫水平提高,也就会更健康和延长寿命。

经历三个世纪的百岁老人钱杏容被称为佛山"十大长寿之星"。善良平和就是她长寿的秘诀。她的家人告诉我们,老人一生从不与人争吵,待人有说有笑,遇到困难总是要求自己努力,从不怨天尤人。一家人在出租屋住时,4 户人家共用一个冲凉房。每晚,钱杏容都等别人冲完凉自己才冲。她每天都将走道扫得干干净净,从来不计较哪是别人的家门口,哪是自己的家门口。

汶川地震时,钱杏容曾和另外三名百岁老人专门到三水举办赈灾义演,现场号召群众为灾区捐款。全国哀悼日时,老人拄着拐杖依在窗台边上，静静默哀了 3 分钟时间。她说，那些孩子就像她的"曾孙"一样，中国人就是一家人，孩子们遭受苦难，她的心很痛。这种"幼吾幼，以及人之幼"的善良，实在让人敬佩。

善良是心理养生的一大重要环节，一个人行善事，常帮助弱者，使他人摆脱困境，心中必会得到快乐，摆脱孤独。一个乐善好施的人，必定心理稳定、平衡，神经和内分泌调节功能也会处于最佳状态，从而达到健康长寿。乐善是长寿药，它滋养生命永远年轻。人的一生，倘与善相伴，与乐为伍，自然就会延年益寿。

7 淡泊名利，学会宽容

▶ 教你一招：选对口罩防雾霾 ◀

普通口罩对于2.5微米的空气颗粒起不到过滤作用，要阻挡PM2.5，需要用医用N95口罩，它能对0.3微米的颗粒过滤95％，在PM2.5指数爆表的天气也能起到一定的效果。老年人一定要选购正规、合格的、和自己脸型大小相匹配的N95口罩，佩戴时口罩上的金属条要夹紧鼻子，不戴的时候要干燥保存，以免呼吸的潮气让口罩滋生细菌，佩戴的时间不宜过长，患有心脑血管疾病的老人宜避免佩戴，以免呼吸困难导致晕厥。

小说《官场现形记》中描写了一位官场失意的老人，久病在床，早就"门前冷落车马稀"，无人问津了。可是在垂危之时，还是对官场念念不忘，竟然还要过把官瘾。于是两个仆人站在房门口，拿出旧名片来，一个念道："某某官长驾到！"另一个人说："老爷欠安，挡驾。"这样演习了几遍，他才合上了眼，黯然离世。试想这样对失去官位耿耿于怀的人，执着于名利的人，还能长寿吗？"及其老也，血气既衰，戒之在得"，这个"得"字就是指追名逐利。岁数越大，越应该看淡名利，这是千古圣贤孔子对老年人的劝诫。

淡泊名利是一种修养，一种境界，更是一种养生的绝佳方法。百岁将军曹广化是一位具有神秘色彩的开国将军。曹老一生阅历丰富，历经风雨，但生活中的曹老是一位有原则、有追求的寿星。他生活朴素，青菜萝卜，粗茶淡饭也能自得其乐。他崇尚"淡泊以明志，宁静以致远"的境界，名利于他，不过是身外之物。他说自己"一生既无防人之心，也无害人之意，亏盈皆不言表"。

梁漱溟先生一生勤奋，一生坎坷，经历过人生大起大落的磨难，也经受过恶劣政治环境下被曲解和误解的痛苦，然而他竟活到了95岁高龄。

梁漱溟常说："情贵淡，气贵和。惟淡惟和，乃得其养，苟得其养，无物不长。"

老人处世当平静如水，水不争而利万物。人生苦短，岁月易老。一个人如果欲望太多，生命该如何承受重负，人生又怎能获得快乐呢？因此，在人生的旅途，追求一种淡泊，坦然面对生活对你的赐予，包括所有的磨难和不公，用平和淡定的心态去看待社会现实中的一切。

"淡泊"，须从心开始。淡泊心灵，就是面对尘世间纷繁复杂的各种诱惑，要心如止水，恬淡不躁，不为名所累，不为利所移，不为钱所动，不为色所迷。但是，也不能认为什么都看透了，无所谓了，当一天和尚撞一天钟，甚至连钟也不想撞，那不是真"淡泊"，而是一种消极、一种麻木。

"心胸宽大能乘船，健康长寿过百年"。真正的平静从来都是因为内心的宽容、豁达。研究表明：心胸狭窄、斤斤计较会降低肺脏功能，增加心脏病、脑卒中等疾病危险。而宽容可减少焦虑，降低血压，使呼吸更顺畅。宽容会使你很随和，让你把一些人看得很重的事情看得很轻；宽容会使你睡得安稳，再大的不快，再激烈的冲突，都不会在宽容的心里过夜。一旦你拥有了宽容的美德，你将一生收获笑容。

老年人要学着宽容，站在对方的角度考虑问题，要学着宽心，不要为了一件事太较真，耿耿于怀。心宽的人对外在世界承纳相容、豁达乐观。如此对人对事，是健康品质和高尚素质的表现，也是防治心理性疾病的最佳良方。

淡泊名利，宽容待人，既是健康长寿的最佳处方，也是做人处事的基本法则。

8 知足常乐，人生赢家

▶▶教你一招：交际广泛更长寿◀◀

2005年澳大利亚大学的一项关于长寿的研究中，对1 000多名超过70岁的老人进行了长达10年的跟踪调查。结果显示，交际圈广泛、和朋友、家庭联系密切的老人普遍比交际圈小、缺少朋友的老人更长寿，也更加健康。所以家庭和朋友也是健康百岁不可忽视的秘密武器。

佛语有云："邪迷不生，少欲知足，能离财色，名两足尊。"说的是我们如果能够不生邪恶的念头，控制自己的欲望，知足常乐，淡泊名利，就能得到真正的幸福长寿。修行者尚且如此，如果我们普通人能节制欲望，知足常乐，自然能够达到养生延年、幸福圆满的境界。

河南省的百岁老人郭子兰，身体健康，精神饱满。老人的家人说，老人这辈子几乎都与医生无缘，老了之后也几乎没生过病。迄今为止，百岁老人郭子兰的思路一直非常清晰，记忆力也很好，经历的事和儿孙们的名字都能说得一清二楚，儿时学的歌也能从头唱到尾。当谈到自己长寿的秘诀时，百岁老人郭子兰总是笑笑说："知足呗。"老人家里不富裕，但她却觉得活得很幸福。她说："我没有去过大城市，没有在餐厅吃过大餐。但我很知足，因为我有饭吃，有子女在身边，就足够了。"确实，知足者身贫而心富，知足常乐，知足的人才是世界上最幸福、最富有的人。老人不仅拥有良好的心态，还悟到了养生的最高境界。在这纷扰的社会中，我们怎样才能做到知足常乐呢？

（1）控制欲望悟知足。

常言道，人心不足蛇吞象，人性从本质上讲是"不知足"的。人只有控制了欲望，才会有一种知足感，才不会怨天尤人。如果欲望没有止境，一个欲望实现了，还要追逐下一个欲望，如此下去，你将被欲望控制，累得筋疲力尽，又拿什么谈养生长寿呢？

(2) 珍惜拥有悟知足。

其实,人生快乐与否完全取决于每个人内心的感觉,和物质的多少、财富的多少、地位的高低完全没有关系。人只有学会珍惜眼前拥有的,才不至于好高骛远,迷失人生的方向,弄得心力交瘁而体会不到人生的快乐。因为不懂得珍惜,世间大多数人都是"身在福中不知福"。有的人衣食无忧,却一辈子都不快乐,最后抑郁而终。因为他们不知足,看不到自己手中所拥有的,只想追求自己所没有的。有的人生活清贫,却每天都过得幸福快乐,因为他们懂得珍惜眼下的幸福。

(3) 心怀感恩悟知足。

一个人能生活在这个世界上,应感恩的东西有很多,大文豪梭罗每天早晨起床后做的第一件事就是对自己说:"我能活在世间,是多么幸运的事!"他用这种方式来提醒自己要对生命充满感激,对生活学会知足。《菜根谭》中也有"知足者仙境,不知足者凡境"的警悟。试想,如果你每天在感恩幸福中度过,怎么能不健康长寿呢?

"吾生也有涯,而知也无涯,以有涯随无涯,殆已"。追逐欲望也是如此,人的欲望是无限的,而人的寿命和精力是有限的。以有限的精力去追逐无限的欲望,只会让自己陷入无穷无尽的痛苦和烦恼之中。只有学会知足,才能常乐,才能健康长寿。

9 家庭和睦，夫妻恩爱

教你一招：老夫妻吵架三忌

一忌翻旧账，要就事论事，吵架仅限于当前争论的问题，不要翻旧账揭伤疤，将矛盾扩大化；二忌沉默或喋喋不休，发生矛盾时，男性多不爱说话，这不利于沟通化解矛盾，同时女方也不要抓着问题不放，说起来没完；三忌据理力争，不要得理不饶人，穷追猛打，要见好就收，最好说两句软话，让对方有台阶可下。

宋开良和郭勤英是一对牵手92年的恩爱夫妻，两位老人都已年过百岁，却依然身体硬朗，精神饱满。这段美满的婚姻对老人的长寿功不可没。据了解，自郭勤英老人嫁入宋家做童养媳，两位就再也没分开过，也很少吵架，风风雨雨度过将近一个世纪。夫妻俩心态很好，认为少年夫妻老来伴，最重要的就是互相之间的陪伴。

一个长寿、快乐的人必然有一个幸福美满的家庭。这也是为什么大多数百岁老人的家庭都很和睦、幸福。一个和睦的大家庭、一段美满和谐的婚姻，不仅是幸福生活的保证，更是晚年健康长寿的秘密武器。那么如何才能建立和睦的家庭呢？

（1）用爱呵护，用心维护。

一个温暖幸福的家庭是我们每个人梦寐以求的避风港，而这个避风港需要每个家庭成员的细心维护。喜鹊筑巢，尚且知道叼树枝维修巢穴。那我们人呢？如果将家庭比作一间房屋，这间房屋伴随着我们经历了几十年的风雨，如果不精心维护，修修补补，不是被风雨一吹就散了？怎么能替我们遮风挡雨？所以，我们要付出自己的爱来维护自己的家庭，关心家庭成员。

（2）互相信任，互相体谅。

家庭的开始是从男女之间的爱情开始的，但爱情会随着时间慢慢转变为亲情，正所谓"少年夫妻老来伴"。互相信任、互相谅解是家人和睦相处的原则。同时，要维持良好的家庭关系也要巩固和发展夫妻间的爱情。这在年轻夫妻固然重要，在老年夫妻也同样需要。老年人为社会、为家庭奔波了大半生，退休回家安度晚年，夫妻间的互相恩爱就更加重要。如果认为已经是老夫老妻了，不注意调适夫妻关系，就容易造成夫妻关系的不和谐。

（3）乐于奉献，甘于牺牲。

家庭的幸福美满需要每个家庭成员的无私付出。如果每个人都只想着自己，不考虑他人，只计较自己的得失，不顾及其他家庭成员的感受，那这个家庭必然只会争吵不断，甚至四分五裂。年轻人要多关心家里的老人，就像歌词里唱的"老人不图儿女为家做多大贡献"，多付出自己的时间精力去陪伴，就是最大的孝心了。

（4）善于沟通，化解矛盾。

在生活中发生矛盾是任何家庭都不可避免的，关键是要积极地、及时地去沟通，解决矛盾。一般来说，一方发火，另一方则应避其锋芒，先让一步，待对方冷静下来，再互相交换意见，明白对方的想法，这样问题才有可能得到解决。另外，切记就事论事，绝不要陈年老账一起翻，也不要使用过激的语言。只要本着与人为善、团结和好的出发点，就是再大的矛盾也能得到解决。

10 童心犹在，善待万物

▶ **教你一招：老年人如何摆脱孤独** ◀

老年人可以通过以下方式摆脱孤独：上老年大学，学习新的知识，涉足新的领域；做力所能及的事，无所事事往往容易产生孤独的情绪；维持良好的人际关系，只要对周围的人怀有关爱友好之心，就不会孤独；参与社会，退休并不是退出社会，老年人还是可以广泛地参加社会活动。

金庸先生笔下的周伯通童心未泯，游戏人生。因此，江湖人称"老顽童"，其荧幕上的顽童形象让人印象深刻。而生活中，一些童心未泯的老年人常被称为"老小孩""老顽童"。他们精神愉快，生活充满乐趣，而且身体健康。可见，拥有一颗童心，不仅能使人忘却烦恼和忧愁，还能长命百岁。

广东省的百岁老人周秀英，有个有趣的美名，叫作"赤脚大仙"。年过百岁之时，她不仅腿脚硬朗，不用拐杖走路，人也显得特别年轻精神，看上去仅像个90岁的老人。最难能可贵的是，周秀英老人始终保持着一颗不老童心，而这大概就是她的长寿秘诀了。周秀英老人最喜欢做的事就是和孙子、曾孙们玩耍。有了曾孙以后，周秀英老人整天都乐呵呵的，教孩子们猜谜语，和孩子们一起做游戏。和孩子们在一起时，老人浑身都很有精神，散发着活力。空闲之余，周秀英老人还喜欢讲故事给曾孙们听。她觉得和孩子们在一起，自己也变得年轻了。

在我们身边，有不少老人退休后，要么觉得失去了生活目标，做什么都没兴趣，要么围着儿孙转，甘愿做家庭保姆，不愿意接触新事物。这样不仅心情抑郁，对健康也有害。保持童心可以调节精神，还可以缓解压力和紧张，有利于脑细胞的调节与完善。除此之外，对人体的心脑血管系统和人体免疫系统都有着不同程度的改善作用。其实保持一颗童心，就是要对世界怀有好奇心和热情，大胆尝试新鲜事物。老人千万别把生活变成一种负担，这样才能永葆蓬勃的生机，青春活力。

万物有灵，我们怎么对待万物，他们就会怎么回报你。你善待他们，他们就会以健康和快乐回报你。每到傍晚，公园里就能看到许多老人牵着自己的爱犬、宝贝们出来散步遛弯，这些可爱的生灵们对老人们的生活意义重大。一位养哈士奇的老人说："乖乖（狗的名字）来我们家 3 年了，我把它当作自己的家人，每天它都陪在我身边。有了它，家里的笑声变多了。"许多老人都有自己的宠物，有养狗的，养猫的，还有养鱼鸟的。善待小动物的老人们，把它们当作孩子一样对待，给他们好的生活条件，跟他们说话，带他们看医生。同时，作为回报，动物的陪伴不仅能排解老人的孤独和寂寞，让他们有种被需要的幸福感，而且遛狗、遛鸟也能起到锻炼身体的作用。

第五章　良好习惯，健康起居

1　良好习惯是健康百岁的保证

教你一招：手机最好不贴身

　　手机是我们生活中必备的工具，所以它对健康的影响也日益受到关注。在此要提醒老年人使用手机的习惯要健康，避免让手机紧贴着身体。因为我们的内脏如肝脏、脾脏、肾脏、肠道很容易被辐射穿透，所以胸前、贴身外套、裤袋里都不是很好的选择，除非你是在等紧急电话。

　　良好的生活习惯是健康长寿的保障，而不良的生活习惯则是各种疾病和早衰的导火索。你可能会觉得晚睡几天没什么事，抽烟并不一定会得癌症，偶尔喝醉也未尝不可……可是这些坏习惯就像压在骆驼背上的稻草，越积越多，体质越来越差，免疫力越来越弱，最后总有一根压垮身体的稻草。如果这还不足以给你敲响警钟，那么下面这组数据能给您一些启示。在死亡病因统计中，由不良行为、生活习惯引起的疾病迅速增加。据报道，美国前10位死因的疾病统计中，不良行为和生活方式在致病因素中占70%，我国占44.7%。近30年美国心血管疾病的死亡率下降50%，其中2/3是通过改善行为和生活方式获得的。

　　付素清是成都市有名的百岁寿星，现在已经117岁的她仍精神矍铄，行动自如。老人的长寿与她良好的生活习惯是分不开的，老人平时不抽烟、不喝酒，从不吃油腻的食物。她从不让自己过于清闲，只要家里有家务活，她就会主动去帮忙，并且做得干净利落，让身体得到运动。而且老人很讲究卫生，每周都要洗澡。用过的碗、穿过的衣，也都要亲自动手洗得干干净净。

习惯是我们在生活中长期形成的，一旦形成就很难改变。一个好的习惯胜过一个好的医生。如果您现在能意识到生活中的不良习惯，并加以改正，很多疾病就不会找上门来。而养成良好的生活习惯，是健康长寿的保证。那么哪些好习惯是需要我们养成并坚持的呢？

（1）不抽烟、不酗酒。

抽烟、酗酒是最伤身体、最不好的习惯。如果人体是一台机器的话，抽烟、酗酒只会加速机器的衰老，直到报废。有的老年人年轻的时候就有抽烟、酗酒的习惯，觉得自己一辈子都这么过来了，老了就不必这么克制自己了，其实大错特错，要是您想健健康康地度过美好的老年时光，劝您还是戒烟、少喝点酒。

（2）严守作息习惯。

一般长寿健康的百岁老人日常起居都安排得很有规律，到了点就要睡觉、起床，不需要别人提醒监督，这种好习惯让人体始终处于平衡状态。

（3）运动起来。

积极参加锻炼可以增强脾胃功能，从而气血化源充足，精、气、神旺盛，脏腑功能不衰，并能调节情志，使身心健康，从而提高抗病能力，有效地防治疾病，延缓衰老过程。每天都到附近的公园、街道和广场散步30分钟，就能起到良好的锻炼效果。

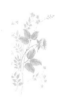

2 抽烟是健康百岁的大敌

▶ **教你一招:戒烟要循序渐进** ◀

要让老人一下子戒烟可能有点困难,所以老年人戒烟要有一个循序渐进的过程,需要家人和朋友的监督。家人要把家里的烟统统没收,并在房间贴上"禁止吸烟"时刻提醒老人。同时,告知其经常在一起的朋友,坚决不给老人烟,共同监督。限量吸烟,前期可以一天一根烟,然后一周一根烟,然后再一月一根烟,慢慢减少其烟量。

研究指出,抽一根香烟会使人折寿 11 分钟,如果一天抽上 20 根香烟,则比不抽烟的人减少 3 小时 40 分钟的生命。如果烟龄 50 年,他的平均寿命将比不抽烟的人短 6 年半! 显而易见,抽烟是健康长寿的大敌。

盐城的长寿老人李植冬不仅身体健康、思路清晰,而且还有一个特别美满的四世同堂的家庭。老人退休前是医生,说到自己长寿经时,强调的一点就是坚决不能吸烟。不仅老人烟酒不沾,全家 60 几口,在老人的管教下,无一人吸烟。

人人都知道吸烟有害健康,那么到底吸烟有哪些危害呢? 吸烟这个习惯到底有多坏呢?

(1) 癌症。

吸烟致癌,这点是毋庸置疑的,吸烟是肺癌的主要病因,肺癌的死亡人数中 85% 是由吸烟造成的。吸烟者患肺癌的危险性是不吸烟者的 13 倍,如果每日吸烟 1~2 包,危险性则比不吸烟的人高出 45 倍。喉癌病人中也有 96%~98% 是吸烟的。此外,吸烟与唇癌、舌癌、口腔癌、食道癌、胃癌、结肠癌、胰腺癌、肾癌、子宫颈癌的发生都有一定关系。这是因为香烟烟雾中含有 3 000 多种对人体有害的化学物质,其中有 40 多种是致癌物质。最有害的物质有三种,它们是焦油、尼古丁及一氧化碳,这三种有害物质是导致吸烟者早逝的罪魁祸首。

（2）冠心病。

吸烟可促使动脉发生粥样硬化,吸烟的人冠心病发病率比不吸烟的人高得多。已经患有冠心病的,可因吸烟而诱发心绞痛,甚至急性心肌梗死,这是很凶险的病症,严重的可突然死亡。如果吸烟和高血压同时存在,中风的危险就会升高近20倍。吸烟还可以引起血栓性脉管炎,多见于四肢末端的血管,这是因为长时间受尼古丁的刺激,血管壁增厚,管腔变窄所致。

（3）老慢支、肺气肿。

长期吸烟的老年人十有八九患有老慢支,咳嗽痰多、肺功能下降。吸烟是慢性支气管炎、肺气肿和慢性气道阻塞的主要诱因之一。呼吸道的纤毛,会将进入肺中的废物扫入痰或黏液中,排出体外,而烟草烟雾中的化学物质会逐渐破坏纤毛,使纤毛受损、变短,影响纤毛的清除功能。此外,黏膜下腺体增生、肥大,黏液分泌增多,成分改变,容易阻塞细支气管。

（4）二手烟。

吸烟时冒出的烟雾污染周围空气,附近的人们吸了污染空气便是吸二手烟。有的时候二手烟比一手烟的危害还要大。吸烟者的妻子患肺癌的风险比不吸烟者的妻子高1～2倍,吸烟者的子女患呼吸系统疾病的风险更高。吸烟者的老伴每天吸着二手烟,影响呼吸,影响心情,从而影响健康。如果家里有怀孕的妈妈,那危害更大了,对宝宝有严重影响,被动吸烟会导致死胎、流产和低出生体重儿。对儿童来说,被动吸烟可以引起呼吸道症状和疾病,并且影响正常的生长发育。

总而言之,吸烟对身体的各个系统都有危害,诱发和加重各种慢性病,对老年人的身体健康有百害而无一益。所以,为了您和家人的健康长寿,一定要彻底戒烟,杜绝吸二手烟。

3 贪杯伤害肝脑肾

教你一招：浓茶解酒不科学

民间流行喝浓茶解酒的说法没有什么科学根据，茶叶中的茶多酚有一定的保肝作用，但浓茶中的茶碱可使血管收缩，血压上升，反而会加剧头疼。因此，酒醉后可以喝点淡茶，不要喝浓茶。而且喝浓茶对肾脏不利，久而久之，会造成小便混浊、频数。

相信许多人都跟笔者一样，喜欢喝一点酒。有的是因为工作原因，有的就单纯是个人爱好。其实，酒说好也好，说不好也不好。关键在于你怎么喝，喝什么，这个差别是很大的。

饮少量酒，对老年人有健身作用。酒具有通经活络，祛风散寒，振奋精神，消除疲劳等作用。老年人食量小，餐前少量饮酒可刺激味觉，增加唾液消化液分泌，增进食欲，促进胃肠消化与吸收。冬春寒冷季节，老年人易畏寒怕冷，少量饮酒可以增进血液循环，通络舒筋，消除疲劳，帮助睡眠。少量饮酒对老年性心血管病也有好处。

但是，酒饮多了也是有害的。李时珍《本草纲目》中载，"饮酒不节，杀人顷刻"。我们所说的不良饮酒方式，包括长期饮酒和大量酗酒。那么长期饮酒和酗酒到底有哪些危害呢？

（1）肝脏损害。

酒精主要通过肝脏代谢，将乙醇转化分解成水和二氧化碳。老年人因为肝脏的血流量明显减少，所以分解酒精的速度减慢，酒精滞留肝脏时间过长，可对肝脏构成毒性作用，使肝脏细胞受损，引发慢性酒精性肝炎。长期饮酒还会导致脂肪的堆积，脂肪沉积在肝脏，就会得脂肪肝、肝硬化。心肌脂肪增多，血管硬化，就会诱发心脑血管疾病。长期的肝脏损害也会累及眼睛。因为中医上讲肝开窍于目，肝脏有病必然眼睛受损。"散乱空中千片雪，蒙笼物上一重纱。纵逢晴景如看雾，不是春天亦见花。"这是白居易眼病诗中的一首，讲的是白居易深受眼病之苦，视物模糊，眼花，而白居易的眼病就是因为长期饮酒导致的。文人与酒自古有着不解之缘，白居易也不例外，经常开怀畅饮，结果染上了眼疾，医生已明确告诉他要戒酒，可他依然"马背仰天酒裹腹"，最后翻遍群书也找不出有用之方。

（2）脑的损害。

有报告显示部分慢性酒瘾者的大脑皮质有萎缩现象，也有部分病人有智力衰退的迹象。少量饮酒可以预防老年痴呆，每周 1～6 杯可以降低患老年痴呆的风险。但是一旦超过这个限度，不仅不能起到预防作用，还会加速大脑萎缩和老年痴呆。酗酒的人，发生脑卒中的可能性也比一般人高出 1 倍。经常喝酒的人，心跳加快，血压升高，一旦脑血管破裂就会出现脑出血。

（3）肾脏损害。

酒精从人体内排泄主要是通过肾脏。众所周知，老年人的肾功能衰退，肾小球滤过率下降，不能有效地排出酒精的分解物——乙醛和乙酸。而乙醛是具有肾毒性的，长时间地滞留在肾脏，可使肾小球和肾小管细胞受损，导致肾功能下降或肾功能不全。

因此，老年人一定要有节制地适量饮酒，用几个字概括就是"少量，慢饮，不空腹"。

4 睡眠习惯决定长寿

▶ 教你一招：自我按摩治失眠 ◀

自我按摩是治疗失眠的有效方法。具体方法：取仰卧位，用手掌或食指分推前额5分钟。按揉太阳穴、百会穴、风池穴各1分钟。用大鱼际或掌根处按摩胃脘部，以舒适为度，约5分钟。按揉足三里穴、三阴交穴各1分钟。用小鱼际擦涌泉穴，擦至发热为止。

有的人认为睡眠不重要，特别是对于珍惜时间的人来说可能是一种浪费。其实不然，如果做一个简单的统计就会发现，在我们的一生当中，大约有1/3的时间都在床上度过，这个数字是不是有点惊人？这说明睡眠对我们的生命是至关重要的。

一个人如果没有充足的睡眠，他的寿命就会明显缩短。现代科学研究证实，人在睡眠中身体内一切生理活动均会减慢，并进入一个恢复和重新积累能量的过程。民间有句俗话："一夜好睡，精神百倍；彻夜难睡，浑身疲惫。"一个高质量的睡眠可以驱散疲劳，恢复精力和体力，睡眠还是人生第一大补。人体诸多脏器的重要功能都是在夜间进行的，如果此时我们能处于深度睡眠，脏腑能够顺利地运转、排毒、修复，这比吃什么补药都要好。充足的睡眠，有利于疾病的预防和恢复。

125岁的新疆长寿老人迪拉热木罕·苏力坦是一个名副其实的"睡美人"，她每天的作息特别规律，晚上10点半之前必须睡觉，8点准时起床，中午还要睡半个小时午觉，雷打不动。良好的睡眠让老人充满活力，精力充沛，特别闲不住，即使不能干体力活了，也在家帮忙做家务，带曾孙。

可见，人的睡眠是多么重要，与长寿的关系是何等的密切。为了达到长寿的目的，我们必须起居有常，讲究科学的睡眠方法。那么什么才是科学的睡眠方法呢？

（1）睡眠的时间

坚持规律的睡眠习惯是至关重要的。进入老年，人体需要的睡眠时间也相应缩短，但必须保证一天6个小时的睡眠时间。早睡早起是最健康的作息习惯。早睡早起按时休息，不干扰正常的生物钟，才能保证身体的正常运转。中午最好能抽出时间午睡半个小时，以补充上午消耗的能量，为下午的活动积攒能量。

（2）睡眠的空间

人类的长寿不但与睡眠的时间有关系，而且与睡眠的方式、环境也有一定的关系。睡觉的房间不宜太大，卧室一定要有阳光，这样才能积累阳气。睡觉时关好门窗，如果太闷热的话，可以稍微开一点通风换气。夏天太热，可开空调把房间吹凉，睡觉的时候再关掉。

（3）睡眠的姿势

舒服的睡姿也是保证健康的一个重要因素。人的睡姿不外乎仰卧、俯卧、左侧卧和右侧卧这四种最常见的睡姿。其中专家比较认可的健康睡姿是右侧卧睡姿。主要是因为它不会压迫到心脏，对广大冠心病、高血压老年患者来说是非常好的。而且从解剖学上看，胃大弯以及胃通向十二指肠、小肠通向大肠的出口，都在左侧。因此，右侧睡不会压迫这些器官，有利于消化食物。但是右肺占我们整个肺部的60%的功能，肺部有疾病的人，可能右侧卧会影响肺的功能。睡眠姿势不当会诱发甚至加重疾病。所以，老年人要根据自身的情况来选择、调整自己的睡姿，这才是最重要的。

（4）睡眠的用具

良好的睡眠离不开合适的枕头，而一个不合适的枕头则可能危害我们的健康。高枕不一定无忧，睡高的枕头时，颈部是不平的，向上屈曲的，这个姿势正好和颈椎的生理曲度相反，久而久之，会使患有颈椎病的老人加重症状。这个姿势还会压迫颈动脉，妨碍其血液循环。而枕头过低，流入头部的血液偏多，血管充血，颈部肌肉也不能放松，经过一夜时间，晨起会觉得头胀、眼皮水肿。一般情况下，老人的枕头高度以10～15厘米为宜。

5　子午觉养出好身体

◀ 教你一招:巧用鱼肝油治足跟皲裂 ▶

用鱼肝油或维生素 E 涂擦手足患处。先用热水泡洗患处,待角质层充分发胀后擦干,用磨死皮器磨去过厚的角质(轻轻磨去一层即可,不可用力过猛),取 2~3 粒鱼肝油丸,挤出均匀地涂擦患处。鱼肝油对患处无刺激性,可在皲裂处形成一层与外界隔绝的保护膜,杜绝外来刺激,使裂口快速愈合。如果没有鱼肝油,用维生素 E 也能起到同样的效果。

子午觉,简而言之就是子时、午时要按时睡眠。原则是子时大睡,午时小憩。子时是晚 11 时至凌晨 1 时,此时阴气最盛,阳气衰弱;午时是中午 11 时至下午 1 时,此时阳气最盛,阴气衰弱。这两个时间段都处于阴阳交替的时候,按照中医养生的观念,睡与醒是阴阳交替的结果,所以睡子午觉质量最高、最养人。

南怀瑾先生是一位颇具传奇色彩的人物,他每天坚持只睡两个时辰,却依然精神矍铄、享得高寿。仔细推究,原来南怀瑾睡觉的两个时辰并非随随便便,而是有着严格的要求,就是子时和午时。他一生睡眠甚少,却精神强健,奥妙全在坚持"子午觉"。虽然南怀瑾先生的个人经验不能人人适用,但他钟爱睡子午觉的方法,确实能给我们老年人睡眠养生带来很大的启示。

子时和一年中的冬至相对应,是一天中阴气最重的时候,这个时候休息,最能养阴,睡眠效果最好,可以起到事半功倍的效果。子时也是中医的经脉运行到肝、胆的时间,养肝的时间应该熟睡。如果因熬夜而错过了这个时间的睡眠,肝胆就得不到充分的休息,长此以往,容易导致肝胆系统的病变。而中午再忙也应该小憩半个小时,因为此时阳气盛,睡眠效率最好,即使睡不着,也要闭目养神,以利于人体阴阳之气的正常交替。但是午睡不宜超过半个小时，时间过长不仅浪费宝贵的时间，而且会扰乱人体生物钟，影响晚上睡眠。睡好子午觉要注意以下几点：

（1）腹部要保暖。

天气再热也要在肚子上盖一点东西，以免胃肠道受寒，引起不适。

（2）不要吃太饱。

睡前最好不要吃得太饱，也不要吃太油腻的东西，吃得过饱，会造成失眠，即"胃不和则卧不安"。吃得太油腻会增加血液的黏稠度，加重心血管病变。

（3）不要趴着睡。

午休虽是小憩，但也不可太随便，不要坐着或趴在桌子上睡，这会影响头部血液供应，让人醒后头昏、眼花、乏力。午休姿势应该是舒服地躺下，平卧或侧卧，最好是头高脚低、向右侧卧。

（4）不要睡懒觉。

中医有"适卧养气，久卧伤气"的说法，意思是卧床太久反而会伤气。一些气虚的人，老是觉得动力不足，喜欢赖在床上，但是越躺越懒。所以午觉一般时间不要超过半个小时，时间过长不仅起不到养神的作用，还会头晕、乏力，影响下午的状态。

6 餐后需做的四件事

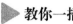

教你一招：饭后不能吸烟

饭后一根烟，赛过活神仙，真是大错特错。饭后胃肠蠕动增加，血液循环加快，吸收烟雾的能力最强。此时吸一支烟，烟中的有害物质比平时更容易进入血液，中毒量大于平时吸 10 支烟的总和。

吃饭固然重要，但是饭后的养生更需要引起重视。因为，只有注意饭后的保养，才能让营养更好地吸收，同时不会导致身体的不适。在中医古籍中我们可以找到一些古人的养生方法，这些养生方法是值得我们借鉴和学习的。那么古人饭后养生的方法有哪些呢？

（1）饭后散散步。

古人有云："食止行数百步，大益人。"说的就是晚饭后散步有很大的养生意义。忙了一天，晚饭后散步，轻松一下，对身体大有好处，但放下筷子就走的习惯却并不可取。因为，吃进去的食物需要在胃里停留一段时间，与帮助消化吸收的胃液相混合，然后再缓缓地从胃里排出，进入十二指肠。进食后马上站起来走路，无疑会给胃排空增加许多负担，破坏正常的工作程序。饭后休息 15～30 分钟再开始散步才能起到保健作用。根据每个人的身体情况，饭后走动的时间可以 10～30 分钟不等。体弱、年迈的人可以少走一些，避免感觉劳累，增加心脏的负担；平时缺乏运动、体重超标、消化不良、食欲不振的人则适合多走一些。总之，长期坚持，必会有益于健康。

（2）饭后漱漱口。

古代医学家张仲景指出"食毕当漱，令齿不败而口香"。保持口腔湿润度和清洁，可刺激舌上味蕾，增强味觉功能，有效防治口腔及牙齿疾病，并帮助消化。但这并不是要老年人吃晚饭后立即喝很多的水，一两口即可，既可清洁口腔，又能养生保健。如果喝太多的水，反而会冲淡胃

液，不利于消化吸收。

（3）饭后摩摩腹。

唐代大医学家孙思邈曾提出，"每食讫，以手摩面及腹，令津液通流。食毕当行步踌躇。"并要求"以手摩腹数百遍，叩齿三十六，津令满口"，只要能做到这一点，"令人能饮食，无百病"。若"饱食则卧"，就会"生百病"。具体做法：以掌心着腹，以肚脐为中心，从上至下，从左到右，用手掌环转推摩，慢而轻柔地顺时针和逆时针按摩各20圈，能促进腹腔内血液循环，加强胃肠消化功能。或者先顺时针旋转按摩，再逆时针，最后由上向下推，稍带力度，这样可以增强胃肠的蠕动，提高胃肠功能，改善便秘。然后按摩中脘和天枢两穴，每个穴位按摩3分钟。这两个穴位可以治疗很多慢性胃肠病，老年人不妨学起来。

（4）饭后听听歌。

音乐不仅是艺术，而且可以养生健体、益寿延年，甚至可以治病疗疾。《寿世保元》中说"脾好音乐，闻声即动而磨食"。道家也有"脾脏闻乐则磨"的说法。柔和轻快的音乐，可以作为一种良性刺激通过中枢神经系统调节人体的消化吸收功能。因此，饭后欣赏轻柔明快、美妙动人的音乐，对人体大有裨益。

7　养成良好的排便习惯

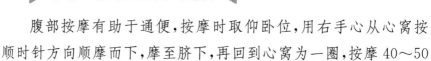

教你一招:腹部按摩巧通便

腹部按摩有助于通便,按摩时取仰卧位,用右手心从心窝按顺时针方向顺摩而下,摩至脐下,再回到心窝为一圈,按摩40～50次。按摩时要闭目养神,放松肌肉,切忌过于用力,以有温热感为度,如能在按摩前喝一点蜂蜜水效果更好。

欲得长生,肠中常清。大便通畅与否与人体的健康长寿有着密切的关系,大便不畅容易导致衰老。及时排出胃肠中的糟粕和毒素,保持胃肠的清洁,减少疾病的发生,从而益寿延年。现代医学也证实,如果没有良好的排便习惯,容易导致大便秘结,大便中代谢产生的有毒物质会被重新吸收回到体内,这就是影响人类长寿的"自身中毒"学说。大便在结肠和直肠停留的时间越长,对身体的危害就越大。不但对全身各器官有不良的影响,还容易导致炎症,甚至诱发癌症。

调查显示,在长寿村很难找到大便秘结者,人们都是大便通畅,排便有规律,而且他们排出的大便洁净没有异味。这要归功于他们的居住环境、饮食、生活习惯,他们的长寿与大便通畅密不可分。如果患有高血压、糖尿病,体内积蓄毒素,排出的大便就会臭秽难闻。

养成良好的排便习惯,保持大便通畅,可以排出体内的废物和有害细菌,减少机体中毒的机会。大便通畅与否和良好的排便习惯息息相关,那么老年人要养成哪些排便习惯呢?

（1）定时排便。

老年人最好养成每天定时大便一次的习惯,不管多忙或有无便意,都要定时上厕所。最好在每天早饭后排便,因为早饭后,食物进入胃内能引起"胃-结肠反射",促进胃肠蠕动,易于排便反射的产生。老年人也可以每天早晨空腹饮一杯温开水或蜂蜜水,以促进排便。如果认为早上的时间不适合自己排便,也可选择在早、中、晚餐之后,还有人选择在晚

上睡觉前,这个时间是可以因人而异的。开始蹲厕所的时候,可能并没有便意,也没有粪便排出,但却是建立排便规律的机会。只要坚持定时排便一段时间,即可逐渐建立排便的条件反射,形成习惯后就能定时顺利地排便了。此外,如果有了便意,不要憋着,一定要去上厕所。

(2)排便时不要分心。

现代人上厕所时喜欢看报纸、看杂志,有时候一上就半个多小时,这种一心二用的做法是非常不可取的。因为看书时注意力分散于读书看报上,会导致排便反射逐渐减弱,大大延长了排便时间,使得腹压长时间维持于较高水平,导致肛垫组织向下发生移位,最终导致便秘、痔疮。高腹压还可以使直肠静脉血液、淋巴回流受阻,肛垫瘀血体积不断增大,加重痔疮。久蹲排便还会破坏人正常的排便生理反射,长期会发展为排便困难、便秘,形成恶性循环。实际上排便动作所需时间极短,2～3个排便动作约1分钟,如果超过3～5分钟仍无便意,应停止大便,不可蹲厕过久。

(3)不要用力排便。

当人屏住呼吸用力排便时,腹压升高,同时血压升高。这时,如果老人的血压本身就偏高,极易形成血栓,造成梗死。加之,老年人的血管都有一定程度的硬化,本身就容易出现脑血管破裂问题。便秘时用力过大,血压升高,更增加了血管破裂的可能性。专家建议,老年人排便时不要用力过猛,排尿、排便都要缓慢一些,不要勉强。直立或蹲下时,最好手扶支撑物。

8 良好习惯防雾霾

▶ 教你一招:绿色植物能防霾 ◀

为了消除室内污染物,老年朋友们可以在室内养吊兰、绿萝、万年青、富贵竹和鱼尾葵等叶面较大的绿色植物。吊兰和绿萝吸收有害物质的能力很强,可以帮助不经常开窗通风的房间改善空气质量,绿萝还能消除甲醛等有害物质。绿色植物不仅可以美化室内环境,还可以吸附室内细微颗粒物,减少疾病发生。

随着环境的恶化,进入冬季后,雾霾开始在众多城市肆虐。雾霾的成分复杂,大部分是对人体有害的微粒。空气中颗粒物的直径只要大于0.01微米就能被直接吸入呼吸道,而雾气中含有大量二氧化硫、氮氧化物等刺激鼻腔黏膜的颗粒物进入呼吸系统,会直接损害呼吸系统,出现慢性支气管炎、哮喘、慢性阻塞性肺疾病,进而引起肺心病。雾霾对心血管系统也有巨大的影响,雾霾中的有害物质容易诱发心脑血管疾病。再加上冷空气刺激,会使血管骤然收缩,导致管腔狭窄,引起心脑供血不足,从而引发心脑血管疾病。长期生活在雾霾的环境中,人体的免疫力会大幅下降,发生癌症的概率也会增加,对老年人的身体健康是巨大的威胁。

而雾霾环境中最"受伤"的人群之一就是老人,特别是患有呼吸系统和心脑血管疾病的老人。老年人因为身体体质弱、适应能力差、血压不稳定,首当其冲成为危险对象。所以老年人应对雾霾,有以下几点建议。

(1) 减少户外活动。

为了避开户外雾霾肆虐的空气,最简单有效的办法就是避免户外活动。面对如此恶劣的天气,老年人可以减少不必要的外出,取消晨练。因为早上8点之前,太阳还没有升起,空气中的污染物浓度很高,此时外出锻炼,不但不能起到健身的效果,还会成为毒物的吸尘器,越运动,吸入的有害物质越多,越不利于健康。

（2）做好防护措施。

如果一定要出门，记得戴好口罩。现在有专门防雾霾的过滤型口罩，效果要比单层的普通口罩好。出门时要避开几个雾霾高峰期，因为雾霾受到汽车尾气的影响，所以上班早高峰和下班晚高峰都是 PM2.5浓度较高的时候，出行时应尽量避开。雾霾天气路面能见度较低，视线差，驾车、骑车和步行的老人要多加小心，特别是通过十字路口和无人看管的铁道口时，要减速慢行，遵守交通规则，避免发生交通事故。外出回来后，要及时清洗面部、鼻腔，漱口。室内少开门窗，杜绝抽烟，有条件的可以使用空气净化器，减少室内颗粒物的污染。

（3）饮食防霾。

除了减少吸入颗粒物的数量，我们还可以通过饮食将体内的毒物排出来。老年人的饮食以清淡为主，不吃刺激性的油腻的食物，多吃豆腐、莲藕、山药、芹菜、韭菜、薏仁、牛奶等富含可溶性胶质以及丰富纤维素的食物，增强肺部排出异物的功能，有利于体内粉尘的排出。此外，多吃一些菌类和优质蛋白如黑木耳、金针菇、鱼肉来帮助提高人体免疫力，以抵御雾霾的侵袭。

（4）心理防霾。

窗外阴沉的雾霾天气遮住了阳光，往往让人心情不好。再加上雾霾造成的低气压，常有呼吸不畅，呼吸道异物感，容易让人产生懒散、抑郁、消沉的情绪。心理上的灰霾对老人的身体健康也是不利的，所以此时要多陪家里的老人聊天解闷，舒缓心情，这样才能预防疾病的发生。

9　洁净室内空气

▶▶ **教你一招:新房装修通风 2 个月后再入住** ◀◀

　　在入住新房子前,一定要进行装修污染物的治理。应当有一定时间让材料中的有害气体充分散发,同时经常开窗通风,有利于有害气体的排出,在室内摆放吸收甲醛的植物,在家具内部摆放活性炭吸附剂吸附空气中的有毒气体。尽量不要在通风不好的新装修房间里过夜,新房最好通风透气 2 个月以上再入住。

　　人们每天平均大约有 80% 以上的时间在室内度过。随着生产和生活方式的现代化,更多的工作和文娱体育活动都可在室内进行。因此,室内空气质量与人体健康的关系就显得更加密切、更加重要。虽然,室内污染物的浓度往往较低,但由于接触时间很长,故其累积接触量很高。尤其是老、幼、病、残等体弱人群,机体抵抗力较弱、户外活动机会更少。因此,室内空气质量的好坏与他们的关系尤为重要。

　　人体进入老年期,身体适应能力变差,各项机能也在下降,比较容易受到环境因素的影响而诱发各种疾病。室内空气污染,不仅是引起老年人支气管炎、哮喘、肺炎、慢阻肺等呼吸道疾病的重要原因,还会诱发高血压、冠心病、脑出血等病症,对于体弱者还可能危及生命。那么室内污染主要有哪些来源? 老年人又该如何应对呢?

　　(1) 装修材料和家具。

　　装修材料和家具中释放的有毒物质主要有四类:甲醛、苯、氡、TVOC。通风是最简单也是最直接的方法,通过空气对流,使得家中的污染空气排出室外。将活性炭放置在家中,也能有效地吸附空气中的有害物质,达到净化室内的效果。此外,还可以使用甲醛清除剂,将甲醛清除剂喷在空气和家具上,可以有效清除甲醛。

　　(2) 抽烟。

　　这是室内主要的污染源之一。烟草燃烧产生的烟气,成分多达 3

000 种,极其复杂,而其中的致癌物就多达 40 多种。吸烟可明显增加心血管疾病的发病概率,同时也是肺癌的主要危险因素,是人类健康的"头号杀手"。如果家中有抽烟的人,建议为了家人和自己的健康尽早戒烟,或者禁止在室内抽烟。

(3) 厨房油烟。

过去,厨房油烟对室内空气的污染很少被人们重视。厨房油烟和烟气污染有相似之处,两者都是燃烧产生的污染物,成分都很复杂,含有多种致癌物质。研究证明,厨房油烟与女性肺癌的发生有着密切的关系。而从事厨师职业的肺癌发病率较其他职业高,常在厨房做饭者比不常做饭者肺癌死亡率高出近 1 倍。厨房内的另一主要污染源为燃料的燃烧。在通风差的情况下,燃具产生的一氧化碳和氮氧化物的浓度远远超过空气质量标准规定的极限值,这样的浓度必然会造成对人体的危害。食用油加热温度过高,产生大量有害的致癌物质,特别是油炸食品时,满厨房都是油烟,对身体危害很大。建议厨房中配备性能较好的抽油烟机,改善通风。多使用电饭煲、砂锅等,烹饪时尽量选择蒸煮的方式,避免高温油炸。

10 居家养生鞋帽衫

◆ 教你一招:常备小马甲暖胸背 ◆

背部是人体健康的屏障,背部如果受寒,对心血管系统、呼吸系统、消化系统都有很大的影响。但是有了小马甲,稍感凉意时,即刻穿上,就能保护我们的腹背,起到保暖防病的功效。冬天可穿棉马甲、羽绒马甲。夏天可穿葛布马甲,可多备几件,以便出汗后及时更换。

现在住在城市里的人,为了室内的卫生和整洁,都有回家换鞋的习惯,一般我们在家就换成居家的拖鞋了。对于有养生要求的老年人来说,是否有所不同呢?人之脚犹如树之根,树枯根先竭,踝部以下分布着33个穴位,五脏六腑在脚部都有对应的反射区,脚与人的健康息息相关,而与我们的脚关系最密切的就是鞋了。

2014年4月,李小文院士赤脚穿布鞋在中国科学院大学做讲座的照片走红网络,人称"扫地僧"。穿布鞋如今已经成为一种潮流,一种智慧和地位的象征。

布鞋以其保温性能好、透气性好、舒适度高、防滑性能好成为越来越多老年人居家健康保健的首选。布鞋一般会越穿越松,所以买时尺寸不能太大;其次,鞋口不能过紧,常见的"老头鞋"鞋口就非常紧,可能会阻碍血液循环。刚刚买回来的布鞋后跟会比较硬,可能和皮鞋一样会伤害我们的肌肤。最好用水润湿鞋子后跟,用手揉搓,使其柔软。当然鞋子适应了你的脚以后,你就会越来越舒服了。

说完了脚,头自然也不能忽略。头为诸阳之会,是人体阳气汇聚的地方,一旦受到外邪侵袭,就容易发生感冒、鼻炎、哮喘,甚至会引发心脑血管疾病。所以,老年人冬季外出一定要戴帽子。

冬季外界气候寒冷,由于寒冷的刺激,脑部的血管骤然收缩,如果之

前有高血压、糖尿病，血管本来就有硬化，就容易引发脑部血管意外。此外，血管骤然收缩也会引起冠脉血管的痉挛，引发心绞痛、心肌梗死。此时就需要一顶温暖的帽子来保护头部，护卫健康。

衣食住行都是养生的重要组成部分，而穿衣经常会被广大老年人忽略。对于老年人来说，穿衣很重要，根据天气增减衣物也很重要。老年人由于机体抵抗力变弱，体温调节功能降低，冬怕冷、夏怕热。因此，老年人应该根据气温变化适时增减衣物，千万不要嫌麻烦。怕麻烦就是对自己的健康不负责，就是离长寿越来越远。

在日常生活中，老年人要及时更换衣衫。如果有外出活动，要安排好日程，随身带着要换的衣服，活动后要及时换下汗湿的衣服，运动结束后要马上穿上衣服，以免受凉。如果外出旅游，昼夜温差较大，要随身准备一件保暖的外套，冲锋衣就是不错的选择，不仅可以防风保暖，还可以防水防寒。对于老年人，衣服的质地应该选择柔软、光滑的棉纺或丝织材料，尽量不穿化纤类衣物，以减少静电和对皮肤的伤害。

第六章　兴趣广泛，生活多彩

1　兴趣爱好是健康百岁的助力

▶ 教你一招：围巾保暖不捂鼻 ◀

　　很多老年人因为怕冷，都喜欢用围巾裹住口鼻，以减轻吸入寒风和冻鼻头的不适。但是，围巾往往有细小的绒毛或纤维，还会有一些细菌微粒，很容易就会被吸入体内，引发呼吸道不适和感染。正确做法是戴围巾的时候，要把鼻子、嘴巴都露出来，以保持呼吸顺畅。如果不是污染严重的天气，最好也不要戴口罩。整天戴着口罩，鼻腔及整个呼吸道的黏膜得不到锻炼，对冷空气的处理能力会被人为地减弱，稍微受寒，反而容易感冒。

　　老年人退休前的忙碌和退休后的大把空闲时间形成的巨大落差，常常会使老年人难以适应。老年人闲下来后觉得整天无所事事，找不到生活的乐趣，心情披上了灰霾，也不利于身体健康。此时，培养或者重拾年轻时的兴趣爱好就显得格外有意义。

　　兴趣爱好是老年人充实生活的妙药良方，一个良好的兴趣爱好，不仅能丰富生活，激发对生活的兴趣，又能锻炼、协调身体的各个系统，延缓衰老，还能帮助老年人重新找到自己晚年生活的位置，从中获得自我价值感，觉得"我还是有用的"，自然无形中给长寿创造了良好的条件。

　　一般来说，有健康的兴趣爱好的老人，比一般老年人健康活百岁的概率要大。走在大街上，你会发现，精神奕奕、红光满面的老人总是那些"爱玩"的老人。他们一起出游、跳舞、打球、下棋，即使不出门，很多老人也有自己的玩法，读书品茶、养花草、写大字、画山水，都能让他们忙得不亦乐乎。

兴趣爱好的形式多种多样。年逾古稀的老太太钟情广场舞；退休族爱上旅游，性格内向的迷上热情奔放的拉丁舞；五音不全的喜欢上唱歌；毫无基础的沉醉于书画；又或受聘为专家顾问发挥余热。至于爱好花鸟、摄影、垂钓、戏曲、乐器的更是多见。不管是哪一种兴趣爱好，都是因人而异、各取所乐，最后都是殊途同归，获得身心的愉悦和健康高寿。那么老年人如何培养自己的兴趣爱好呢？

（1）勇于尝试新事物。

什么都可以去尝试一下，画画、写字、读书、钓鱼、摄影、爬山。如果不确定自己喜欢哪一种，不妨都去试试。千万别觉得很多事情只属于年轻人。有些老人喜欢上网、发微博，却怕别人说自己"到老还瞎折腾"，其实完全不用有这样的顾虑。在保证健康和安全的前提下，所有新事物老人都应该尝试。只有紧跟时代的潮流，才不会被时代抛弃。发微博、拍抖音、玩微信等，老人都可尝试。

（2）少要沉稳、老要张狂。

许多人认为"人越老就得越稳重"，其实不然，年轻人精力过剩，贵在沉稳。老年人暮气日重，贵在张狂。人老心不能老，年纪越大就越该放得开，年轻时不敢想的事情，如果到老还没有去做，那该多遗憾。这是寻找自信和快乐的过程，也是迈向长寿之路的捷径。"老骥伏枥，志在千里，烈士暮年、壮心不已"，老人有点爱好、志向很重要。但"张狂"时切记沉稳，沉稳中莫忘"张狂"，无论兴趣还是爱好，无论做事还是做人，道理都是一样的。

（3）和年轻人做朋友。

年轻人是最有活力的群体，老年人不妨放下架子、忘记年龄，和他们开开玩笑，参加年轻人的活动，和他们成为好朋友。你会发现不知不觉中心态已经年轻了很多，而且学会了许多新鲜时髦的爱好。

2 走出家门,畅游天地

┌──┐
　▶ 教你一招:旅游一定要带上老年证 ◀

一般上了 60 岁的老年旅游者,在国内不少景区都能享受到旅游优惠。比如国家规定国内国有的景区门票对 60 岁以上老人一律减免,而其他一些商业景区也会有一些类似的规定。所以,外出旅游一定要带上老年证,可以节省不少开支。
└──┘

老年人养生,千万不要忽略了"玩"这件秘密武器。在中国,老人一辈子都在为子女和家庭操劳,只有儿女都成立了家庭、稳定下来,老人才开始有自己真正的时间,这个时候老人应该暂时放下肩上的担子,尽情地享受生活。

外出旅游就是体验生活、开阔视野的好办法。旅游不是年轻人的专利,老年人辛苦了大半辈子,也该趁身体硬朗时充实一下自己的生活,走出家门,畅游天地间,领略祖国大好河山的壮阔美丽。荀子说过:"不登高山,不知天之高也;不临深溪,不知地之厚也。"外出旅游,身临其境,满目的美景佳境,可以陶冶情操、开阔心胸,帮助我们忘记烦恼。同时,旅行的过程也是增长见识的过程。跋山涉水、登高远眺,对我们的身体也是很好的锻炼,使我们的身体更加强健,适应力更强,有益于长寿。

北京的吴老是一位人民教师,他退休以后,认识了两大类朋友——驴友圈和摄影圈,这些都是他之前工作时不认识的人。现在他每周出去小玩一次(城市周边和郊区),每季度出去大玩一次(出省)。看具体情况,吴老有时会带着夫人,如果是爬山,山太陡峭、太复杂就不带了。他现在是两个圈子的领队,常带着二三十人去旅游去拍照。徒步走个 18 公里一点都不累,对此老人十分自豪,没事就来一段"说走就走的旅行"。可是旅途虽美,安全更重要。那么老年人出游要注意哪些方面呢?

(1)饮食安全。

人在旅途,饮食不可能像在家里一样规律、营养全面。老年人出门在外，饮食要清淡，多吃些蔬菜水果和适当的蛋白质。不要吃太油腻、不好消化的食物。各地的特色小吃，让人垂涎欲滴，老年人在一饱口福的同时，要注意适可而止，不要贪多，伤害自己的脾胃。病从口入，老年人不要吃不干净的食物，吃饭之前要洗手，过期变质的食物绝不入口，以防发生腹痛、腹泻。

（2）人身安全。

老年人动作不如年轻人灵活，跋山涉水时不要急功近利，要缓慢进行，根据自己的身体节奏来。老年人最好是结伴同行，不仅可以仔细欣赏沿途的风景，还可以互相照应。不论到何地观光，老年人都应穿柔软舒适的便鞋或运动鞋，不宜穿新鞋，防止挤脚打泡。

同时，还要带上常用药品，晕车宁、感冒灵、清凉油、祛风油、保济丸、藿香正气水等轻便药物。高血压患者，勿忘带降压药；心脏欠佳者，更应携带救心丹或速效救心丸；腿脚不便的还要带拐杖，以助一臂之力。

（3）财产安全。

老年人出门除了足够的现金和银行卡之外，最好不要戴贵重物品，如项链、手镯、戒指、耳环，以免丢失和带来不必要的麻烦。相机、钱包等贵重物品要随身携带，在景点拍照时，不要将背包、袋子随便放，也不要随便轻易将背包交给别人保管。退房时一定要仔细察看，有没有东西放在卫生间、抽屉里、枕头底下。老年人旅行要特别留意可能遇到的购物陷阱，小心假冒伪劣商品以及价格欺诈。旅游购物时一定要多留个心眼，理性选购。

3 书画静心，陶冶情操

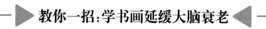

人的大脑左右分工明确，左脑主管计算、逻辑思维和分析功能，右脑专管情绪、感情的活动。写书法、画画过程中的前期构思、布局，是左脑的活动；而将情感蕴藏在书画间，是右脑的责任。写书法、绘画时，左右脑交替频繁，从而能促进左右脑的协调发展，延缓大脑衰老，以致长寿。

古人云："书画者多长寿""寿从笔端来"。练习书画可以养生与长寿，已经不是什么稀奇事了。书画是中华民族创造的民族智慧，从甲骨文到汉字大约300多年的历史，书画艺术流派较多，发展到今天它已经远远超过一门艺术的门类，已经与养生学、生命学密切联系在一起。书画不仅是一种艺术，又是一项健身活动，是老年人长命百岁的一件法宝。

刘海粟是我国著名的书画家、艺术教育家，自幼酷爱书画，一生都在书画的海洋中徜徉。刘老不仅艺术造诣很高，也很高寿，享年98岁。为了创作，刘老晚年时还十上黄山，细心观察，最终为黄山创作了大量杰作。他回顾80年来的艺术生涯时说："作书作画，养气健身，确有延年益寿之功，书画创作与一切劳动一样，都要先经过一段'劳其筋骨，苦其心志'的阶段。书画不仅使我的心灵得到净化，而且还锻炼强壮了我的筋骨。"寥寥数语，道破书画家长寿之秘。那书画延年益寿的作用体现在哪些方面呢？

中国的书画十分优美，汉字是极具美感的，容易使人产生美的联想和浓厚兴趣。欧阳询常说："学书为乐。"作书能将书者的内心精神世界通过笔端，宣泄在点画之中，所以能"舒心中气，散心中郁"。而且欣赏书画会令人心旷神怡，达到精神上的享受。古代养生著作《寿世保元》中有"诗书悦心，可以延年"之说，这是有道理的。

著名工笔画家俞致贞一次患感冒入院治疗，用药几天效果不明显，照样气喘、咳嗽。后来叫家人拿来笔和画夹，他对着院里的花卉勾起白描。俞老面对芳草鲜花，精神集中，用意又用力。大概由于通经理气的作用，一日后，病情大有好转，两天后出院。

书画中蕴含着健身哲理。首先，书法讲究用神、意念，要求练习者平心静气、全神贯注、一气呵成，这点与太极拳的呼吸锻炼有异曲同工之妙。其次，书法绘画讲究姿势。唐太宗也是一位书法爱好者，在姿势方面曾说过："肩欲其平""身欲其正""两手如抱婴儿""两足如踏马镫"。这"肩平""身正""手抱"和"足踏"，与太极拳的锻炼姿势接近，都是有利于身体健康的。对老年人来说，书画练习摆脱了太极拳单纯为锻炼而锻炼，在艺术娱乐的过程中无形地锻炼了身心，并且还能体验到创作后的愉悦和美的享受，最终达到修身养性的养生目的。也正是由于书画的这种保健功能，从古至今书画家长寿的例子不胜枚举。梁武帝、唐代柳公权、欧阳询，明清时期的文徵明、梁同书以及近代的齐白石、张大千、吴昌硕，均是 80～90 岁的高寿。

书画天地博大精深，不是一蹴而就，需要长期坚持和练习。所以老年人一定要有耐心，不要半途而废。但是老年人也不要急于求成，不要过于追求完美，最重要的是能从过程中得到乐趣和感悟。

4 动手动脑，棋牌益智

> **教你一招：老人不要贪恋战局**
>
> 下棋打牌，有时战况胶着、连续作战，一坐就是大半天。其实，老年人久坐危害特别多，久坐血液在下肢聚集，流动减慢，容易引发深静脉血栓、下肢水肿等现象。久坐还会引起便秘，肥胖，膝骨关节炎，腰椎间盘突出，诱发糖尿病。此时老人不要贪恋战局，要起身活动 10～15 分钟，伸展一下四肢，伸个懒腰，做做扩胸运动，踢踢腿，有助于全身的血液循环。

小区里、胡同口，经常能看到老人们围作一团，时而高声喝彩，时而沉思不语，不用想，他们肯定是在下棋或打牌。棋牌是深受老年人喜爱的一项娱乐活动，是集知识、智慧、创造于一体的脑力活动。在古代更是把棋与琴、书、画等作为评价温文雅士的一种标准。古今棋手长寿者不乏其人，明末的高兰泉、清末的秋航等都是 90 岁以上的高寿。有"百岁棋王"之称的谢侠逊，从 6 岁开始与棋结缘，象棋伴随他一生，直到 100 岁去世，所以也有"善弈者寿"的说法。可见把棋牌娱乐作为一种养生方法有一定的科学性和道理。

具有"昭和棋圣"之称的吴清源围棋大师，于 2014 年 11 月逝世，享年 100 岁。从 11 岁成为棋客起，吴老就与围棋结下了不解之缘。吴老虽然是围棋界的泰斗，在棋坛叱咤风云，但他本人对胜负却是看得很淡。无论输赢，都能淡然处之。据吴老的妻子说，当年参加十番棋比赛的时候，吴老回到家中，和往常一样，对胜负只字未提。吴老晚年的身体健康、思维活跃、精神矍铄与围棋健脑是分不开的。这小小棋子，究竟有何种魔力，能让众多执子之人长命百岁呢？

（1）棋牌益脑。

医学早已证明，人的脑子和其他器官一样，用进废退。脑子用得越少，越易衰老；脑子用得越多，它的细胞老化得越慢。脑为髓之海，大脑的健康是全身五脏六腑健康的缩影，下棋能经常锻炼脑力，保持思维的活跃，提高脑细胞的利用率，有防止大脑动脉硬化，预防老年性痴呆症的作用，有利于延年益寿。

（2）棋牌养神。

棋牌不仅是娱乐活动，也是竞技活动。在下棋打牌的过程中，必须深思熟虑、全神贯注，一着不慎，有可能满盘皆输。当我们凝神静气之时，人体所有"神"与"气"都集中于手中的棋牌之上，人体所获得的益处，绝不亚于刻意修炼之人。所以，一般爱棋牌的老人性格谦和、平易处事、思维活跃。

（3）棋牌交友。

棋牌不但能松弛身心，还能以棋会友，扩展交际。经常和朋友下棋打牌，可以促进人际交往和改善人际关系，增进老年人之间友谊，提高老年人的社交能力，更好地融入社会这个大家庭。

棋牌有益身心健康，但也不能过度沉迷。如果下棋成瘾，不知道节制，连续作战，对身体损耗太大，反而不利于养生。

5 勤劳为本，身强体健

◀▶ **教你一招：劳动姿势要正确** ◀▶

老年人做家务、劳动时姿势要正确，特别是弯腰搬起重物时，如果姿势不对，极易引起急性腰扭伤、腰痛。正确的姿势是：搬重物时膝关节和髋关节同时弯曲，缓慢起身。此时腿部分担了腰部的力量，可避免腰部的损伤。而膝盖伸直时，腰部负荷最大，也最易受伤。

中华民族是一个勤劳勇敢的民族，热爱劳动是炎黄子孙的传统美德。劳动不仅是我们生活的第一需要，同时也使得我们锻炼了体魄、增长了智慧、延长了寿命。

世界长寿之乡厄瓜多尔的比尔卡班巴村庄，人们终日在田里劳作，四肢很强健，心脏也很健康。这里，六七十岁的人还是壮劳力，八九十岁的老人下地干活非常普遍，100多岁的人生活还能自理，这都被认为是很正常的事情。有位109岁的卢西拉老太太，在被问到长寿原因时，她说："我一生都在干活儿，到老了也还要干。"纵观当今许多长寿之乡、长寿村，如巴马、高加索、海南岛，他们大多处于偏远的山区、海岛之上，远离人烟和现代化。没有高级的医疗、保健品和各种锻炼方法，可是他们却是世界上最长寿的人。他们的身体都很健壮，比城市里很多长期锻炼的人还要健康。所以想要长寿，就要劳动。

对于劳动养生益寿，古人早有精辟的论述。三国时的医学家华佗认为："动则谷气易消，血脉流利，病不能生。"唐代孙思邈在《千金方》中记述："养生之道，常欲小劳，但莫大疲及强所不能堪耳。且流水不腐，户枢不蠹，以其运动故也。"我国广为流传的《十叟长寿歌》中也有"服劳自动手"之说。这也说明了劳动很重要、劳动者长寿。

研究表明，长期参加体力劳动的人，手脚不停，在无意识之中锻炼了身体，而且下地干活、在家做务，不会一直保持一个姿势，所以全身都可以得到锻炼，长寿老人就是因为长期不断的劳动才有了强健的体魄。其次，经常劳动的人，吃下去的食物容易消化、食欲好、胃肠功能好，不会有发胖的担忧，高血压、高血脂这些富贵病更是离得远远的。我们都知道运动员的心跳比正常人慢，那是因为长期的训练使他们的心脏变得强健有力。长期劳动的老人也是如此，心脏泵血能力强大，老年人的身体却有年轻人的心脏，新陈代谢旺盛。长期参加体力劳动，可使人的心脑血管衰退过程推迟 10～20 年。

说了这么多，其实最关键的还是落在一个"勤"字上。毕竟住在城市中的老人也没有机会下地劳作。但有些人虽然很希望长寿，却犯了懒，懒得做家务、懒得起床、懒得出门，各种慢性疾病接踵而来，却寄希望于各种营养品、保健品。所以老年人想要长寿，一定要动起来、勤快起来！

6 读书增智，动笔健脑

> 肾脏的强健关系着全身的各个器官，可谓"牵一发，动全身"，而肾开窍于耳，常做耳功，能起到强壮健体、增智益寿的作用。具体做法是：右手从头绕到左耳牵引 14 下，再用左手牵引右耳 14 下。每天只需花费 2 分钟，简便可行。

享年 102 岁的萧克将军既是一位战将，也是一位儒将，是唯一一位获得过茅盾文学奖的开国上将。萧克将军的长篇战争小说《浴血罗霄》出版后，好评如潮，获得了多方的肯定，随即在 1991 年获得第二届茅盾文学奖。这本小说是萧克将军退休后，接着之前的初稿继续创作完成的。创作之初，萧将军还写下这样一副对联自勉：雕虫半世纪，今再操刀，告老不惜老；戎马六十年，乐得解甲，赋闲再难闲。

萧克将军从实践中体会到，他的身体硬朗是和读书、写作分不开的。经常读书可增强人的思维能力，是一项有益的健康活动，能有效预防老年痴呆症，延缓人的衰老。由于他长期写作，身体处于良好的运转中，精神愉快，身体健康强壮，很少得病。读书、写作的养生好处颇多，主要有：

（1）读书增智。

培根说过："读史使人明智，读诗使人灵秀，数学使人周密，科学使人深刻，伦理使人庄重，逻辑修辞之学使人善辩，凡有所学，皆成性格。"读书可以锻炼思维，保持头脑的清醒，理智客观地看待生活中发生的事；读书可以改善性格，让我们看到自身的不足，并加以改进，为我们更美好的老年生活添砖加瓦。

（2）读书减压。

无论你在工作上、个人交际中或者日常生活中承受多大的压力，当你沉浸于一个好的故事时，所有的压力都会消失不见。一本好的小说可以带你进入另一个境界，而一篇迷人的文章将会分散你的注意力，让你静下心来，享受现有的时刻，忘记压力，享受放松。

（3）读书强志。

读书使人博闻强志，读书，读好书，不仅能使人见识宽广，还能增强记忆力。当你读一本书的时候，你就必须熟悉它的背景、历史以及细微的差别，同时也必须记住贯穿故事中的角色和复杂的情节，这需要调动你的大脑，在无形中锻炼了记忆力。

读书破万卷，下笔如有神。许多老年人不仅爱读书，还喜欢写作。首先，写作能抒发自己的情感，记录下美好的东西。其次，写作也是一种安定剂，当你觉得自己无所事事，忧心忡忡，这时很容易产生一种烦躁的情绪。所以这个时候，静下心来写点东西，心态马上就好起来了。这对我们的身体健康是极为有利的。再次，写作能锻炼人的大脑，经常用脑去构思、思索，可以使我们的思维活跃、脑细胞的利用率提高。最后，我们留下一些文字记载，也能让晚辈们一睹爷爷奶奶的风采。

7 音乐养生，怡养心灵

教你一招：不同心情选择不同音乐

　　不同的乐曲带给我们不同的听觉感受，也会对我们的身心产生不同的治疗效果。如：圣·桑《天鹅》可以使高血压患者身心放松，血压降低；莫扎特《奏鸣曲》可以增强记忆力和提高智力；肖邦《降 E 大调夜曲》《渔舟唱晚》《平湖秋月》《汉宫秋月》等乐曲优美抒情，具有镇静作用，可以使心情焦虑、烦躁、不安的人逐渐安静下来。

　　音乐为什么可以养生？音乐是一种旋律，一种语言，一种心境，是"欢乐、悲哀、忧郁、幽默、愤怒……等情绪以声音形式的体现"。音乐的魅力可以抵达人的心灵、拨动人的神经，让人在流动的、优美的旋律中找到心灵的药方。它能广泛而深刻地影响人的身心健康，具有独特的养生益寿功能。

　　音乐富有强大的艺术感染力，能改变人的情绪和心理感受。如节奏明快的音乐，可使人精神焕发；旋律优美的音乐，可使烦躁不安的情绪趋于安静；一曲悦耳动听的轻音乐，给人以美的享受，使人胸怀舒畅，增加对美好生活的向往。因此，健康的音乐可以调节人的情志，陶冶人的情操，音乐带来的欢乐是老年人养生的灵丹、长寿的妙药。

　　我们不仅可以聆听各种美妙的音乐，陶冶我们的情操，还可以学习各种乐器，甚至可以放声歌唱，创造属于自己的动人旋律。不管是学习二胡、古琴、长笛、萧，还是学习西洋乐器如双簧管、大提琴，都需要手脑的高度协调，在训练的过程中，锻炼了大脑的灵活、手指的敏捷，增强记忆力，有利于延缓衰老。其中不少乐器是吹的，这能锻炼我们的肺活量，久而久之，心肺也会变得强壮。

　　新疆维吾尔族的阿丽米罕·色依提老人已经 134 岁了。现在，她不但成为中国最长寿的人，也被认定是世界上最长寿者。阿丽米罕的家人

说她的长寿与她爱音乐、爱唱歌不无关系。她喜欢音乐、喜欢唱歌,既能抒发情怀,又能陶冶情操。音乐成了她生活的主旋律,每逢高兴的事儿,她都要放声歌唱。在她的生活中,每天都有很多值得高兴的事,人们也每天都能听到她美妙动听的歌声。阿丽米罕年轻时是十里八乡的美女,最大的爱好就是唱歌,当地有很多小伙子喜欢她。她一生对音乐有着深厚的感情,音乐使她心灵充实,身心愉悦,这就是她的健康养生之道。那么在生活中我们老年人该如何音乐养生呢?

(1) 诚然不是每个人都有音乐天赋,但音乐的大门向每个人敞开。

我们可以通过欣赏音乐来达到养生的目的。比如当情绪低落时可以选择欢乐、活泼、昂扬的音乐,如广东小调《步步高》、柴可夫斯基的《降B小调钢琴协奏曲》、斯美塔那的《我的祖国》等。另一方面可以采用疏导的方法,即利用同一种情绪的音乐来帮助情绪的宣泄,例如当人悲伤时,可以选择较舒缓、暗淡的音乐,如《二泉映月》、德彪西的《月光》以及一些轻音乐等,以此来达到情志的改善与和谐。

(2) 放声高歌或者轻轻哼歌都是不错的解压舒缓方式。

遇到开心的事时,哼哼小曲,神采飞扬。饭后散步时听听音乐,跟着唱两句,不仅有助于消化,还能养生益寿。您如果对歌唱有兴趣,还可以深入学习,参加学习班合唱团,记歌词还能帮助增强记忆力。

(3) 如果心有余力,老年人还可以学习一两种乐器。

比较适合老年人的有二胡、古琴、手风琴等。这类乐器入门时间短,对练习者乐理要求低,比较容易学会。弹拨类乐器有助老人达到肢体协调,同时由于呼吸及音乐节奏的和谐把握,心脏功能也得到很好的有氧运动。此外,老年人学习乐器主要是为了增添情趣、丰富晚年生活,练习中不需要要求过高。

8 养花养鸟，亦可养生

▶教你一招：有毒的花卉不要进家门◀

花卉虽美，也不是都能进家门的。如水仙花的鳞茎中含有毒素；含羞草接触过多易引起眉毛稀疏、毛发变黄，严重时引起毛发脱落等；夹竹桃，在春、夏、秋三季其茎、叶乃至花朵都有毒；一品红全株有毒，特别是茎叶里的白色汁液会刺激皮肤红肿，引起过敏反应，如误食茎、叶，有中毒死亡的危险。老年人需要格外小心。

黑龙江哈尔滨市的百岁老人赵庞氏，是一位跨越世纪的老人，历经沧桑。老人虽然裹了小脚，但在 90 岁那年，仍然可以自己挎着菜篮子在菜场转悠，连拐杖都不用拿。与许多老人不同，赵庞氏的年龄越大，人却越精神，兴趣也越广泛。她的长寿秘诀，和自己晚年充实的生活大有关系。

老人的兴趣爱好十分广泛，而在这众多的兴趣爱好之中，对其长寿起到关键作用的，则莫过于嗜好花鸟、整日与鲜花为伴。老人喜欢养花，卧室里、阳台上、屋檐下，处处是花。其叶茂盛，其花芬芳，郁郁葱葱，生机盎然。每天早上一起床，她就要先给花浇水，然后便是喂鸟、喂鱼。对此，老人自有一番心得："人老了都喜欢有点儿事做，养花养鸟不但能活动身体，还能调节心情，只要长期与花草相伴，活到百岁都不显老。"

老来养生需要找一个适合自己的方式，养花种草就是我们不错的选择。当我们赋闲在家，为花浇一瓢水，给鸟喂一捧食，既陶冶了情操，又于身心大有益处。

（1）养花种草，轻微劳作。

自从家里有了各种植物之后，我们要收集花草的种子或花苗养育、栽种、置盆景，还要经常浇水、追肥、剪枝、除虫，这样一来，就能经常活动筋骨，促进血液循环；另外，饭后运动，还能加速食物的消化，增大饭量。

如此良性循环，身体自然健康。

（2）观花赏景，怡情养性。

养花、赏花都是高雅的活动。当我们自己培育的各种花儿吐露芬芳，伴着阵阵清香，花儿还会诱来蜜蜂采集花粉。我们的成就感油然而生，自然会心情愉悦。闲来无事，在自己的小花园中徜徉，欣赏花草植物的各种姿态，一切烦恼和疲劳都被抛到九霄云外了，对身心健康大有好处。

（3）净化环境，清新空气。

花卉是天然的"芳香制造机"，它的香气可以镇静安神、活络血脉。而且，花卉还是高品质的"空气净化仪"，它能够制造对人体十分有益的"负离子"，其分泌的杀菌素，能杀死多种病菌，保持室内环境的清洁。不过香味过浓或有刺激性味道的花最好不要摆在室内，因为香味过浓，会引起人的神经产生兴奋，尤其是摆放于卧室之内，更是会引起失眠症状。紫罗兰和玫瑰的香味使人心绪爽朗、精神振奋；桂花、天竺葵的香味使人沉静，缓解疲劳；金银花的香味有明显的降压作用；菊花释放的挥发性化合物可以缓解高血压引起的头痛、晕眩；芍药花香平肝阳、治晕眩。

9 收藏天地,乐趣无穷

教你一招:地摊淘货需谨慎

地摊货物价格比较低,但是假货也多,老年人很容易上当受骗。如果老年人确实想买古玩,又没有过硬的专业知识,最好不要抱着捡漏的心态去淘地摊,选择专业店铺的货品会靠谱一些,另外一个好渠道是去拍卖行。

有人说,收藏是一种文化;也有人说,收藏是一种愉悦;还有人说,收藏是一种财富。对老年人而言,收藏应当纯粹是为了享受乐趣。研究发现,大多数老人都有"收藏"的爱好,大到名画、古董,小到钱币、火柴、奇石、粮票,应有尽有。

沪上著名烟画收藏家冯懿有先生,如今已 80 高龄,几十年来专注于烟画的寻觅和收藏,其藏品有从清末至 1949 年的中外烟画精品 3 万多片珍品。冯懿有收藏的烟画图案内容无所不有,上至天文、下至地理、政治事件、市井民俗、文化体育、琴棋书画、奇花异草,细细观赏犹如阅读"微型百科全书"。

说起他的老年生活,冯老脸上洋溢着愉悦健康的笑容,眉飞色舞。他说收藏丰富了他的老年生活,欣赏把玩自己的藏品,能忘却烦恼,心情无比愉悦。而收集藏品的过程也让他学到很多知识,结识了许多朋友。其收藏爱好还得到全家人支持,家庭和谐美满。试想,这样的老年人怎么可能不健康长寿呢?那收藏究竟对健康百岁有哪些益处呢?

(1)收藏可以寄托精神。

人到中老年,生活乐趣愈发重要。常去古玩市场和全国各地觅宝,觅到一件心仪的新藏品,自然会增添一份乐趣。有时为了一件心仪的藏品,要四处走访,好事多磨,心思都放在上面,自然没有时间去伤春悲秋。

(2)收藏可以健康益寿。

事实证明,已有 20 多个国家把收藏列入心理疗法的正式科目。收藏

对健康确实有重要的意义。国外医学临床也证明，收藏对高血压、胃病、神经衰弱、精神烦躁等病症有治疗效果。四处走访、寻找藏品、走街串巷的过程，既锻炼了自己的身体，又调节了枯燥乏味的生活，对长寿大有裨益。

（3）收藏可以学习历史文化。

一盒小小的火柴，可以勾起你的怀旧情结；一件美轮美奂的玉器，可以引发你对美的感慨；一件史前彩陶，可以引发你追本溯源的兴趣。收藏藏品的时候，肯定要先了解藏品的历史和它代表的意义内涵，每一件藏品后面都藏着一个故事、一段历史。坚持数十年后，你肯定能成为博学而有专攻的"收藏家"和"历史学家"。真正的收藏大师，不仅是藏品的大富翁，更是学问的大富翁。

（4）收藏可以结交益友。

"物以类聚，人以群分""有癖好者才可交也"。经常和一群志同道合的藏友一起交流，不仅能排解内心的寂寞，还能增长知识，扩大交际。

10　活力老年,舞出精彩

> **教你一招:跳舞"装备"有讲究**
>
> 　　老年人跳舞时的"装备"选择也有一定的讲究。老年人跳舞时最好穿鞋底柔软、合脚的运动鞋,硬底鞋容易滑倒、弹力差,容易损伤肌腱和小腿肌肉。高跟鞋和皮鞋最好也不要穿。选择棉质的吸汗的衣服,最好是宽松些,以确保四肢血流畅通。

　　近年来,老年广场舞蔚然成风。公园里、广场上、小区门口,一到傍晚,就能看到一群中老年朋友在随着音乐翩翩起舞,活力四射。

　　广场舞的"忠实粉丝"王大姐有自己独特的心得:由于退休在家闲着,我快速地步入更年期,以前的笑容和爱好都好像消失了,内心经常会生出莫名的沮丧,经常会感到不会笑了,也不会和人沟通了。一次老伴和我去山上遛弯,看到了热情洋溢的老年朋友们在旁若无人地跳着舞,美妙的音乐和老年朋友的活力热情打动了我,我慢慢跟着前面的大姐跳了起来。就这样我很快学会了广场舞,迅速融入了这个集体。自从加入了这个集体,我的快乐也回来了,身体的健康也随之回到了我的躯体。他们本来就没抛弃我,而今在音乐、舞姿中又被我重拾了回来。

　　跳广场舞可以塑造各种美的姿态,而且还可以缓解压力与疲劳,使精神得到放松。记忆舞步的过程,也是锻炼脑力的过程,有助于防止老年痴呆。而且在增强体质方面还有好多的益处,是一种既怡情又养生的舞蹈。与其他的舞蹈相比,有更大的优势。

　　(1)动作简单,门槛低。

　　广场舞的"主力军"以中老年为主。这是因为和其他舞蹈相比,广场舞的旋律无论是活泼的还是缓慢的,都不剧烈,没有繁复的动作,舞步也几乎不用花费较大精力学习,非常受中老年人的青睐。许多人直接就没怎么学习,只是跟着别人跳,跳着跳着就会了。广场舞的规模很灵活,少则几十人，多则一二百人，随意性较高，不需要专门的排练，很多观看的人也可以即兴加入。

（2）健美减肥，健身防病。

广场舞动作简单，有时候只是伴随着音乐简单的抬手、踢腿，也可以起到活动关节筋骨的作用。这些动作能增加身体及关节的柔软性，使人更灵活，也能预防和辅助治疗颈椎病、腰腿疼、肩周炎。广场舞的时间一般都是傍晚，此时运动正好可以有助于消化晚餐，而且能消耗掉多余的热量，有助于保持体重，控制肥胖，对"三高"人群是非常有益的。这种既能健身防病，又能娱乐身心的活动很适合老年人。

（3）增加自信，融入群体。

老年人跳广场舞，可以帮助锻炼坚强意志，勇于面对挑战，还能增加自信心，建立健康的自我形象。与朋友一起分享舞蹈的乐趣，可以促进大家的感情。跳广场舞能认识不少新朋友，在群体活动中，学习合作精神，找到归属感。

第七章 顺应天时，四季养生

1 顺应天时是健康百岁的基础

▶ 教你一招：老年人要远离烧烤、凉拌食物 ◀

所谓病从口入，夏季老年人要格外提高警惕的几种食物有：烧烤类，路边的烤羊肉串、鸡翅等；生食类，凉拌腐竹、海带丝、木耳等；水产类，小龙虾、海鲜、田螺等。这些都是夏季大热的食物，但是都存在不健康、不卫生、易变质的问题，容易引发肠道疾病，对老年人来说是很危险的。夏季老年人尽量远离这些危险食物。

"天人合一"是一个古老又时髦的概念。从中医的源头《黄帝内经》中我们就可以找到"天人合一"的思想。《灵枢》记载："人与天地相应"；《素问》也说："人生于地，悬命于天，天地和气，命之曰人"。可见对于靠老天爷吃饭的古人，对"天人合一"有着深刻的认识。放眼现代，人是一个有机的整体，与自然有着密不可分的关系。人不可能脱离自然而活，自然界为我们提供了食物、氧气、水等生存的必需物质，同时自然界的各种变化，包括四季气候、晨昏、环境都深深地影响着我们的人体。所以人类想要健康长寿，就必须把握自然界的运转规律，并且顺应自然的变化来进行调摄养生，使内外环境和谐统一，达到"天时、地利、人和"这一中医养生的最高境界。

国医大师路志正谈到养生经验时常说："人是一个整体，人与自然界也是一个整体。人只有与自然界和谐统一，才能达到天人相应。"正如《素问·宝命全形论》所说："人以天地相参也，与日月相应也。"人们的养生观只有建立在这种整体观念的基础上，才会发挥其独特价值。"人以天地之气生，四时之法成。"顺时养生既要符合四季气候变化的规律，还要符合每天 12 个时辰的变化规律，这样才能做到起居有常、内外协调、健康百岁。

就一年四季而言，人的生活起居在四时季节中，必须顺应春生、夏长、秋收、冬藏的自然规律，人体的生理活动才能保持正常。而"春夏养阳，秋冬养阴"，就是要顺应季节变化，春夏之时保养阳气，秋冬之时保养阴气，以增强人体对外在环境变化的适应能力，减少疾病的发生。为了达到养生的目的，我们不仅在一年四季中要顺应自然，在一天之中也是如此。

一天有 24 个小时也就是 12 个时辰。时辰养生与中医子午流注有着密切的关系，人体的气血按照一定的规律在经脉中流注循环、周流不息。12 个时辰与人体的 12 条经脉相对应，每个时辰都有人体的一条经脉"当值"，也就是经气相对旺盛。在一条经脉当值的时间内，是我们特定养生的最佳时机。

（1）子时：23～1 时，胆经当值。此时胆经最旺，所以一定要处于熟睡状态，胆汁才能推陈出新，为第二天的活动做准备。如果此时没有入睡，第二天就会面色发黄、精神萎靡，整个人一天都没有精神，这也是为什么现代提倡的一定要在 11 点之前入睡。

（2）丑时：1～3 时，肝经当值。肝脏开始它的解毒工作，排泄废物。但这都是需要在熟睡中进行的。如果此时还没有入睡，肝脏的功能就会受到影响，节律被打乱，就会容易患上肝病。

（3）寅时：3～5 时，肺经当值。肺主一身之气，管人体的呼吸，此时如果惊醒或盗汗，则是肺病的表现。

（4）卯时：5～7 时，大肠经当值。此时太阳初升，是新的一天的开始。人应该醒来，在大肠经功能最旺盛的时候，应该做的第一件事就是排便，将积攒了一夜的糟粕排出体外。所以老年人一定要养成定时排便的好习惯。

（5）辰时：7～9 时，胃经当值。排空后的肠胃此时正需要补充能量，这正是吃早餐的时候，一定要吃丰盛有营养的早餐，最容易消化，也最利

于吸收。脾胃是后天之本,如果此时没有进食,就会伤害我们的脾胃系统,更谈何养生。

(6)巳时:9～11时,脾经当值。脾是消化、吸收、排泄的总调度,又是人体血液的统领。脾的功能好,消化吸收好,血的质量好,嘴唇才是红润的。唇白标志血气不足,唇暗、唇紫标志寒入脾经。此时是吸收营养的好时机。

(7)午时:11～13时,心经当值。此时是一天中阴阳的交汇点,适宜养心神。人在午时能睡片刻,对于养心大有好处,可使下午乃至晚上精力充沛。

(8)未时:13～15时,小肠经当值。小肠具有分清泌浊的功能,所以此时是消化吸收午餐精华的时候。

(9)申时:15～17时,膀胱经当值。膀胱主管人体尿液的储存和排泄。此时膀胱经最旺,也是我们所说的下午茶时间,应多喝点水,帮助水液的排泄。

(10)酉时:17～19时,肾经当值。肾为先天之本,在酉时进入贮藏精华的阶段。如果有腰膝酸软,手脚怕冷,体虚乏力,牙齿松动,骨质疏松,耳鸣脱发,夜尿频多,前列腺肥大,性功能减退等肾虚症状的老年人,可以在这个时间段吃一些豆类,补充肾气。

(11)戌时:19～21时,心包经当值。心包是心的保护组织,又是气血通道。心包经戌时兴旺,此时敲打按摩心包经,可以缓解心慌、心悸,是心脏病患者保健的好时候。

(12)亥时:21～23时,三焦经当值。亥时入定,讲的就是人在这个时候应该安定下来,准备入睡了。此时最好不要吃东西不要喝水,以保证睡眠的质量。这个时间段也是人体修复的时间,所以对于养病康复有特别重要的意义。

通过以上12个时辰的经络流注,我们发现人体重要脏器发挥功能都是在夜间,所以老年人一定要按时睡眠,不要熬夜,让我们的脏器在夜间得到充分的休息和修复。

2　睡眠与健康

> **教你一招：冬春季节适当锻炼保护骨关节**
>
> 　　冬春季节，气候寒冷，很多老年人因为惧怕寒冷而停止户外健身。其实，冬春季锻炼不但能增强体质和免疫力，而且户外充足的日照还能促进钙质的吸收。对于肥胖的老年人来说更应该积极锻炼，通过减轻体重来减轻关节负担。锻炼适宜选在天气晴好的上午，时间以半个小时为宜。

　　健康的体魄来自睡眠，没有睡眠就没有健康。充足的睡眠、均衡的饮食和适当的运动，是国际社会公认的三项健康标准。人的一生约 1/3 的时间是在睡眠中度过的，睡眠直接关系到人的生存质量和生活质量。特别是现今社会人口加速老龄化，老龄化与睡眠问题之间的交互影响更加突出。据世界卫生组织一项研究表明：睡眠疾病在世界上是一个没有得到充分重视和良好解决的公共卫生问题，全球约有 27％ 的人遭受睡眠疾病困扰。中国约有 3 亿成人患有失眠和睡眠过多等睡眠障碍。

　　俗话说："每天睡得好，八十不见老。"20 世纪 70 年代的研究曾经认为，睡眠较多的人智商较低，反之，智商高的人需要的睡眠时间较少。但是新的研究显示，睡眠少的人可能短寿。美国研究者的一项调查发现每晚睡眠不足 6 小时的人，其死亡率较睡眠 7～8 小时者高 70％。芬兰研究者对 21 万名双胞胎进行了长达 22 年的跟踪研究，结果发现，睡眠不足 7 小时的男性比睡眠保持在 7～8 小时的男性死亡率增加 26％，女性死亡率增加 21％。而睡眠大于 8 小时的男性比睡眠保持在 7～8 小时的男性死亡率可能增加 24％，女性死亡率增加 17％。根据调查研究结果，每晚睡眠少于 5 小时的人，无论基于何种原因，其死亡风险比一般人增加 15％。老鼠的动物实验研究表明，如果连续 2 周（相当于人的 3 个月）剥夺睡觉，就会导致老鼠死亡。因此，睡眠是健康长寿的必要条件。

　　适当的睡眠是最好的休息。睡眠既是维护健康和体力的基础，也是我们每天的活力之源,心身平衡之首要要素。可以说,睡眠与人的健康息息相关。睡眠对人体健康大致有以下几方面的益处。

(1)有益心脏健康。

心脏病和脑卒中普遍发生在清晨,说明睡眠紊乱与血管性疾病发作相互联系。睡眠缺乏与心脏病和脑卒中的所有危险因素包括高血压、胆固醇升高有密切关系。每晚睡眠时间少于 6 小时的人,其发生高血压的危险是那些睡眠时间正常者的 2 倍。此外,缺乏睡眠使得胆固醇水平明显增高。高血压和高胆固醇血症均是心脏病和卒中的高危因素。

(2)可预防癌症。

长期的睡眠不足,不但会导致肥胖、糖尿病和各类心血管疾病,还可能诱发癌症。虽然可以通过定期锻炼减少罹患癌症的风险,但如果睡眠过少,患癌症的概率仍会增加。此外夜班工作者罹患乳腺癌和结肠癌的风险也明显增加,其机制不清,可能与褪黑激素减少相关。

(3)舒缓压力。

睡眠可以使人的大脑和身体得到充分的休息,消除疲劳,恢复体力和脑力,并能舒缓压力。

(4)增强记忆力。

睡眠是神经科学中一个比较神秘的现象,人为什么要睡眠一直是个谜。研究发现睡眠和大脑的信息整理有关,睡眠过程中能够加强新知识以及巩固已有知识。夜间睡眠中的大脑活动能聚合和处理白天获得的信息,例如一些很需要或很重要的知识将得到保留和加强而一些被认为是多余的知识将被"擦掉"。如果普通人连续几天不睡,会严重损害记忆功能。科学家发现,为了能在睡眠中巩固学习,人的大脑要利用数百万个神经细胞的活动。神经细胞能发送强有力的电子脉冲,电子脉冲将一些单独的细胞连成一个整体,这样的脑电波是深度睡眠中的典型现象。

(5)有助于减肥。

研究人员发现睡眠时间短的人较睡眠时间长的人,肥胖发生率增加15%。缺乏睡眠可影响体内有关食欲激素的平衡,已发现睡眠缺乏干扰了调节食欲的重要激素如葛瑞林(饥饿激素)和瘦素,如果一个人连续两天平均只睡 4 个小时，那么体内负责饥饿感的激素就会增加近一倍，而调节体内脂肪含量和食欲的激素就会相对减少。因此睡眠是最经济实惠的减肥方法。

（6）降低抑郁症的风险。

睡眠影响体内的许多化学物质，包括血清素，而人血清素不足可能患抑郁症。每晚 7～9 小时睡眠时间可以降低抑郁症的风险，有助于预防抑郁症。

（7）增强免疫力、增加抵抗力。

睡眠除了可以消除疲劳，使人体产生新的活力外，还可提高免疫力，增加抵御疾病的能力。睡眠能增加免疫系统中的 T 淋巴细胞、B 淋巴细胞和免疫抗体，增强机体抵抗力。充足适宜的睡眠既可预防疾病的发生，也可以在已患疾病时促使病情减轻与好转。

（8）促进儿童发育。

睡眠对于儿童来说，不仅可以恢复体力、为其储存能量、促进其体格生长，同时还有助于其神经系统的发育，尤其是人体在深睡眠阶段分泌生长激素，因此充足的睡眠无疑是儿童健康成长的重要保证。对于一个处在生长发育时期的少年儿童来讲，身体发育状况的好坏，与睡眠质量的好坏有着颇为密切的关系。

（9）消除疲劳。

在日常生活中谁都知道，在身体状态不佳时或在剧烈活动后感到疲惫不堪时，如果能美美地睡上一觉，体力和精力就会很快得到恢复。因此睡眠是消除疲劳、恢复体力的好方式。睡眠时大脑皮质的兴奋过程降低，体内分解代谢处于最低水平，而合成代谢过程则相对较高，有利于体内能量的蓄积。

（10）延缓皮肤衰老。

睡眠不足引起神经系统功能紊乱，皮肤的血液循环不良，引起皮肤起皱，失去光泽。相反，如果睡眠充足，大脑和机体得到充足休息，神经系统调节功能正常，皮肤就会滋润光滑，显示出自然健康的美。

3 春季调补肝肾正当时

◢ 教你一招:春捂捂多久 ◣

春天要捂,而春捂要捂多久,要从气温、昼夜温差、个人体质三个方面来判断。一般情况下,立春后最短也要捂 10～15 天。气温的话,15 ℃是一个临界值,低于这个气温时,最好不要急着脱冬衣,当昼夜温差超过 7～10 ℃时,也不宜减衣。此外,个人体质不同,耐受程度也不同,老人、小孩或体质偏寒者可多捂几天,而体热的人则可以少捂几天。

中医五行理论中,肝是属木的,草木在春天萌发生长,我们的肝脏也是一样,肝脏在春季时功能也更活跃。肝喜条达,而春天阳气升发旺盛,所以春季养肝最佳。而且肝肾在中医上是相互滋生的关系,即肝肾同源,所以春季是滋补肝肾的好时节。我们怎么样来调补我们的肝肾呢?

(1)保持心情开朗。

"肝在志为怒",也就是说肝在情志上表现为怒,肝脏的调节功能失衡会影响情绪,使人烦躁;反之,情绪烦躁、心情郁结、发怒会使肝气郁结,难以疏泄。长此以往,必然影响肝脏的正常功能。所以我们要尽量保持精神愉快,尤其要避免生气发怒,才能养出强健的肝脏。科学研究也发现,快乐可以增加肝血流量,活化肝细胞。而怒气不仅伤肝,也是古代养生家最忌讳的一种情绪:"怒气一发,则气逆而不顺"。

(2)多一抹绿色。

"青色入肝经",绿色食物能有益肝气循环、代谢,还能消除疲劳、舒缓肝郁,多吃些深色或绿色的食物能起到养肝护肝的作用,比如西蓝花、菠菜、青苹果、野菜等。而且蔬菜中含有丰富的维生素,人体经过一个冬天的蛰伏,需要继续补充大量的新鲜维生素。多吃绿色蔬菜还能提高机体免疫力,抵御疾病。

（3）少酸多甘。

春季为肝气旺盛的时候，根据五行相克的原理，肝气太过旺会克伐脾脏，所以春季易出现脾胃虚弱之症。脾胃是后天之本，适量地补充酸味、甜味食物以健脾和胃，增强生化之源，助长后天的阳气，脾胃之气旺盛才能健康长寿。所以春季饮食就应该少酸增甘，来养我们的脾气。但甜食、酸食都不能过量，过食酸味，易造成肝气过旺影响脾胃功能，出现进食后饱腹感、泛吐酸水、反胃呃逆等消化道不适症状。过食甘味，则会造成滋腻碍胃，影响消化吸收。

（4）对症滋补。

肝的滋补分为两种，易疲劳、头晕、两胁不适、脉无力等症状，为肝气虚的表现，可用人参、黄芪补肝气。而头晕目花、四肢麻木、筋络不疏，此为肝阴虚的表征，常伴有烦躁易怒、脉细的情况，可选用当归、动物肝脏、枸杞、阿胶等食材滋补。滋补肾精以养肝血，多食能补肾填精养血的黑色食物，如黑米、黑豆、黑芝麻、黑木耳、乌鸡等。

对于有慢性肝炎、肝硬化的老年人，不要碰辛辣的食物，比如辣椒、洋葱、酒等，这些都是属于阳热属性，进入人体后，容易助热生湿，加重病情。饮酒过多也会危害肝脏的健康。暴饮暴食或常饥饿，会导致消化液分泌失常，导致肝脏功能的失调。

4 春季预防流行病

> **教你一招：常提肛门防痔疮**
>
> 提肛运动在中医上叫作"撮谷道"，也是道家的养生法宝。提肛运动的做法就是有规律地上提收缩肛门，然后放松。吸气时稍微用力，提肛连同会阴一起上升，呼气时一齐放松，每次反复30~40次，早晚各一次。每日进行提肛运动可以改善局部的血液循环，预防痔疮等肛周疾病，同时还能改善盆腔瘀血。

春天气候转暖，万物复苏，生机勃勃，但是春季也是百草发芽、百病发作的季节，一些病原微生物也会在此时"复苏"，乘虚而入，危害人体健康。因此，对老年人来说，春季预防流行病显得尤为重要。

早春的一天，某市的公园里出现了一群醒目的志愿者，在为市民们细心讲解预防春季流行病的各种知识。"奶奶，像这个季节，您的饮食一定要清淡，中午最好睡一个小时的午觉，厚衣服不要脱得太早。"志愿活动的负责人说："春季天气忽冷忽热，很容易患上流行病。对老年人来说，春季健康保养显得尤为重要。所以我们选在老年人聚集的公园，开展预防春季流行病的活动。向老年人宣传预防春季易发病的注意事项及一些实用的小知识，帮助老人家掌握一些健康的生活习惯、饮食习惯。"那么春季老年人易患的流行病有哪些呢？

（1）流感

症状与感冒类似，有着极强的传染性和流行性。老年人体质弱，抵抗力差。早春气候乍冷乍热，本来就容易导致伤风感冒。如果老人此时没有加强保暖，注意防风，没有"春捂"一段时间，就很容易被病毒乘虚而入。

（2）甲肝

流行病学资料显示，春节过后是甲肝的高发季节，而且甲肝有易被误诊、容易传染的特点，需要特别注意防治。甲肝初起时往往被误认为是感冒，容易误诊，延误病情。如果老年人在生活中出现发热、疲乏、小便发黄、厌油等症状，可以到医院检查肝功能是否正常，有可能是患上了春季高发的甲型肝炎。

（3）痢疾

春天也是消化系统疾病的多发季节，这和春天气温上升、细菌更容易滋生、人们不够重视饮食卫生有关。一旦出现腹泻，不论轻重都要尽快到医院就诊，及时采取治疗措施。如果反复腹泻 2 天以上，伴有腹痛、高热、呕吐，出现黏液血便，严重水样腹泻，更应尽快到医院的肠道门诊就诊。

预防这些疾病的方法很多，最简便的家庭预防方法是煎煮保健药茶，具体方法如下：

（1）流感预防：板蓝根、桑叶、金银花各 9 克，研为粗末，水煎取汁。代茶频饮，连续服用 3 日。还可用板蓝根冲剂冲服，每次服用 1 包，每日服用 2 次，连续服用 3 日。

（2）甲肝预防：桑叶 6 克、枸杞 12 克、绿茶 3 克，放入杯中，用沸水冲泡，闷泡 5 分钟后即可饮用。每日 1 剂。

（3）痢疾预防：预防痢疾最有效的方法就是注意饮食清洁。老年人饭前便后一定要洗手，生吃瓜果要洗干净，不要存有侥幸心理而吃变质的食物，生熟食品在储存、加工过程中要分开。

老年人在饮食上也可多吃些小白菜、油菜、西红柿等新鲜蔬菜，这些蔬菜都富含维 C，具有抗病毒作用；胡萝卜、苋菜等黄绿色蔬菜，富含维生素 A，能保护和加强呼吸器官上皮细胞的功能，从而可抵抗多种致病因素侵袭。

5　夏季也要养阳气

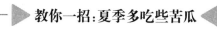

教你一招:夏季多吃些苦瓜

夏天许多老年人都会出现食欲不振的情况,这个时候不妨吃一些苦瓜,凉拌或炒菜都可以,不仅能够清热祛暑,除烦醒神,还能健脾开胃,增进食欲,有效地缓解"苦夏"的症状。此外,苦瓜还有一定的抗癌防癌作用。

《素问·四气调神大论》:"夫四时阴阳者,万物之根本也。所以圣人春夏养阳,秋冬养阴,以从其根,故与万物沉浮于生长之门。"这其中就提到了顺应四季变化的重要养生方法——春夏养阳,秋冬养阴。

春天阳气开始生发,阴气渐收,是个阳盛阴衰的过程。人体的阳气就像火苗刚刚燃起,需要小心呵护。可是到了夏天,是万物生长最旺盛的时候,也是阳气最盛的时候,为什么还要养阳气呢?

我们这里所说的养阳气包括两个方面。

夏季阳气旺盛,就应当顺应阳气的特点,随其生长,不要过分遏制。因为春夏是阳长阴消的阶段,顺应阳长的气化趋势养阳,效果就会比其他时候要好,所以春夏要养阳。顺应自身阳气的升发宣泄,这样可以带走冬天在身体中积攒的寒邪之气,中医中所说的冬病夏治,就是这个道理。夏季阳气旺盛,也会影响人体的腠理,腠理疏松、开泄,所以夏天出汗更是家常便饭,体内阳气会随着汗液外泄,容易导致阳气虚。汗出得越多,消耗阳气就越多,所以气温越高,人体的阳气耗损得就越多。

除了自然环境容易导致人体阳虚,也有人为的原因。炎炎夏日,人们都喜欢吹空调、吃冷饮,殊不知这样会让你体内本来就不稳定的阳气耗散得更快。为什么说夏季人体内的阳气不稳定呢? 举个简单的例子,为什么有些地方井水冬暖夏凉? 是因为夏天阳气都从地下升发到地面上,地下阳气少,所以水温低。冬天自然界空间以阴气为主,阴主收敛下降,把阳气压入地下,地下阳气多,所以水温高。人体也是一样的道理,夏季阳气从体内发散到体表，相应地身体内部的阳气就少了，这也是为什么要补阳的原因。

既然我们已经知道了夏季养阳的原因，那么我们该从哪些方面做到呢？

（1）饮食

老年人少吃或不吃冷饮。夏季阴伏于内，越是吃冷饮，体内的阴气就越重，这样不仅不能起到防暑降温的作用，反而让你的毛孔闭塞，寒气更加出不去。但如果喝一点热水，出一些汗，将体内的寒气拔出体外，反而会觉得凉爽。有句话叫"冬吃萝卜、夏吃姜"，生姜能驱寒，带走我们体内的寒气，从而达到保护阳气的目的，所以老年人不妨多吃几片生姜。

（2）运动

夏天天气炎热，稍微动一动就出一身汗，非常不舒服，所以许多老年人到了夏天就不怎么爱动。其实老年人可以在清晨，天气并不是酷热难耐的时候，多到户外活动，这样可补充身体能量、调畅气血、养护阳气。

（3）起居

少吹或不吹空调。老年人身体适应能力比较差，最好不要长期待在室内外温差大的房间，晚上睡觉的时候，空调最好不开，就算开也不能整晚开。

6 夏季防暑降温有妙招

> **▶ 教你一招:边看电视边做操 ◀**
>
> 丰富多彩的电视节目已成为老年人生活中的一大乐趣。但长时间看电视,老年人会出现头脑发胀、眼酸眼花、颈肩酸痛、腰腿部不适,不利于健康。此时,老年人不妨边看电视边做做保健操:摩眼,用食指按摩眼皮 10 秒;梳头,十指微屈,从前额梳到脑后,梳 10 次;转颈,缓慢转动颈部 5 次;摆手,双臂下垂,前后轻轻摆动数次;踢脚,双脚分别踢向前下方,各 10 次;擦腰,双手握拳在脊柱两旁反复摩擦数次。

炎炎夏日,高温难挡,老年人体质弱,很容易上火中暑。如果中暑不及时处理,还会发展为热射病,危害老年人的生命安全。加之酷暑潮湿,暑湿之邪容易侵袭人体,使老年人免疫力下降、胃肠道功能减退,就会出现"苦夏"的症状,如食欲不振、恶心欲呕、困倦乏力、胸闷不适、身体清瘦等,苦不堪言。

市民郑爷爷今年已经 80 岁了,对于南京夏天的持续高温,他表示这是他最难熬的季节。由于持续的高温,医院内中暑、热射病的病人也急剧增多,其中大部分是老年人。盛夏期间,老年人的防暑降温工作显得尤为重要。那么老年人又应当如何安然度夏呢?

(1) 饮食

夏季出汗量多,需要及时补充丢失的水分,可以多喝凉白开、果汁,出汗较多的时候可以加入少量的盐;绿豆汤具有消暑益气、清热解毒、利水消肿的功效,能预防中暑,可以常煮常喝,但是绿豆汤性凉,对于体弱多病的老年人不宜过多饮用。苦瓜有清热、解毒的功效,成为夏天人们生活中的宠儿。常吃苦瓜,经常给自己的脏腑降降温,有助于老年人,特别是患有糖尿病的老人安然度夏。另外,饮食上,除了保证营养外,还要

清淡饮食，忌油腻辛辣的食物。

（2）起居

住宅周围最好有绿树遮阴，以利于驱热降温。老年人的卧室中，床不宜紧靠窗户，窗户可加挂竹帘。要常开窗换气，保持室内空气凉爽。绿色能给人以清幽雅静、舒适凉快之感，卧室里可以摆放一些绿色植物。不要长时间吹电扇，也不要对着一个部位吹。使用空调要适度，内外温差不宜太大，否则容易感冒和患上干皮综合征。保证充足的睡眠时间，除夜间睡好外，最好每天午睡，使大脑和机体得到充分休息。

（3）出行

老年人，特别是有心血管疾病的老年人，在高温时间段尽可能不外出活动，尤其不要在上午 10 点至下午 4 点在烈日下干体力活，此时发生中暑的可能性是平时的 10 倍！不要暴晒，出门尽量戴帽子、墨镜或打伞，有条件的可以涂防晒霜。夏季最好不要佩戴金属首饰，因为某些金属沾上汗水有可能发生反应，引发接触性皮炎，造成皮肤微红或瘙痒。

（4）解暑药

家庭应备防暑药，如清热解毒的"十滴水"，理气和中的"藿香正气水"、祛风、舒气的"仁丹"，提神醒脑的"清凉油""风油精"等。出门时最好也随身准备一些，以备不时之需。

7　秋季最适合养肺

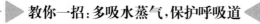

教你一招：多吸水蒸气，保护呼吸道

　　通过呼吸道摄入水分的原理是：中医上认为肺开窍于鼻，秋季老年人补充水分，可以直接吸入水蒸气，来保持呼吸道的湿润和肺部的水分。具体做法是：将热水倒入水杯中，鼻子对准水杯吸入水蒸气，每次 10 分钟，早晚各一次，能有效缓解秋季的干燥。

　　秋季是收获的季节，也是重要的养生季节。肺气在秋季最旺盛，此时肺的宣发和肃降功能也最强盛，所以秋季最宜养肺。秋风渐起，风多雨少，中医认为这是由热转寒，阳气渐收、阴气渐长的过渡时期。初秋，盛夏余炎未消，气温仍然较高，故有"秋老虎"的说法。但白露之后，天气干燥，昼热夜凉，寒热多变，易伤风感冒，旧病也易复发，所以也有"多事之秋"的说法。在这个季节里养阴是养生的重要原则，而养阴的重点就是养肺阴。

　　（1）健身养肺。

　　强健肺脏的最佳方法是体育锻炼，老年人可以根据自身条件，选择一些合适的运动方式，如慢跑、散步、太极拳、跳绳、练功、舞剑等，可以锻炼人体的御寒能力，预防感冒等各种疾病。尤其是太极拳，由于秋主收藏，故以静为妙。太极拳强调的以静制动、刚柔并济，正好符合秋季所主。但需注意，健身锻炼不能过量，以周身微热、尚未出汗或轻微出汗为度。

　　（2）中药养肺。

　　平时患有老慢支的老年人，一到秋天天气转凉就开始咳嗽，用麦冬、桔梗、陈皮、甘草各 5 克来泡水喝，麦冬滋阴润燥、桔梗止咳、陈皮化痰，这个小药方最适合调理因秋燥引起的咳嗽。

　　肺气虚的老年人表现为爱出虚汗、容易咳嗽、身体乏力、精神倦怠，可以用沙参、黄芪各 10 克来泡水喝，能有效增强肺气、预防呼吸道疾病。

肺寒型的老年人咳嗽的同时有痰多、痰质清稀、舌苔白腻等症状，可用苏叶、杏仁各 10 克，生姜 3 片，甘草 5 克来煮水喝，或服用"杏苏二陈汤"，组方为苏叶、杏仁各 10 克，生姜 3 片，甘草 6 克，茯苓、法半夏、陈皮各 10 克，水煎服。

如果咳嗽的同时感觉嗓子发痒、有点疼痛，平时还有爱吃辣、爱喝酒、爱吃烧烤、爱吸烟等不良生活习惯，则属于"肺有燥热"的类型，可用桑叶、桔梗、黄芩、甘草各 5 克来泡水喝。

（3）水果养肺。

秋天是收获的季节，各种新鲜的水果也争相上市，新鲜的水果无疑是润肺、养肺最好的辅助。下面我们就介绍几种秋天常见的养肺水果。

① 梨：梨肉香甜可口，肥嫩多汁，有清热解毒、润肺生津、止咳化痰等功效，生食、榨汁、炖煮或熬膏，对肺热咳嗽、老年咳嗽、支气管炎等症有较好的治疗效果。若与荸荠、蜂蜜、甘蔗等榨汁同服，效果更佳。

② 柿子：柿子有润肺止咳、清热生津、化痰软坚之功效。鲜柿生食，对肺痨咳嗽、虚热肺痿、咳嗽痰多、虚劳咯血等症有良效。红软熟柿，可治疗热病烦渴、口干唇烂、心中烦热、热痢等症。

③ 荸荠：荸荠可作水果生吃，亦可做菜食用，具有清热生津、化湿祛痰、凉血解毒等功效，可治疗热病伤津、口燥咽干、肺热咳嗽、痰浓黄稠等症，与莲藕榨汁共饮效果更佳。

8 秋季巧喝药茶防秋燥

教你一招：暖手擦面除皱纹

面宜多擦，经常浴面能改善面部血液循环，增强面部肌肤的弹性，减少皱纹，使面部容光焕发，延缓衰老。浴面的具体做法是：两手搓热，掌心紧贴前额，稍用力从上往下擦到下颔，往返约20次；再用两手大拇指指背，轻轻由上往下擦鼻两侧20次左右，以擦至面部红润微热为度。同时，配合揉点印堂、迎香穴。每日早晚各做一遍。

燥为秋天的主气，其中初秋有夏日之余热，天气晴暖而干燥，燥与温热结合，称为温燥；深秋有近冬之寒气，久晴无雨，气候干燥，天气逐渐转凉，燥与寒结合，称为凉燥。空气中缺少水分，我们的人体也缺少水分。所以一到秋天，我们就会感觉到口干、口渴、鼻咽干燥、皮肤干涩，有的老年人还会出现咳嗽少痰、便秘。

防止秋燥，最重要的就是要补充水分，秋燥最易伤人津液，单纯的白开水弥补不了人体损失的津液。而药茶因加入了滋阴润燥的药物，最适合秋季服用。下面就为老年人介绍几种预防秋燥的药茶，帮您度过"多事之秋"。

（1）银耳茶

取银耳20克，洗净，加水与冰糖炖熟，再将茶叶5克泡5分钟混入银耳内，搅拌均匀，即可食用。此茶有滋阴降火、润肺止咳之功效。因银耳富含碳水化合物、维生素E和矿物质磷、铁、镁、钾等物质，具有很好的滋阴润肺、养胃生津的食疗效果。

（2）桑杏茶

桑叶3克，菊花3克，杏仁6克，贝母3克，沙参5克，玉竹5克，焦栀子3克，先用开水冲泡，再放锅内煮20分钟后服用，有清宣温燥、凉润止

咳之功效，适用于温燥干咳无痰、咳而不爽、口干口渴之症。桑叶宣透燥热，杏仁润肺止咳，沙参、玉竹滋阴润燥，栀子清热。

（3）杏苏茶

苏叶3克，荆芥2克，豆豉5克，杏仁6克，紫菀3克，生姜2片，大枣3枚。服用方法同桑杏茶，有清宣凉燥、止咳化痰的功效，适用于外感凉燥导致的咳嗽。凉燥的症状与风寒感冒类似，咳嗽、痰稀、咽干、恶寒。老年人选用时应注意温燥和凉燥的区别，千万不可混为一谈，温燥用热，凉燥用寒，只会适得其反，加重秋燥。

（4）罗汉果五花茶

罗汉果1枚，金银花3克，葛花3克，鸡蛋花3克，木棉花3克，槐花3克，红糖3克，一起放入汤锅中，加入冷水，用大火煮沸，再转小火慢慢煮约5分钟。罗汉果五花茶具有去痰火、除燥咳等功能。一般为放凉饮用，在天气转换时较多饮用。同时此茶味道中带有5种干花的浓郁花香，口感甜美。经常饮用可以起到很好的生津解渴、除湿清热、润肠排毒的作用。

（5）橘红茶

橘红5克，绿茶5克，两者放入茶杯中，用滚水冲泡，再放入滚水煲中隔水蒸20分钟即可。每日1剂，不拘时频饮。此茶具有润肺消痰、理气止咳的功效，适用于咳嗽、痰多、痰黏，难以咯出等。橘红具有消痰利气、止咳宣肺的作用，而绿茶消炎抗菌，二者配合，对咳嗽、痰多难咯效果极佳。

9 冬补喝粥暖脏腑

教你一招：选对睡姿防打鼾

睡眠打呼噜是司空见惯的现象,许多人认为打呼噜是睡得香的表现,其实不然,打呼噜也可能是健康的大敌。睡眠呼吸暂停会导致大脑缺氧、形成低氧血症,从而诱发高血压、心绞痛、心肌梗死,甚至猝死。选对睡姿可以减轻打鼾症状,预防意外的发生。比较肥胖的老年人,在仰卧位时易出现打鼾,可影响肺内气体的交换而出现低氧血症。所以最好是选择侧卧位睡姿,既能使全身肌肉得到较满意的放松,又可以减轻打呼噜。

冬季来临,天气由凉转冷,这对不少身体虚弱的老年人来说是个不小的考验。冬季养生保健的秘诀就是避寒就温,敛阳护阴,注意保暖。我们所说的保暖不仅仅是穿得暖和,最重要的是让身体由内而外地暖和起来,如果里面不暖,外面穿再多衣服也没用,所以我们要暖脏腑。喝粥就是让身体由内而外暖起来的很好的养生方法,所有的食材都煮得软烂,很好入口,很好消化吸收,特别在冬天早上喝一碗热粥,既有营养,又能让身体暖起来,还能祛病延年。下面介绍的几款暖身粥都非常适合老年人日常食用。

（1）羊肉粥

材料:羊肉 280 克,粳米 100 克。

做法:先将羊肉洗净切碎备用,再将洗净的粳米加适量水煮至半熟时,倒入羊肉,同煮至熟。

养生功效:冬季喝羊肉粥,具有益气补虚、温中暖下的作用,对于阳气不足、久病体弱、气血亏损、形寒肢冷、腰膝酸软者尤为适宜。健康人食用,亦能增进食欲,增强体质,提高抗寒能力。

（2）五谷养生粥

材料：荞麦、薏米、黑米、芡实、绿豆、糙米、红豆、麦仁各1大匙，大枣10枚，桂圆10个，粳米100克。

做法：荞麦、薏米、黑米、芡实、绿豆、糙米、红豆、麦仁洗干净后泡水2个小时，桂圆去壳，大枣、粳米洗净待用。上述原材料一起放入高压锅，加上1500毫升的水熬煮即可。如果老年人喜欢吃甜的，可以在吃的时候加糖，但最好是红糖，补血益气效果佳。

养生功效：养气生津、益胃暖身。

（3）山药薏米粥

材料：山药、薏米各30克，莲子15克，大枣10枚，小米50克，白糖适量。

做法：山药洗净、切细，莲子去芯、洗净，大枣去核。薏米淘洗干净后与山药、莲子、大枣、小米共煮成粥，粥煮熟后加白糖调匀即成。

养生功效：健脾益气。对于脾胃虚弱、食少纳差、腹胀便溏、肢体无力、老年水肿者尤宜。

（4）粟米龙眼粥

材料：粟米200克，桂圆肉1小匙，粳米50克，白糖适量。

做法：粟米去壳，用清水淘洗干净。将粳米淘洗干净，放入锅内，加入粟米、桂圆肉，加水适量，置大火之上烧沸，再用小火熬煮，之后加入白糖搅匀即成。

养生功效：此粥具有补心肾、益腰膝的作用，特别适用于心肾精血不足、心悸、失眠、腰膝酸软的老年人食用。

10 冬季严防糖尿病足

教你一招：锻炼呼吸肌，防治老慢支

腹式呼吸可以有效地锻炼膈肌，改善肺部呼吸功能，预防冬季老慢支发作。腹式呼吸的锻炼方法如下：站立，一手放在胸前，一手放在腹部。吸气时胸部不动，尽量挺腹；呼气时，尽量把气呼出。用鼻吸气，用口呼气，吸与呼的比例为 1∶2 或 1∶3，要求深吸缓呼，不要过度用力，每次 10～20 分钟，早晚各一次。

糖尿病足是糖尿病常见的可怕的并发症，糖尿病患者因并发血管和神经病变，足部血管痉挛，导致下肢供血不足，足部神经病变主要是足部感觉和运动神经障碍，痛觉、温觉减弱或消失。足部组织缺血质脆，极易诱发足部皮肤干燥、龟裂和细菌感染，严重者可导致下肢发炎、溃烂，经久不愈甚至需要截肢。糖尿病足致残率、致死率极高，常常令许多糖尿病患者闻之生畏。冬季天气寒冷、气候干燥，是糖尿病足高发的季节。所以在冬季患有糖尿病的老年人及家人一定要做好糖尿病足的预防工作，切不可掉以轻心。糖尿病患者要做好以下几点，远离糖尿病足。

（1）足部保暖。

寒从足起，足部保暖很重要。一般的保暖方法有：穿棉袜，棉袜不要过紧或过松，太松会减少血液回流量及速度，不利于保暖，太紧会压迫血管，不利于血液回流。穿宽松的棉鞋。切忌用热水袋或照红外线灯，因为糖尿病人一般足部的感觉比较迟钝，不能及时感觉温度的变化，容易烫伤或灼伤，稍有不慎，烫伤一点也会发展至足部感染坏死，因此要格外注意。

（2）温水清洗。

坚持每天用温水洗脚。洗脚时用 30～38 ℃的温水，有利于血液循环和清洁脚面。要注意的是，千万不能烫脚，以免烫伤皮肤，引起破溃感染。如果对水温不敏感，可以让家人帮忙调试水温。洗脚后用柔软、吸水性强的毛巾轻轻擦干，千万要注意不要用力过猛，因为如果毛巾质硬粗糙或者用力过重，都可能造成足部皮肤不易察觉的创伤。擦脚用的毛巾最好为白色，以便及时发现是否有血迹或者脓液。最后涂上润滑乳液或营养霜以保持足部皮肤的柔软、润滑。

（3）适当运动。

老年人患有糖尿病切不可投鼠忌器，怕出现足部破损就不运动了。可根据自己的情况选择散步、快走、原地踏步、慢跑等运动。运动时以不感觉足部疼痛为宜。量力而行并持之以恒。长期坚持可改善下肢血液循环，预防足部病变。

（4）控制血糖。

如果其他方法都是扬汤止沸，那么控制血糖就是釜底抽薪了。良好地控制血糖是减少糖尿病并发症最有力的措施。老年人要定期检测血糖，按时定量服用降糖药。严格饮食控制，特别是春节的时候一定要管住自己的嘴，这样才能从根本上杜绝糖尿病足发生的可能。

（5）加强自查。

每天泡脚时，最好先检查足部皮肤有无破损、红肿，皮肤颜色、温度有没有变化，有没有脚癣、皮损的出现，以及足背血管搏动、足部皮肤感觉等情况，如有异常情况应及时告知家人或就医治疗，千万不可掉以轻心，导致病情加重。

第八章 预防疾病，早诊早治

1 预防疾病是健康百岁的根本

> ▶ **教你一招：少吃红肉和甜食，预防癌症** ◀
>
> 　　预防癌症，少吃肉类和甜食。美国癌症协会 2005 年发布的研究结果称：食用大量红肉的人要比食用鱼类、禽类、菌类的人患结肠癌的危险高 53%。同时一项对 100 万韩国人长达 10 年的追踪调查指出，摄入糖较多是几种癌症的危险因素。所以想要预防癌症，就要少吃红肉，控制糖分的摄入。

　　步入老年，我们要面对的两大首要问题就是——衰老和疾病。养生保健的目的是要延缓衰老、预防疾病的发生。而其中相当重要的，就是要在疾病发生之前未雨绸缪，不能等到疾病已经相当严重，才想到养生，这样就为时晚矣。就像《黄帝内经》所讲，如果疾病已经生成再来吃药，动乱已经发生再去平定，就好像口渴了才去凿井，战斗已开始才去铸兵器，不是太晚了吗？所以说"圣人不治已病治未病，不治已乱治未乱"。

　　疾病的产生都要经历一个过程，有的慢性病起病过程长达数年。在这个过程中，我们都可以采用有效的预防手段来阻止疾病的发生。但如果没有正确预防，一旦疾病发生了，那要根治就很困难了。虽然现代医学发展突飞猛进，解决了很多过去无法解决的医学难题，但现代人得的病也越来越怪，五花八门，即使是最先进的医疗技术也无法解决所有的疾病。

　　而且治病还需要高昂的治疗费用，对家庭经济也是不小的负担。疾病还会带来身体上的苦痛，影响人的心理状态，严重的还会丧失生活的信心。治病是一个不能自由选择的、痛苦的、昂贵的过程。如果患了冠心病，想要获得健康的唯一途径是"冠脉搭桥"或"血管支架"，除此之外，别无选择。不仅费用昂贵，还要承担手术时的恐惧、担忧和疼痛。治病对于促进健康长寿来说，其长远效果也是很难确定的，癌症手术能够给患者带来的生存期也是因人而异的。

而预防养生正好相反，养生是一个可以自由选择的、轻松的过程。养生的方法可以很丰富，可以是唱歌跳舞、琴棋书画，也可以是垂钓、游泳、登高、散步，每天去做一点自己喜欢的项目，长期坚持，既能陶冶情操，还能增强体质。养生的心情也是愉悦的，沉浸在自己的兴趣爱好里，不仅身体得到了锻炼，心境也开朗健康了不少。养生还很省钱，与高昂的治疗费用相比，我们买运动器材、买书、外出旅游的费用简直是小巫见大巫。有的甚至还不用花一分钱，只需改变一下自己的习惯，就会有利于健康，何乐而不为呢？

预防疾病，每年要做一次全面体检，定期进行全面的健康体检，不仅是自我保健的重要方式之一，更是一种十分科学有效的养生方法。这不仅能让我们及时发现疾病、及时治疗，还能及时排除许多患病因素。有许多疾病，例如高脂血症、高血糖、高血压、肝功能异常、肿瘤等，病症在早期并无不适症状，特别是不少恶性肿瘤在早期没有明显的自觉症状，常常是在健康体检时被发现的。只有靠体检，才能做到早发现、早诊断、早治疗，如果发现过晚，往往会失去治疗的时机而遗憾终生。身体是一个动态的系统，每时每刻都在发生变化，所以一次体检并不具有长期意义，只有坚持每年定期体检，有必要时有的项目需检查两次，这样才能真正做到防患于未然，达到健康百岁的目标。

2 吃饭哽噎，小心食道癌

教你一招：多吃豆类能抑制肿瘤生长

研究发现豆类中所含的一种物质——肌醇磷酸，能够抑制肿瘤的生长。而每天摄入一定量的肌醇磷酸可以减缓癌症的发展。豆类（豌豆、扁豆），坚果（杏仁、榛子）以及全麦麦片都是富含肌醇磷酸的食物。多吃豆类，可以预防癌症。

70岁的周大爷，一个月前出现吞咽哽噎的症状，开始时由于哽噎感不强，也没有痛感，就没有引起重视，还以为只是"嗓子发炎"，不料越发展越严重，到医院检查时，已经发展到吞咽困难，梗阻，只能吃流质食物了。经过检查，周大爷食管中段有中分化鳞状细胞癌，而且还伴有室性心律失常。面对复杂的病情，专家表示虽然可以进行手术，但风险极高。

食管癌好发于40岁以上的中老年男性，有的食管癌早期症状持续时间长，有的则间断发生。在早期病人中，完全没有食管癌早期症状表现的是少数，大多数患者都会出现早期症状，只是症状比较隐匿，很容易被人们忽略罢了。许多老人在吃饭喝水的时候，常常会咽不下去，或者吞咽的过程中出现哽噎，但很快缓解，或者被呛着。家人常常会忽略这些症状，以为只是老人老了的缘故。其实，这也许就是食道恶性肿瘤的预警信号，所以吞咽哽噎对老人来说一定要引起足够的重视。那么食管癌的早期症状有哪些呢？

（1）吞咽困难、哽噎。

这是食道癌最常见的早期症状，哽噎的症状出现后可以自动消失，数天或数月后进食时又再次出现，所以常常被误以为是生理性的正常现象。只有随着病情的加重，发生的频率和哽噎感的程度逐渐增加，才会慢慢引起家人的注意。

（2）食物滞留感和异物感。

这也是常见的食道癌的早期症状。老人咽下食物或喝水时，有时会出现食物下行缓慢并滞留的感觉,以及胸骨后紧缩感或食物黏附于食管壁等感觉(类似如米粒或者蔬菜碎片贴附在食管上),进食结束后消失。而且这些症状发生的部位多与食管内病变部位一致。

（3）胸骨后和剑突下疼痛。

这组症状也比较多见。咽下食物时有胸骨后或剑突下疼痛,疼痛的性质可以是烧灼样、针刺样或牵拉样,特别是咽下粗糙、灼热或有刺激性食物时,疼痛更明显。一般刚开始时,疼痛呈间歇性,但当癌肿侵及附近组织或有穿透时,就会有剧烈而持续的疼痛。

如果老年人或者家人出现以上一种或几种症状,一定要引起足够的重视,宁可错杀一千,不可放过一个的可能性,仔细观察,主动体检,排除恶性肿瘤的可能。同时在生活中也要注意预防,做到:

（1）戒烟戒酒。

长年抽烟喝酒的老年男性是食管癌最爱"光顾"的对象,所以为了您和家人的健康,请尽早戒烟戒酒。

（2）不吃腌制食物。

腌制的食物虽然鲜香诱人,但其中所含的亚硝胺、硝酸盐和亚硝酸盐,是诱发食管癌的重要因素。

（3）不吃热、硬、糙的食物。

麻辣烫、火锅、烧烤,老年人最好不吃,这些食物涮过、烤过之后,都是入口滚烫、辛辣刺激,老年人感觉迟缓,进食时很容易烫伤食道黏膜,诱发癌症。偏硬、粗糙的食物,也应少吃,或者泡软嚼碎后再吃,不然很容易划伤食道,诱发食管癌。

3 痰中带血，当心是肺癌

教你一招：吃菠菜防肺癌

> 菠菜是营养丰富的蔬菜，在抗击肺癌方面也有良好效果。菠菜内含有的胡萝卜素，会在人体内转化为维生素 A，提高人体的抗病能力，可以预防癌症的发生。此外菠菜内还含有大量的抗氧化物，有助于清除人体的自由基，预防肺癌。每天吃 1 碗菠菜可使患肺癌的概率至少降低一半。

徐老今年 75 岁，近几日出现咳嗽，痰中带血，次数不多，血不多，带血丝。徐老一年前也出现过此情况，以为是自己的支气管炎犯了，就只拍了胸片，口服抗生素，一段时间后痊愈，就没再在意了。如今又出现类似情况，而且还突然出现声音嘶哑，几乎不能出声。在家人的督促下才上医院检查，这次家人给徐老做了细致全面的检查，肺部 CT 显示左肺有癌肿，可以确诊肺癌晚期无疑。

徐老的案例告诉我们，如果第一次出现症状的时候，徐老及家人能多想一步，多做一项检查，也许就不会造成今日的悲剧。肺癌在我国是一种十分常见的癌症，而且肺癌的病死率极高，在恶性肿瘤死亡率中排第二位，平均 5 年生存率不到 10%，因此，早期发现肺癌，争取采用以手术为主的综合治疗措施，是提高生存率的关键。肺癌的高发人群年龄在40 岁以上，男性发病率高于女性，平时抽烟每天一包以上，烟龄超过 20年的男性是高危人群。平时生活中出现以下情况时，应予以高度警惕：

(1) 咳嗽，痰中带血。

咳嗽是肺癌早期的常见症状，初发症状和感冒、支气管炎很类似，容易被忽略。肺癌咳嗽的特点是以阵发性刺激性呛咳为主，特点是有咳不净的感觉，无痰、少痰或者间断性反复少量血痰，或痰中带血丝。咳嗽如经抗炎对症治疗 2 周后无改善，应警惕肺癌的可能。

（2）咯血。

咯血出现是因为肿瘤表面血管丰富，咳嗽损及表层，导致血管破裂所致。咯血常出现在病程的早中期，血量不多，色鲜红或与痰液混为一体。痰中带血时有时无，反复发作，很多肺癌病人都是因为痰血而就诊的。中年以上出现血痰者，约有 1/4 为肺癌所致。因此，当出现不明原因的痰血时，切莫麻痹大意。

（3）声音嘶哑。

这也是肺癌的常见症状，常和咳嗽一起出现。肺癌的其他早期症状如咳嗽、胸痛、咯血等，均缺乏特征性，而声音嘶哑则有一定的特异性。但此时癌肿组织已经侵犯到了喉返神经，预后不佳。据统计，有 20％～30％的肺癌患者可在疾病的不同时期出现声音嘶哑，其中中央型肺癌可高达 40％。这种嘶哑常突然发生、进展迅速甚至完全失声，休息和抗炎治疗基本上没有效果。声音嘶哑也可发生于咽喉炎、感冒和急性支气管炎。但是，这类嘶哑一般均可对症处理或经休息而自愈。老年人不能将两者混淆。

定期全面的体检有助于肺癌的早期发现和治疗。许多肺癌患者都是在健康体检中被发现的，胸透、X 线是肺部健康体检最常用的方法。有的肺癌患者虽然已经出现了刺激性咳嗽、痰中带血的症状，但因为胸透检查时提示肺部正常，就认为这只是小毛病，不加以重视，没有做进一步详细的检查，而导致病情被延误。所以，健康体检时一定要用 X 线胸片替代胸透，最好做正侧位胸片，有助于发现肺部阴影。

最新研究显示，应用低剂量螺旋 CT 进行肺癌筛查，可以发现更早期的早期肺癌，从而可以明显降低肺癌的死亡率。所以对于长期吸烟的中老年朋友，最好要每年进行一次胸部低剂量螺旋 CT 检查，有助于早期发现小于 1 厘米的肺部小结节。建议 45 岁以上城镇居民每年进行健康体检，应做胸部 X 线检查，50 岁以上的中重度烟民最好每年做一次胸部低剂量螺旋 CT 扫描，可及时发现早期肺癌。当然如果已经出现了痰中带血、刺激性呛咳，应及时到医院就诊，做全面详细的检查，必要时做纤维支气管镜检查，以发现早期中央型肺癌。

4 持续性消化不良，留心肝癌在作祟

教你一招：细嚼慢咽，健脑益智

细嚼慢咽是个好习惯，研究发现细嚼慢咽能健脑益智，口腔离大脑最近，存在着丰富的连接。当我们咀嚼时，咀嚼肌群得到锻炼，可显著提高大脑的思维功能。此外，咀嚼肌的反复运动，还能加快脑部血液循环，改善供氧，延缓大脑衰老。

消化不良是老年人生活中的"常客"，偶尔一次晚饭吃多了，或者肉类、黏腻的食物吃多了，就会出现恶心、腹胀、排气多、大便不成形，这是消化不良的典型症状。遇到这种情况，老年人一般都不以为意，出去散散步，消消食，或者吃两片消食片就好了。其实不然，如果这种情况只是偶尔一次，可以理解。如果是经常性的，反复出现的，甚至进食少量食物也会出现，那就要留心是不是"癌症"悄悄找上了门。

临床上有很多老人在出现腹部闷胀和消化不良时，误认为是胃炎或者胃溃疡，吃一些治疗胃病的药物，虽然症状当时有些减轻，但之后常会加重病情，等到身体疼痛无法忍受时才到医院检查，结果已到肝癌晚期。专家指出：腹部闷胀和消化不良是肝癌早期常见症状。

（1）什么是持续性消化不良？

消化不良的主要症状有：上腹部胀满、恶心、反胃、嗳气、胃灼热、腹胀、排气多、大便不成形等。只要出现一种或几种，我们都称之为"消化不良"。持续性消化不良是指症状出现之后，经过饮食、作息的调节，仍不见改善，甚至经过药物治疗后仍不见减轻者。

（2）为什么肝癌会引起消化不良？

肝癌起病隐匿，从第一个癌细胞在肝脏内形成发展到有自觉症状，大约需要 2 年的时间。在此期间，可无任何症状或体征，仅有少数人会因为肝功能减退，出现食欲减退、消化不良、上腹闷胀、乏力等症状，这是由于内分泌失调，消化道功能失调，或增大的肿瘤压迫或累及胃。但在一般情况下，这些症状很难被人们所重视，因此很多肝癌患者发现的时候，病情就已经进入了中、晚期。所以当老年人，特别是有慢性肝病的老年人，出现不明原因的食欲不振，食后即感饱腹感，腹泻、便秘交替以及持续性消化不良、恶心、呃逆时均应提高警惕，及时做相关医学检查以明确诊断。

（3）其他有可能出现的早期症状有哪些？

与肝癌有关的早期症状还有：上腹部肿胀、疼痛，肝区不适，烦躁失眠，牙齿出血，鼻出血。在体检中如果发现肝脏扪及肿大，质地硬，表面不平，且连续观察增大趋势明显，却没有明显不适者，也应怀疑患有肝癌。

肝癌的高发病率和高死亡率让许多老年朋友惶恐不安，只有我们在生活中做好肝癌的防治，才能有备无患，远离癌症困扰。预防肝癌需要做到以下几点：定期检查，对 35 岁以上乙肝表面抗原阳性，患慢性肝炎、肝硬化 5 年以上，直系亲属三代中有肝癌家族史的人，定期检测甲胎蛋白和肝脏 B 超，是早期发现肝癌的最有效方法。接种疫苗是预防乙肝的有效方法。饮食调理，饮食要定时、定量、少食多餐。多吃含维生素 A、C、E 的食品，多吃绿色蔬菜和水果。不吃盐腌、烟熏、火烤和油炸的食物，特别是烤糊焦化了的食物。不吃发霉变质的饮食。锻炼身体，每个人都应该适时进行体育锻炼，以有效提高各器官的免疫功能，进而避免肝细胞的癌变，预防肝癌。

5 反复腹泻，要想到胰腺癌

▶ **教你一招：摄入维生素 D，减少患前列腺癌的风险** ◀

摄入维生素 D 可以减少患前列腺癌的风险。已有研究表明：摄入维生素 D 可以增加前列腺细胞的活性，促进其生长，并阻止前列腺癌细胞向身体其他部位扩散。所以专家建议：男性可以多食用富含维生素 D 的食物或营养品，比如鸡蛋黄、鱼肝油、肝脏、麦片、鱼肉等。适量日晒也有助于维生素 D 的合成和吸收。

苹果公司前 CEO 史蒂夫·乔布斯于 2011 年 10 月 5 日因胰腺癌去世，各国政要和粉丝纷纷表达哀思。乔布斯去世的消息一时间成为全球媒体最关注的热点新闻。笔者的一位好朋友反复腹泻一年多，一直查不出原因，最终确诊胰腺癌，上个月去世了。

当今胰腺癌日益呈现年轻化的趋势，胰腺癌的发病高峰期由 10 年前的 60 岁左右提前至现在的 40 岁左右，患者大多数为事业有成之士。胰腺癌有饮食、化学药物、吸烟、糖尿病和慢性胰腺炎五大致病因子。由于胰腺癌的表现是上腹部疼痛，很容易被误诊为胃肠道疾病而错过最佳的治疗时机。家族史中有糖尿病、慢性胰腺炎的人都是胰腺癌的高危人群，须定期进行随访。一般认为，40 岁以上患者近期出现下列临床表现者，应考虑胰腺癌的可能：第一，60％的患者初期表现为上腹疼痛和说不清的不适闷堵感，时轻时重，时有时无，夜间更明显。第二，出现黄疸而没有胆结石等疾病。胰腺癌病人 90％有黄疸，黄疸多出现于腹痛发生 3 个月左右。第三，体重减轻。胰腺癌虽隐秘，但其引起的消耗却遮掩不了。约 80％患者有引人注目的体重减轻，胃病患者因消化吸收障碍也会有体重减轻，但不如胰腺癌明显。第四，近期出现脂肪泻或糖尿病突然加重。

临床证明，胰腺长了癌瘤是十分严重的事情，被称为"癌中之王"。

这是因为胰腺在体内隐藏较深，发病时腹部体征不明显，症状隐匿，不容易早发现、早确诊，常常会被误诊为其他疾病；胰腺的血管、淋巴丰富，一旦发病，癌细胞极易通过血液、淋巴液和直接种植等方式转移至胃、肠、肝、胆等脏器；确诊时绝大部分已是晚期，失去了治疗的最佳时期。

怎样预防胰腺癌呢？流行病学调查资料提示：胰腺癌的发生率增高与吸烟、饮食中脂肪和蛋白质摄入过多、酗酒等不良生活方式和不合理营养有密切关系。因此，为避免或减少胰腺癌发生应做到：① 戒酒。减少饮酒，尤其少饮和不饮高酒精含量饮料可避免发生胰腺炎。② 戒烟。每天吸烟量和烟龄长短与胰腺癌发生成正相关，从少年时期即开始吸烟者更易患胰腺癌。③ 提倡低脂肪、低蛋白质、高纤维素和高维生素饮食。新鲜水果和蔬菜可预防胰腺癌的发生。此外，要减少咖啡的消耗量，尤其要避免饮用去咖啡因咖啡。④ 减少环境致病因素。良好的环境因素对预防胰腺癌具有重要作用。⑤ 减少或防止相关性疾病发生。为减少胰腺癌的发生，应采取相应措施防止发生糖尿病、慢性胰腺炎和胆石症。

通过什么检测可以早期发现胰腺癌？首先对 40 岁以上正常人群，健康普查可以早期发现胰腺癌，最常用的检查方法是 B 超。其次，如果出现长期反复腹泻、腹胀、腹痛等消化道症状，除了对症治疗外，医生也好，患者也好，都要意识到有胰腺癌存在的可能性，有意识地去查，才能发现。第三个，就是影像学检查，影像学检查首选的都是 B 超，但仅做腹部 B 超是不够的，因为癌变早期，很可能没有肿块，B 超易漏检。因此，最好同时做肿瘤标志物检查，如 CEA（癌胚抗原）及 CA19－9。需要注意的是，B 超和肿瘤标志物这两项检查不能互相替代。尤其是 40 岁以上、烟龄在 10 年以上或体重突然下降的人，都属胰腺癌高危人群，在体检中不要忘了这两项检查。

6 大便带血,尽早就医

▶教你一招:每天走路一小时◀

坚持每天走路一小时。哈佛大学的一项研究调查结果显示,只要每天坚持走路一小时,就能使大肠癌、胰腺癌的患病率减少50%。专家对此解释,胰腺癌的发生与体内热量过高有关,而长时间走路可以持续有效地消耗体内多余的热量,达到预防癌症的目的。

田老今年68岁,最近发现大便越来越细,有时还夹有暗红色血液,带有腥臭味,邻居说是痔疮,以前也出现过这种情况,因此田老也误以为是痔疮,从药店买了一些痔疮药治疗。后来病情越来越严重,到医院检查才知道原来是患了直肠癌!研究发现,大约有80%的直肠癌病人在早期阶段自认为是痔疮而忽视治疗,造成严重后果。如果早期大便出现异常、带血的改变时,我们能进行初步地观察辨别,及时发现异常,尽早治疗,就能釜底抽薪,为我们的健康赢得宝贵的时间。

大便出血是怎么回事?大多数人都认为便血一般是痔疮的表现,但是在众多疾病中,不只是痔疮可以引起大便带血,其他肛肠疾病,如肛裂、结肠息肉、消化道溃疡、溃疡性结肠炎,甚至是直肠癌都会出现大便带血。每种疾病引发的大便带血在血的颜色或其他症状上有所不同,老年人应学会仔细分辨。

(1) 颜色。

血色鲜红,我们一般称之为"近血",就是出血部位离直肠较近,这样的出血一般是痔疮、肛裂、结肠或直肠息肉、直肠癌等直肠部位的疾病。如果血色暗红,甚至呈柏油色,我们称之为"远血",出血部位离直肠较远,血液经过消化道变成了暗红色,这时就要考虑消化道溃疡和消化道肿瘤,比如胃溃疡、十二指肠溃疡、胃癌、肠癌等。

（2）是否和大便混合。

如果老年人发现自己大便出血了，一定不要惊慌，也不要置之不理，要仔细观察辨别。痔疮、直肠息肉引起的出血都不与大便相混合；直肠癌，血液呈滴状附于大便表面；肛裂血液随大便滴出或者便后手纸有血；溃结（溃疡性结肠炎）几乎每次大便都混有血液和黏液；消化道溃疡出血也常与大便相混。

（3）痛不痛。

大便时是否疼痛，是最易自我察觉的症状。肛裂、痔疮都会感到疼痛，两者又不尽相同，肛裂是剧烈的撕裂样的疼痛，痔疮早期不痛，当痔核脱出，形成水肿，嵌顿时可发生疼痛。消化道溃疡的疼痛部位一般在腹部，有规律性，和进食有关，比较好鉴别。

（4）伴随症状。

痔疮、直肠癌、直肠息肉早期都只是局限于肠部的病变，痔疮常伴有便秘，粪质干硬，饮酒或吃刺激性食物后出血。如果不及时治疗，时间越久，症状就越明显，还会引起其他的病变，出现贫血和大出血。直肠癌后期伴随有全身消瘦、贫血、食欲下降，大便带有恶臭味。而消化道溃疡伴有明显的胃部不适，腹胀、腹痛、消化不良，并伴有一定的节律性。

老年人要重视大便带血，保持大便的通畅，尽量一天一次，并且不要干燥。多吃蔬菜水果，多喝水，多运动，促进胃肠蠕动，可以防止便秘，还要注意不要过多摄入辛辣刺激的食物，避免烟酒，不要久站久坐。发现大便带血一定要及时去医院检查，找到大便出血的原因。重视直肠指检，因为这往往是发现直肠病变最有效、简便的方式。必要时可做电子肠镜、胃镜、癌细胞筛查帮助诊断。

7 乳腺增生,坚持定期检查

▶ 教你一招:多吃水果防乳腺癌 ◀

大枣、芒果、柑橘这 3 种水果可以预防乳腺癌。大枣含有的一组三萜类化合物为抗癌有效成分,常吃大枣可以增强体质,预防乳腺癌。女性多吃芒果,可以预防乳腺癌,这可能与芒果中的丹宁酸能打破细胞的分裂周期有关。柑橘类水果如橘子、柚子、橙子、柠檬、金橘等,都富含维生素 C,可防止亚硝胺产生,适宜胃癌、乳腺癌和肺部肿瘤患者食用。

乳腺增生是女性的常见病,多发于 20～50 岁女性,由于生活节奏加快、社会压力增加,大多数女性都有或轻或重的乳腺增生,那当我们步入老年,老年人的腺体逐渐萎缩,是否对乳腺增生就可以"高枕无忧"了呢?

一位 60 来岁的老太太,近期常感觉乳房胀痛,经检查发现,这名老太太乳腺增生非常明显。按照常理来说,老年人的腺体应呈慢慢退化萎缩趋势,可这位患者的腺体竟然与 40 多岁的女性一样。经询问才得知,她有吃各类保健品的习惯,这次幸亏及时做检查,否则会产生很严重的恶变后果。

由此可见,老年女性对乳腺增生也不能幸免,更要警惕乳腺增生恶变为乳腺癌。乳腺癌是中老年女性的第一大杀手,乳腺癌的发病期从 18 岁～70 岁不等,多在 30～60 岁之间,尤其生育期、更年期是女性乳腺癌的高发阶段,严重危害着女性的健康。乳腺癌的发生发展需要一定的过程,在这个过程中,我们可以发现许多早期症状,及时将癌变扼杀在萌芽中。

(1) 摸软硬。

触摸增生肿块的软硬是最直接的判断方法。乳腺增生的肿块质地一般较软,或中等硬度,肿块多是双侧乳房都有,大小不一,形状不一,可为结节状、片块状或颗粒状，一般可以轻松推动或滑动，不与周围的皮肤粘连，而且肿块生长缓慢。

乳腺癌的乳房肿块正好相反，质地一般较硬，有的坚硬如石，肿块大多是一侧乳房存在，肿块可呈圆形、卵圆形或不规则形，肿块可在短期内迅速增大，可长到很大，不容易推动，易与皮肤及周围组织发生粘连，多发于更年期的中老年女性。

（2）痛不痛。

乳腺增生往往是广泛分布的疙疙瘩瘩的东西，往往疼痛比较明显。而乳腺癌一般是单个的，孤立的，而且相对比较固定的，早期为无痛性的肿块，很多出现疼痛症状的患者在就医时往往已是晚期。

（3）观察局部皮肤改变。

乳腺癌还有很多其他的症状，女性可以对着镜子，看看乳房上有没有局部皮肤的改变，如乳房皮肤皱缩、乳头内陷、乳头糜烂出血，这都是乳腺癌的一些特征性表现。

除了自我检查，还要注意定期体检。40～49 岁普通女性，应每年做 1 次乳腺 X 线检查和临床体检；50～69 岁普通女性，应每 1 至 2 年做 1 次乳腺 X 线检查和临床体检；70 岁或以上的普通女性，可每 2 年做 1 次乳腺 X 线检查和临床体检。这样才能避免乳腺癌的侵犯，保证乳腺的健康。

8 绝经期后出血，可能有癌变

▶ 教你一招：开窗吹走无形烟 ◀

世界卫生组织公布的研究成果表明，室内氡含量过高已成为仅次于吸烟的肺癌第二大诱因。由氡引发的肺癌病例占各地区所有肺癌病例的3%～14%。氡是一种天然放射性气体，无色无味，可谓"无形烟"。因此，为了远离肺癌，装修要使用环保材料，而且不要刚装修好就住进去。笔者建议老年朋友注意在家中多通风，以降低室内氡浓度。

这是发生在笔者身边的一件事，所以一直印象深刻。笔者的朋友徐阿姨，65岁了，单位退休之后，在家帮着儿媳妇看宝宝，生活悠闲自在，徐阿姨的身体还算不错，除了有些血压高、身体胖之外，没有其他的疾病。但是，最近一段时间，李阿姨的生活被打乱了，在上个月的某一天，徐阿姨上厕所时，无意中发现自己的内裤上有几滴暗红色血迹，可是她已经绝经将近10年了啊，从那以后，出血就一直持续不断，量小，还稍微有些小腹痛。

开始时，徐阿姨也没在意，也不好意思讲出来，但看到每天都有少量的血流出，徐阿姨有些沉不住气了，便和老朋友们说起了此事，朋友听说之后，劝她赶快到医院检查。她们说这不排除是"倒开花"，不是好毛病，闻听此言，徐阿姨赶紧到医院去检查，检查结果是徐阿姨患上了子宫颈癌，而且已经到了中晚期了。

现实生活中，类似徐阿姨这种绝经后出血的中老年女性人数很多，她们往往是在发病之初身体有异样时，由于思想保守，不愿意也不好意思告诉家人或到医院检查，有的也担心会检查出什么不好的毛病，而一拖再拖，往往将小病拖大。事实上，中老年女性绝经后出血绝不是小事，一定要引起中老年女性朋友们的高度重视，因为很多时候，这都是女性身体有大病的第一信号。

绝经后出血是指中老年女性在绝经 1 年之后，再次发生阴道出血的现象。出血的原因有很多，其中最为多见的是子宫出血，出血有良性也有恶性。较为常见的良性疾病有老年性阴道炎、子宫内膜炎、宫颈息肉、子宫内膜息肉、绝经后宫内节育器久置不取等；较为常见的恶性疾病有子宫内膜癌、子宫颈癌、卵巢癌、输卵管癌等。

（1）子宫颈癌

① 阴道不规则出血，老年女性多表现为绝经后阴道出血。

② 白带增多，白色、淡黄色或血性，稀薄如水样或米汤样，有腥臭味。

③ 有重度宫颈糜烂史，近期出现下腹痛、腹痛、进行性消瘦。

（2）卵巢癌

① 内分泌失调，性激素紊乱，月经失调或老年女性出现绝经后阴道出血。

② 不明原因的腹胀，尤其是更年期女性，常伴有腹痛和腰痛。

③ 卵巢癌肿在盆腔长大、固定，并可压迫盆腔静脉，或影响淋巴回流，天长日久使患者出现下肢、外阴部水肿。

（3）子宫内膜癌

① 阴道出血，主要表现为绝经后阴道流血，量一般较少。尚未绝经者可表现为月经周期增多、经期延长或月经周期紊乱。

② 白带增多，白色黏稠或血性多，合并感染则有脓血性白带，伴有恶臭。

③ 子宫内膜癌累及宫颈内口，可引起宫腔积脓，出现下腹胀痛及痉挛样疼痛，晚期浸润四面组织或压迫神经可引起下腹及腰骶部疼痛。

对于中老年女性绝经后出血，一定要引起高度重视，一旦发生阴道出血，决不能掉以轻心，及时到正规的医院确诊，及时采取相关的治疗措施。做到早发现、早治疗，防患于未然。

9 皮肤瘙痒，要想到淋巴癌

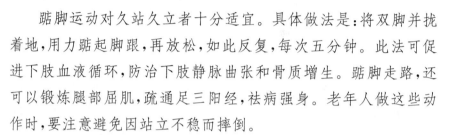

教你一招：踮脚防治下肢静脉曲张

　　踮脚运动对久站久立者十分适宜。具体做法是：将双脚并拢着地，用力踮起脚跟，再放松，如此反复，每次五分钟。此法可促进下肢血液循环，防治下肢静脉曲张和骨质增生。踮脚走路，还可以锻炼腿部屈肌，疏通足三阳经，祛病强身。老年人做这些动作时，要注意避免因站立不稳而摔倒。

　　淋巴癌在老年患者中并不少见。据国外资料显示，淋巴癌患者中大约有一半病例的年龄超过了 65 岁。我国的淋巴癌流行病学资料也显示，65 岁以上患者的发病率要明显高于 65 岁以下的患者。从淋巴癌 WHO 分类的亚型中也可以看出，大约有一半的亚型，高发年龄超过了 50 岁。可以预计，随着整个社会老龄化的发展，老年人罹患淋巴癌的人数和概率都会增加。

　　说起淋巴系统和淋巴癌，可能大多数人不是很了解。其实，淋巴分布在我们身体的各个部位，他们之间通过淋巴管来沟通、流动。淋巴是我们身体里的卫兵、斗士，它帮助我们抵御外来细菌、病毒的入侵、清除死亡的细胞、维持体内的整洁有序。淋巴和我们的免疫力、健康息息相关。

　　淋巴细胞的天性就是永无休止地战斗，几乎遍布全身的淋巴结和淋巴组织就是它们的战场。因此，从我们出生到生命终老，淋巴细胞就一直在为我们的健康免疫厮杀。在长期的战斗环境和紧张的工作压力下，再加上不合理的生活习惯和诱因，淋巴细胞发生癌变也就不足为奇了。淋巴细胞发生了恶变就是我们说的淋巴癌。

　　我们都知道淋巴癌早期最常见的症状是淋巴结的无痛性肿大，就像皮肤下长了个包。通过触摸发现淋巴结较硬、活动度好，可推动，一般出现这种情况，老年人往往能联想到免疫力下降，淋巴肿大。可是淋巴癌的另一早期症状却很容易被人们忽视，那就是——皮肤瘙痒。

"怎么会这样？怎么会是这个病？"面对医院的诊断书，朱先生一家都懵了，怎么也没有想到朱老爷子得了淋巴癌。原来，从五年前开始，朱老爷子就出现了皮肤瘙痒，尤其是腋下和足部，家人和老人都以为这是老年人常犯的脚气，就买了皮肤药外用，效果并不理想。直到今年，朱老发现腋下肿了一个大包，就到医院检查，医生建议做 CT 和淋巴活检，结果查出来是淋巴癌。皮肤瘙痒是再寻常不过的一个问题。所以，很多忽视皮肤瘙痒的淋巴癌患者确诊后一直都不敢相信，皮肤瘙痒怎么就变成淋巴癌了呢？

瘙痒常为淋巴癌的早期症状表现。皮肤瘙痒在霍奇金淋巴癌中较为常见（占 85％），可先于其他症状出现。淋巴癌的皮肤瘙痒有局部或全身瘙痒的区别，局部的瘙痒往往出现在病变的淋巴部位，提示相应的淋巴病变。全身性瘙痒多出现于纵隔或腹部，有时还会出现颈部的丘疹、斑疹、带状疱疹。产生瘙痒的原因目前还不是很明确，据推测可能是肿瘤组织细胞产生的组胺及一些生物活性物质，这些物质随血液循环到达皮肤后，刺激皮肤的感觉神经末梢，引起不同程度的皮肤瘙痒。所以，老年人出现皮肤瘙痒的时候，一定要留个心眼，要想到淋巴癌的可能。

淋巴系统的癌变与生活方式、压力过大导致的免疫力下降有着密切的关系。所以预防淋巴癌要从改变生活方式、健康作息开始。不熬夜、不过度疲劳，保持良好的精神状态，心态平和，释放压力，尽早戒烟是预防癌变的关键环节。

10　手指发麻，警惕"小中风"

▶ **教你一招:缓慢起床防中风** ◀

　　缓慢起床防中风,早晨醒来不要急于起床,先在床上仰卧,闭目一分钟,活动一下四肢和头颈部,使肢体肌肉和血管平滑肌恢复适当张力,以适应起床时的体位变化,避免引起头晕,然后慢慢坐起,稍活动几次上肢,再下床活动,这样血压不会有大的波动。

　　据统计,世界上每 6 秒就有一位患者因脑卒中而永久性致残,每 21 秒就会有一人死于脑卒中。脑卒中就是我们老百姓常说的"中风"。不仅有着极高的致死率和致残率,同时也给社会及家庭带来极大的负担。寒冷的季节和冷暖交替的时节往往是老年人脑卒中的发病高峰期,并且年纪越大的老人越危险。通常脑卒中都会有前兆,只要及时发现老年人脑卒中的前兆,我们就能及时挽救悲剧的发生。

　　元旦的时候,李奶奶一家人欢聚一堂,其乐融融。80 岁高龄的李奶奶还特地下厨为儿孙们做了几道拿手菜。午饭过后,李奶奶突然觉得手指发麻,头晕,看不清东西还发黑,老人以为是上午太累了,就没在意,躺在床上休息了十几分钟就好了。结果一个星期之后,老人就因为缺血性脑卒中住进了医院,在医生的仔细询问下,才知道早就出现过"小中风"的症状,只是当时没有引起足够的重视,才酿成今日的后果。

　　很可惜的是,李奶奶在出现"小中风"的时候未引起足够的重视,也没有告知家人,才导致了"大中风"。那么"小中风"究竟是什么? 出现哪些症状应该警惕?

　　(1) 为什么会出现"小中风"?

　　简单地说就是脑部的小血管被小血块堵住了,或者是小血管痉挛了,这都会导致脑部的供血不足,从而出现种种小中风的症状,比如手麻,眼前发黑,头晕等,医学上称之为"短暂性脑缺血发作"。高血压、高脂血症、糖尿病患者，由于动脉粥样硬化和小血管硬化，更容易出现"小中风"。

（2）"小中风"有什么表现？

"小中风"主要表现为：突发一只或者两只眼睛的视力突然丧失，好像突然被黑幕遮住，约几秒钟或几分钟后，黑幕逐渐隐去，视力恢复如初；手指或者半边肢体麻木、无力，手中拿着的东西突然掉落；半边面部麻木，头晕，站立不稳等。有时候还有口齿不清、头晕、头痛。"小中风"发作时间短，大多不超过 1 小时，5～20 分钟最常见，最长不超过 24 小时。

（3）"小中风"为什么容易被忽略？

"小中风"的表现其实和"大中风"没什么两样，但是由于程度轻，易恢复，很容易被广大老年人忽略。经历"小中风"的老人，往往不知道自己已经在"大中风"边缘徘徊。走路、吃饭或打麻将时，都有可能突发半边肢体麻木、活动不灵便，或出现头晕、站立不稳等，经过一段时间的休息后，不适症状完全消失，许多老人便误以为是太累了的缘故，没有引起重视，更不知道这就是"中风"。此外，"小中风"发生的时间很短，症状消失得很快，没有任何后遗症，因此很容易被忽视，从而延误了治疗"中风"的好时机。

（4）如何正确应对"中风"？

上述种种"中风"先兆，大都在瞬间闪现，有的可反复发作。如果有以上情况出现，既不能掉以轻心，也不要惊慌失措，应保持镇静，及时前往医院做全面的相关检查，如确诊是脑卒中，应尽早在医生指导下接受规范治疗，控制各种危险因素，争取把脑卒中复发的风险降到最低。

第九章 免疫平衡，活出健康

1 免疫平衡是健康百岁的基石

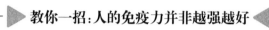

教你一招：人的免疫力并非越强越好

每个人免疫力都有一个最佳的平衡状态，一旦这个状态被打破，就会失去平衡，出现机体免疫功能的紊乱，或过强、无端攻击"自身"，或过弱、无法防御"外敌"。故免疫平衡才是我们维持身体健康的最佳状态，才是我们实现健康百岁的基石。

免疫系统就是人体的"军队"，时刻保护着机体，抵抗内部变异垃圾及外来病原微生物的侵扰。人们把这支"军队"的这种保护功能叫免疫力。实际上免疫力是指人体识别和消灭外来入侵的病毒、细菌等异物，维护体内环境稳定的能力。

健康的免疫力会在清除外源性物质和降低自身损伤之间找到一个平衡。我们都听过草原上狼和羊的故事，当狼被过度捕杀以后，羊的数量疯狂增长，草原上的植被破坏严重，羊群也因没有足够的食物而大量死亡。当草原生态平衡遭受严重破坏后，羊群赖以生存的草场也就不复存在了。所以我们要找到人体免疫力清除外源性物质和降低自身损伤之间的平衡点，希望"狼和羊的故事"不要在我们人体内上演。

科学认识免疫力和保持人体免疫平衡非常重要。从本质上讲，免疫力是机体抵抗外来侵袭，维护体内环境稳定的能力，是机体的一种生理性保护功能。主要表现为三个方面，即免疫防御、免疫自稳及免疫监视，这些功能一旦失调，即产生免疫病理性反应。当防御保护功能过高时，会出现过敏反应，过低则会出现免疫缺陷；当自我稳定功能过高时，可能会罹患自身免疫性疾病;当免疫监视功能过低时,可能会形成肿瘤。下面我们首先来了解一下不同免疫力状态下的身体表现。

(1) 当免疫力低下时:

① 经常感到疲劳。一动就累,去医院检查也并无异常,经休息、调整后疲劳可缓解,但又容易反复。

② 经常容易感冒。感冒成了"常态",尤其是在秋冬季节,稍不注意保暖,你就喷嚏连连,接下来的日子便是感冒与你常伴了。

③ 传染病找上门。特别是在流感季节,没几天流感就会找上你,类似情况经常发生的话,你的免疫力就存在问题了。

④ 伤口易感染。当你不小心被割伤时,常常数天之内伤口红肿,甚至化脓,而正常人伤口几天就好了,也说明你的免疫力在下降。

⑤ 消化道易出问题。如果你的胃肠道对新的环境适应性差,在外用餐,其他人安然无恙,而你却上吐下泻,说明你的胃肠自身保护功能存在问题。

⑥ 肿瘤悄悄形成。免疫力下降,就会削弱针对肿瘤细胞和病原体的抵御能力,体内产生的异常细胞就会逃避免疫系统的监视和攻击,癌症的发生风险会大大增加。

免疫力是否低下,在临床上也有具体的指标,比如去医院或专业医学检测机构采血,看看白细胞数以及淋巴细胞数是否正常,还可以做一些跟免疫功能相关的检查。只有人体的免疫机制在一个正常的水平,才能更好地保护我们的健康。

(2) 当免疫力紊乱时:

① 过敏反应。某些人吃了某些食物或接触了某些物质之后,发生腹痛、腹泻、呕吐或皮肤瘙痒等。严重的还可能发生过敏性休克。

② 自身免疫病。在某些特殊情况下,人体的免疫系统对自身成分发生免疫反应,导致自身组织和器官的损伤并出现症状。

③ 免疫缺陷病。机体的免疫功能不足或缺乏,不能有效抵抗病原体的感染。

免疫力是否紊乱,在临床上也有相关指标,可以去医院的相关科室

（如风湿免疫科）就诊，并进行相关检查，看看细胞因子、免疫细胞功能、淋巴细胞亚群、抗体、补体等指标是否存在异常。检查清楚，明确诊断后，再对症治疗。

那么在日常生活中怎样才能更好地保持人体的免疫平衡呢？

（1）良好的心态。

压力会使人体产生更多的对免疫系统有抑制作用的内分泌物质，从而降低免疫系统的功能。因此保持乐观的心态对身体健康非常重要。

（2）充足的睡眠。

睡眠与人体免疫力密切相关，免疫学家通过"自我睡眠"试验发现，良好的睡眠可使体内的两种淋巴细胞 T 细胞和 B 细胞数量明显上升。而淋巴细胞具有防御病毒感染、产生抗体等作用。

（3）科学的运动。

适度的有氧运动，能提高人体心肺功能、增强血液循环、提高淋巴循环功能，增强人体免疫力。

（4）合理的膳食。

适当平衡的营养能使免疫系统全面有效的运作，有助于人体更好的防御疾病。

2　人体的免疫原理

教你一招：水果不能完全代替蔬菜

我们常常讲，想要身体健康，就要多吃水果和蔬菜。水果和蔬菜，这两样东西都富含维生素，营养相近，常常成对出现，从营养学的角度来讲，水果和蔬菜在营养结构、营养成分和营养作用上都有较大的区别，是不可以互相代替。日常生活中两种都要吃，才能达到营养全面。

人体的免疫力主要通过我们的免疫系统来实现。免疫系统是身体的卫士，由免疫细胞、免疫器官、免疫物质组成，和外来病原体、体内变异细胞做斗争，维持人体内环境的健康。我们之所以没有得癌，是因为我们的免疫系统，这世界上最好的"医生"，一直在和癌细胞周旋，免疫系统一方面识别和清除外来入侵的细菌、病毒等，另一方面也会将体内发生突变的肿瘤细胞、衰老细胞、死亡细胞或其他有害的成分清除掉。免疫力是我们人体健康最忠实的捍卫者和守护神！

根据免疫系统防范的病原体不同分为两种：特异性免疫和非特异性免疫。特异性免疫是后天获得的，是人生下来之后，通过打预防针或接触病原微生物患过某种疾病而获得的某种特定的免疫力；非特异性免疫则是先天的，爹妈给的，生来就有。

（1）特异性免疫：针对性防范

人类认识特异性免疫是从天花开始的。那是 1 000 多年以前，当时天花肆虐。随着与天花的接触，人们逐渐发现，不但大难不死的天花病人以后不会再得天花，而且有些接触过天花病人的人也不会得天花。

这启发了人们，人们开始把天花病人结的痂剥下来，干燥后碾成粉末，吹到没有得过天花的人的鼻子里，希望能预防天花，结果成功了，被吹过天花痂粉的人真的不得天花了。后经数百年的探索，"牛痘"疫苗终于诞生了，并最终消灭了天花。

人类从此开始研制各种疫苗,现在已经能够生产许多疫苗,预防多种传染病。如儿童打的白百破三联疫苗就可以预防白喉、百日咳、破伤风;儿童、成人都能注射的乙肝疫苗可以预防乙型肝炎等等。

由此可见,机体的免疫系统只要见过某种病原微生物一次,就具备了对该病原微生物的免疫力。这也是人只要服用或注射了某种疫苗,或患过这种传染病就能对这种病原体有免疫力的原因。

(2)非特异性免疫:广泛性防范

人体共有三道"外御强敌,内平叛乱"的免疫防线!

① 第一道防线主要由皮肤和黏膜构成,它们不仅能够阻挡病原体侵入人体,而且它们的分泌物还有杀菌的作用,呼吸道黏膜表面还有纤毛,具有清除异物的作用。

② 第二道防线是体液中的杀菌物质和吞噬细胞,第一道防线、第二道防线是人类在进化过程中逐渐建立起来的天然防御系统,对多种病原体都有防御作用。

③ 第三道防线主要由免疫器官和免疫细胞组成,针对某一特定的病原体或异物。其中,淋巴 B 细胞"负责"体液免疫,淋巴 T 细胞"负责"细胞免疫。

只有三道防线同时完好地发挥免疫防御、免疫自稳、免疫监视的作用,我们的身体健康才能有更好的保证。由此可见,非特异性免疫是特异性免疫的基础,特异性免疫和非特异性免疫相辅相成,共同维护人体健康。

当出现免疫功能紊乱时,尤其是人体进入老年阶段,免疫系统的平衡稳定功能有可能发生某些方面的紊乱。这时就会对自身正常的组织细胞发生攻击,产生免疫反应。这样的自身免疫反应,主要是体内自发产生的,并没有人体以外的致病因素,比如类风湿关节炎和系统性红斑狼疮。所以,当发现免疫功能紊乱,尤其是进入老年阶段,就应该注意调节免疫,保持体内免疫系统的平衡稳定,防止自身免疫性疾病。

3 免疫力和年龄

> ▶ **教你一招:长期饮用纯净水不利于身体健康** ◀
>
> 现在饮用水的种类越来越多,有些人认为,纯净水不含细菌、病毒等微生物,应该更干净。纯净水看似很卫生,其实并不符合营养科学的原则。纯净水的加工过程虽然去除了水中的细菌和杂质,但也把水中对人体有益的微量元素过滤掉了,长期饮用不利于身体健康。

免疫力随年龄增长而减退,老年时不能识别体内细胞或分子的细微变化,即使能识别,也不能调动免疫反应有效地加以清除,因此突变细胞的发生率和累积数量增高,肿瘤的发病率也随之增加。由于老年时免疫力的衰退,老人易发生免疫缺陷病,如感染、自身免疫病、癌症、心脑血管疾病及神经系统退行性疾病等。

随着年龄增长,免疫系统功能减退、免疫器官萎缩、免疫细胞及免疫活性物质数量减少及活性降低,机体免疫力呈明显下降趋势。

(1)免疫器官与年龄

随着年龄的增加和机体的衰老,人体中枢和外周免疫器官均发生萎缩和退化,其中以胸腺的表现最为突出。胸腺是人体的中枢性免疫器官,新生儿因胸腺发育不全,患病率高,在性成熟期以后,胸腺就开始退化,其重量随年龄增长而减轻,免疫功能也随之下降,至老年期因胸腺功能不全,形成一生中第二个发病高峰。随着胸腺的退化,血清胸腺素水平和胸腺依赖性免疫反应亦逐渐降低。据报道,通过动物实验将年轻动物的胸腺和骨髓移植到同系老年动物体内,可使衰退的免疫功能恢复活力,并可延长约20%的寿命。

随着人体老化,除胸腺萎缩及功能下降外,骨髓中脂肪和纤维组织增多,骨髓干细胞增殖速度和分化能力也在减弱。外周免疫器官,如扁桃体、淋巴结、盲肠等,都有退行性变化。

（2）免疫细胞与年龄

T 细胞，人体最主要的免疫细胞，在人体中发挥细胞免疫及免疫调节功能。机体衰老时胸腺萎缩，T 细胞发育、分化、成熟出现障碍，表现为胸腺向外周输出初始 T 细胞数目减少。同时初始 T 细胞体内的自我平衡调节机制也出现紊乱，主要表现为胸腺输出 CD8$^+$ 初始 T 细胞减少，外周初始 T 细胞高度代偿性繁殖以保持 T 细胞的稳态。此时遇到抗原刺激，外周的初始 T 细胞就会活化成为记忆 T 细胞，并在体内长期存在，因此衰老时记忆 T 细胞是增多的。

NK 细胞，即自然杀伤细胞，人体重要的免疫细胞之一，参与人体抗肿瘤、抗病毒感染和免疫调节并与超敏反应和自身免疫性疾病的发生相关。随着年龄的增长，在中老年人群中，NK 细胞数量呈现轻微增加的现象，这与 T 细胞随年龄增长数量明显减少相反，但随着年龄的增长，NK 细胞增殖能力下降。

有研究显示，癌症发生的风险与 NK 细胞介导的细胞毒性水平呈负相关。NK 细胞表达一系列的活化性受体和抑制性受体，两类受体之间的平衡控制着 NK 细胞的细胞毒作用。虽然老年人群中 NK 细胞表面活化性受体 NKp46（属于自然细胞毒受体之一）比例减少，但关键的细胞毒效应分子穿孔素却显著降低。由于穿孔素可引起靶细胞溶解，其表达含量降低使 NK 细胞功能受损，免疫力也随之下降，导致老年人群对疾病刺激呈现低反应性。

（3）免疫活性物质与年龄

免疫活性物质存在于血液和体液中，主要有免疫球蛋白和细胞因子。

随着年龄的增长和血清免疫球蛋白的分布异常，机体对外来抗原产生抗体的能力减弱，对自身抗原产生抗体的能力亢进。故老年人易患类风湿关节炎等自身免疫性疾病。

另一方面，随着机体的老化，人体产生和分泌细胞因子的数量发生明显变化。这表明老年人淋巴细胞的增殖能力明显减弱，这种变化的结果导致老年人防御机制减弱，易于发生炎症。

4　免疫力和疾病

▶ 教你一招:只喝肉骨头汤并不能补钙 ◀

其实单纯地靠肉骨头汤补钙很不科学,这是因为肉骨头汤中的钙质有限,而溶于汤中的钙质更少,1碗汤中所含的钙仅有2～3毫克,如果要靠喝汤来满足每日钙质所需,你至少要喝300～400碗才够。所以我们补钙还是要从其他的饮食(如牛奶、豆制品、海产品、蔬菜、肉蛋类)入手,再辅以适当的运动,才能事半功倍。

数千年以来,传染病可以说是人类所面临演化压力的主要来源。全球不同人类社区的分散使每个种群暴露于不同的传染媒介中,承受着选择压力。因此,适应新环境有利于为宿主选择最有益的遗传变异。

这里似乎存在一种平衡。人类不断演化以建立应对疾病的防御系统,但我们无法阻止疾病的发生。我们祖先的免疫系统在抵御感染或适应新生活方式的过程中,在我们的基因中留下的防御能力既可能使我们受益,也可能让我们更容易患上某些疾病。例如,疟原虫感染非洲人已有数百万年之久,正因为如此,进化选择让他们具有通过在体内引起更多炎症而有利于抵抗感染的基因。这也导致了现代非洲人在晚年更容易患上心血管疾病,如动脉粥样硬化等。人类免疫系统变化的负面影响是一项相对较新的发现。

下面我们一起了解一下免疫系统不同功能状态下的疾病表现:

(1) 免疫功能低下或缺乏。

免疫力差,容易被感染,医学上称为免疫缺陷。常常引发多种局部性或全身性感染症状:轻者如感冒;重者如感染乙肝、丙肝病毒引起肝脏受损,继发成为肝癌等疾病;更为严重的是被艾滋病毒感染,而使整个免疫系统瘫痪,彻底使人体丧失抵抗病原的力量,这就是艾滋病,又称之为获得性免疫缺陷综合征。免疫力低下表现的疾病有：感冒、咳嗽、咽炎、胃炎、肠炎、肺炎、支气管炎、肺结核、鼻炎、中耳炎、肝炎、乳腺炎、皮肤感染、肾炎等感染性疾病及癌症等其他疾病。一般说来除外伤性疾病之外，人体的所有疾病都与免疫低下、失调和亢进相关。

（2）免疫功能异常亢进。

对于进入机体的药物或有益微生物产生变态反应。表现的疾病有：花粉过敏、过敏性皮炎、荨麻疹、哮喘、顽固性头痛、牙痛、红眼病、青春痘、便秘及高血压、高血脂、心脏病、脑卒中等心、脑血管疾病。

（3）免疫功能稳定异常。

表现的疾病有：红斑狼疮、皮肌炎、风湿类风湿病、恶性贫血、重症肌无力、牛皮癣、白塞氏病及糖尿病等。

（4）免疫监视功能失调。

免疫系统不能及时识别和清除体内产生的变异细胞，这是产生肿瘤、发生癌变的主要原因和决定因素。从肿瘤免疫学的角度来看，癌症是人体免疫系统功能低下无法在细胞癌化初期发现并消灭它们，而使其有可乘之机发展为恶性肿瘤所致。癌症患者的免疫力也会影响病情恶化的速度与治疗的效果。因此癌症患者若能提高自身免疫力，对于抗癌成功将很有帮助。

免疫力如同我们身体的"守护神"，守护着我们的健康。免疫力的高低与强弱，与人体的健康和疾病息息相关。免疫力适宜时，人体就健康长寿；一旦它开始下降或功能紊乱，疾病就会乘虚而入，侵蚀我们的身体。

近年来，在国际医学界兴起的免疫疗法正在改变传统医学发展的格局，成为新的技术手段，让越来越多的人从中受益。

5 科学运动，提高免疫

教你一招：少吃饭并不能减肥

现在很多人为了追求好身材刻意绝食减肥，不吃饭只吃一些无碳水的食物，殊不知健康减肥要减少的只是油脂、甜食和精白米饭，而不是拒绝一切碳水化合物食品，长时间不吃碳水，一旦恢复到正常饮食很快体重便会反弹。只有合理选择主食，才能做到有益无害，使苗条与健康兼得。

运动早已经成为人们强身健体、延年益寿的重要手段。当人处于运动状态时，体内会产生一种化学物质，而这种化学物质能够让人精神饱满，情绪高昂，处于一种乐观、积极向上的状态。这种快乐不仅有益于人的情绪稳定，也有助于人体保持身心健康和提高机体免疫力。

关于运动对机体免疫力的影响已有大量研究，鉴于运动人群和运动员在免疫功能上的变化与趋势颇为相似，我们可以参考 2018 年发表于《欧洲运动科学杂志》的一篇题为《运动员免疫健康建议》的综述来看运动对人体免疫力的影响，并从中总结出导致人体免疫力下降的五大原因：高强度大量运动、营养失衡、心理压力、睡眠紊乱以及不良环境。看来运动一定是要讲科学的。

运动免疫学的研究表明，强度不同、持续时间不等的运动对机体免疫力的影响有所差异。规律从事适量中等强度的运动人群可以提高自身的免疫力，与久坐少动的人群相比罹患呼吸道感染的风险更低；然而，不系统、偶尔一次、长时间、高强度运动的人群上呼吸道感染的概率是最高的；运动员则由于高强度运动后免疫系统的"开窗"，比普通人群上呼吸道感染风险高。

从运动免疫学的"开窗理论"我们可以看到，过于剧烈、时间过长的运动刺激打破了机体原有的免疫机能平衡，造成免疫抑制现象。运动免疫抑制程度与运动强度、运动量及运动持续时间密切相关。大强度运动后，血液淋巴细胞浓度降低，增殖分化及活性降低，免疫球蛋白含量及功能也受到影响，出现免疫低下期。据研究，受一次急性运动的影响，免疫力低下可持续 3～7 小时。在这一免疫低下期，各种细菌、病毒、真菌、寄生虫等病原体极易入侵人体并极易获得立足机会，人体表现为易感性升高。我们形象地将此免疫低下期称为"免疫开窗期"。这些剧烈的运动破坏了机体内环境的稳态，引起机体非特异性免疫反应，打破了原有的免疫机能平衡，造成免疫抑制现象的产生。

我们看到，不同类型的运动锻炼会有不同的结果。运动项目的选择关系到运动的效果。不适合自身的运动项目，可能对身体造成伤害，如有心脏病的人就不适宜进行剧烈的长跑。只有选择了适合自己的运动项目，加之科学的锻炼，才会收到事半功倍的效果。对于中老年人群而言，选择合适的运动方式和项目，进行科学的运动尤为重要。

适合中年人的运动项目：一般应该根据自身的需要（目的和兴趣）及客观条件和中年人的特点来选择运动项目。

（1）耐力性有氧运动

有氧运动是运动处方中最基本、最主要的运动方式。在治疗性和预防性运动处方中，主要用于心血管、呼吸和内分泌系统慢性疾病的康复和预防。有氧运动对增强心血管系统运氧能力、清除代谢产物、调节肌肉的摄氧能力等都有明显的促进作用。锻炼以后可以促使心率减慢、血压平稳、心脏输出量增加。有氧运动的常用项目有步行、慢跑、上下楼梯、游泳、骑自行车、跳绳、划船、滑雪、球类运动等。

（2）力量性运动

力量性运动可以增强肌肉力量、改善神经肌肉协调性、增加关节灵活性，一般对于神经麻痹、骨质疏松和关节运动障碍的人比较适用。力量运动一般包括被动运动（通过辅助设施运动）、助力运动、免负荷运动（在减除肢体重力负荷的前提下进行主动运动，如在水中运动等）、主动运动和抗阻力运动（利用各种力量练习器进行）等。

（3）伸展性有氧运动

伸展性有氧运动既可用于治疗、预防疾病，又可用于健身和健美，主要功效是能有效地放松精神、消除疲劳、塑造体型和机体的柔韧性，防治高血压、神经衰弱等。项目包括太极拳、五禽戏、广场舞、健美操和广播操等。

适合老年人的运动项目：这一时期的身体各部位老化已经相当明显，而延缓这一进程的最好办法就是参加适宜的运动锻炼。这一时期的人基本上都不再工作，也就没有了体力工作者与脑力工作者之分。老年人健身运动起点强度应以轻度活动即低能量运动为主。

研究证实：长期坚持低能量运动的人较不参加或偶尔参加剧烈运动的人死亡率降低 2.5 倍，心血管疾病、糖尿病、老年性痴呆的发病率减少 35%，充分说明低能量运动也有良好的健身效果。运动时间每天可一次或几次相加在半个小时左右。轻度运动有余力者可以过渡到中度运动，身体健康者也可以直接从中度运动开始，至于剧烈运动应列为禁忌。

老年人应该选择什么样的运动项目呢？由于生理、心理、文化、素质各异，老年人健身运动类型应灵活多样、注重康乐，太极拳、老年迪斯科、体操均可。步行也是很好的锻炼方式，有人研究 70 岁以上老年人坚持每天步行 30 分钟者，肺功能、肌力、心脏功能，都有明显增强。

6 充足睡眠,改善免疫

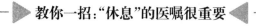

教你一招:"休息"的医嘱很重要

休息和睡眠是人类最基本的需要,休息和睡眠是恢复精力和体力的良好方法。每晚睡眠不足 4 小时者,免疫系统功能将下降50%。当我们生病时,身体抵抗能力降低,休息显得更为重要。医生开出"休息"的医嘱,除有需要休养的意义外,也有疾病本身治疗需要的意义。

睡眠是影响免疫力的一个重要因素,人的一生中,几乎有1/3的时间是在睡眠中度过,充足的睡眠既是维护健康和体力的基础,也是人体抵抗疾病的重要防线。研究发现,良好的睡眠可以增强机体的免疫功能。

在美国佛罗里达州的一个科研团队曾经对 28 名受试人员进行自我催眠训练,在这 28 名人员被自我催眠一段时间后,研究人员给他们进行了一个血液的检测,结果发现有了充足的睡眠,就可以提升 T 淋巴细胞和 B 淋巴细胞的数量,从而提高人体的免疫力。科学家同时还发现,实行催眠训练之后的受试人员,在日常生活压力面前,会表现得更加自信、自尊和独立。

我们希望通过改善睡眠的方法来治疗那些免疫力下降或者免疫力缺陷的患者,帮助病情的恢复。睡眠不足除了会导致一个人的表达能力下降外,还会引起各种各样的疾病。如果长期睡眠不足,会使人的激素水平改变、血氧浓度下降,从而造成心脑血管疾病突然发病风险升高。除了心脑血管疾病,睡眠不足还容易导致肥胖、癌症、糖尿病、胃肠病,包括溃疡性结肠炎和胃溃疡等疾病。睡眠不足会导致代谢障碍,出现消脂蛋白浓度的下降,引发食欲增加,最终导致肥胖。除此之外,睡眠不足容易诱使焦虑和抑郁情绪爆发。

国内外的研究均证实,睡眠障碍是引发机体免疫力下降的重要因素之一。睡眠障碍与疾病的关系,在某种程度上来说,失眠既可能是疾病的诱因，也可能是疾病的一个症状表现。因此凡事不能看表面，在临床上我们需要追根溯源，把睡眠障碍背后的元凶找出来。

比如说患有抑郁症或者焦虑症的人，起初表现多为睡眠障碍，如早醒或者入睡困难。而神经系统疾病中较常见的帕金森病除了出现运动障碍，还会出现睡眠障碍。因此，针对存在睡眠障碍的患者，临床上会做一进步检查，以判断是否存在帕金森病，从而避免患者错过最好的治疗时机。

睡眠障碍一定要引起足够的重视，因为它可能隐藏着其他系统疾病。睡眠障碍与身心健康状况有着密切的联系，也影响着人体免疫力。关注睡眠健康，才能拥有一个健康快乐的人生。

睡太多或太少，对身体都不好！

睡眠时间和心脑血管疾病、糖尿病等基础性健康问题存在一个"U"型关系。当睡眠时间过短或者过长时，都会增加各种基础性健康问题的风险，正常的成年人最适宜的睡眠时间是 8 小时左右。当睡眠时间少于7 小时，人体内的胰岛素敏感性会下降，抵抗能力增加，直接导致人体的代谢功能紊乱，引发肥胖问题。而身体的发胖，就意味着更容易诱发脑卒中等脑血管问题。而对于睡眠时间过长的人来说，其中有一类人多有打鼾的特点，存在明显的睡眠呼吸障碍。从临床研究来看，睡眠呼吸障碍同样会损伤人体内的胰岛素敏感性，也不可避免脑血管健康问题的风险。

除此之外，还有些睡眠时间过长的人会有明显的炎症因子高、交感神经系统过度活跃的特点。这类的长睡眠人群往往会面临心脏自主神经调节功能的退化、脑卒中的高危风险。

睡多久合适？看年纪！

并不是说所有的人都要有相同的睡眠时间，不同年龄的人睡眠时间是完全不同的。对于成年人来说，通常认为睡眠时长在 8 小时左右。儿童需要更长时间的睡眠，这是他们的身体成长、特别是大脑神经系统发育所必需的。对于老年人来说，一般能保证每天 6 个小时左右就可以了。

而且由于存在个体的差异性，在尽量保证自己的睡眠时间能达到上述标准的前提下,每个人还要根据自己的情况来判断。判断睡眠状况如何,时间只是一个方面,睡眠的效果也非常重要。如果睡醒后精神振奋、疲劳消失、心情愉快、精力充沛,那么这样的睡眠应该就是合格的。相反,如果醒来依旧感觉疲惫、精力不足、情绪不佳,那么即便睡眠时间足够,睡眠状况依旧存在问题。一定要及时调整自己的睡眠时间和习惯。

"贪吃不如贪睡,吃人参不如睡五更",人在睡眠上用了 1/3 的时间,可见睡眠是生命的必需。如果我们保证睡眠充足,就可以消除疲劳,强身健体,长此以往,就能防病抗衰,延年益寿。那么如何才能保证自己拥有高质量的睡眠呢? 请记住下面这些方法,学会高质量的睡眠,改善免疫力。

(1) 保持充足睡眠时间。如何知道自己睡足了? 判断的依据是醒来后精力恢复良好,白天生活工作不觉困倦。

(2) 保持作息规律,不管是周末还是工作日,按时睡觉、起床。

(3) 营造舒适睡眠环境,卧室安静,避光,室内温度适宜。

(4) 把卧室作为睡眠专属空间,看电视、玩游戏等活动尽量不要在卧室内进行。

(5) 如果 20～30 分钟还不能入睡,可以通过冥想、深呼吸等方法,集中精神地关注身体的感觉,以放松身心。

(6) 睡前建议增加少量躯体的运动量,通过躯体的放松,将大脑兴奋程度降低,从而有效地改善睡眠,瑜伽、养生操等室内运动都是很好的选择。

(7) 睡觉前 6 小时内避免小睡。

(8) 睡觉前 1 小时内避免强光和电器光线(手机、电脑、电视等)的刺激,不要在睡前玩手机游戏,避免大脑过于兴奋。

(9) 睡前避免饱食。

(10) 避免睡前饮酒和摄入含咖啡因的食物(咖啡、茶、巧克力、能量饮料等)。

7 合理膳食,增强免疫

大多数的家长们认为,牛奶加鸡蛋的早餐组合营养非常丰富,能够满足孩子一上午的营养需求,其实这是非常错误的观念。牛奶和鸡蛋并不是儿童早餐的完美组合,其所含的蛋白质和脂肪完全不能满足孩子对糖分、热量、维生素的需求。好的儿童早餐,主食一定不能缺,还要讲究干稀搭配、主副食兼顾,如再添些瓜果蔬菜,就更好了。

当我们健康时,均衡的营养可预防我们生病;同样,当我们生病时,充分的营养可帮助机体从疾病中复原过来。实践证明,营养不良会降低免疫系统功能;适当的营养能使免疫系统的功能全面有效地运作,有助于人体更好地防御疾病、克服环境污染及毒素的侵袭,成为人体提高免疫力不可缺少又无法替代的有效措施。那么在不同的情况下我们怎样通过合理的膳食来保证我们适当的营养和增强我们的免疫力呢?

(1) 日常生活中的合理膳食

① 富含蛋白质的食物。蛋白质是机体免疫防御功能不可或缺的物质基础,上皮、黏膜细胞等组织器官及血清抗体和补体等免疫活性物质都需要蛋白质参与构成。富含优质蛋白质的食物,如畜禽肉、鱼、奶、蛋及豆类,都有助于提高机体免疫力。

② 充足的维生素。维生素 A、维生素 C、维生素 E 都是机体维护免疫功能的必需营养素,在免疫系统中发挥着重要作用。维生素 A 的最佳来源是动物性食品;各种新鲜蔬菜、水果是维生素 C 的最佳来源;维生素 E 在植物油、麦胚、坚果、豆类、谷类中含量丰富。

③ 补充铁、锌等微量元素。铁元素具有维持淋巴器官结构和功能完

整性的作用,可以增加人体免疫细胞和免疫分子的活性,增强机体的抗感染能力,铁元素在动物性食物中含量及吸收率较高。锌能增加胸腺素的分泌,促进机体的免疫功能,动物性食品含锌高且吸收率高。

④ 碳水化合物、脂类也是我们人体必需的营养成分,与蛋白质共同构成人体的三大能量来源,对提高人体免疫力和改善免疫功能起到重要作用。碳水化合物主要来源于植物性食物,脂类主要来源于动物性脂肪、植物性脂肪。

(2)新冠肺炎患者的合理膳食

① 急性期轻症患者:呼吸道感染急性期患者往往合并发热、乏力、食欲不振等症状,这是免疫细胞正在和体内的病毒等病原体进行激烈战斗的表现。此时,机体免疫细胞最需要的战备物资就是蛋白质。蛋白质是机体细胞、多种酶和激素的主要组成成分,可以为免疫细胞、抗体和黏膜组织的再生修复提供原料。急性期患者建议适量补充易于消化的高蛋白类食物。

此外,机体免疫系统正常发挥功能还需要多种微量营养素的参与,如具有一定抗氧化抗炎功能的维生素 A、维生素 C、维生素 E,微量元素硒、锌,及维持肠道微生态平衡的膳食纤维素等。常见的富含这些免疫营养素的食物包括多种深色蔬果、谷类、肉类等。

② 重症及营养不良患者:重症急性期患者的免疫系统一般处于紧急动员状态,临床上又称为急性应激,而消化系统处于抑制状态。此时,如果进食油腻、粗硬、生冷等不易消化的食物,常常会导致恶心、呕吐、腹泻等消化道不良反应。因此,医生通常会建议患者吃一些流质、半流质等易于消化的食物,如米汤、米粥、鸡蛋羹、奶制品、蔬果汁等。

对于重度营养不良或存在营养风险的患者,需要尽早进行营养支持治疗,即在医师或临床营养师指导下,通过口服补充特殊医学用途配方食品,或肠内、肠外营养支持等手段补充营养。

③ 康复期患者:呼吸道感染轻症患者的病程一般为 1 周左右,急性发热期一般持续 3～5 天。如果患者的体温已恢复正常,食欲明显改善,体力明显好转,表明已进入康复期。此时,机体急需大量的蛋白质及抗

氧化营养素帮助机体修复受损的细胞和组织，因此，患者的饮食应尽快由半流质过渡至软食、普食。在平衡膳食的基础上，适量增加富含优质蛋白及抗氧化营养素的食物，包括蛋、奶、瘦肉、大豆制品、动物肝脏、海产品及全谷类、豆类、多种新鲜蔬果、坚果等的摄入，以帮助机体免疫功能尽快恢复正常。

（3）肿瘤患者的合理膳食

肿瘤患者更需均衡营养，饮食多样化，多进食富含维生素 A、维生素 C、维生素 B_1 及 B_2、维生素 D 及微量元素锌、硒等多种元素的食物，如洋葱、红薯、萝卜、胡萝卜、大蒜、生姜、鱼、虾、牛奶、蛋黄、猪肝、蘑菇、橙汁等，均对提高免疫力有益。

因为乳清蛋白能为人体提供丰富的免疫球蛋白，含有乳铁蛋白、免疫球蛋白、组织生长因子等，这些大分子具有一定的免疫调节功能。虽然蛋白分子量较大，不容易在短时间内被人体消化而被吸收利用，但是经研究发现大分子蛋白经酶解后产生的活性多肽功能性更强，亦具有抗疲劳、增强免疫力的功能，所以建议适量多补充富含乳清蛋白类食物。

研究还发现，常补充纤维素、每周吃不少于 3 份坚果的人，结肠癌发病风险比不吃的人低。对于胃肠道功能正常的肿瘤患者，建议多食用富含纤维素的食物，促进大便排泄。五谷杂粮中含较多纤维素的有燕麦、糙米、大豆、高粱；蔬菜中含较多纤维素的有韭菜、芹菜、菠菜、油菜、白菜、南瓜、苦瓜、黄瓜等；水果中含较多纤维素的有苹果、鸭梨、樱桃、酸枣、黑枣、大枣、石榴等。

肿瘤患者在食用免疫调节性食物和保健品如人参、灵芝孢子粉、冬虫夏草、蜂王浆等时，也应该在专业人员的指导下，精确评估当前的免疫系统功能状态，查找营养缺乏的关键环节，进行有针对性的补充。

8 调整情绪,提升免疫

▶ **教你一招:热敷和冷敷有区别** ◀

　　不小心扭到脚,有人说赶紧热敷,用红花油推热;也有人说要用冰水冲凉,进行冷敷,实际上热敷和冷敷的作用是不同的,因而适用的范围和选用的时机也不同。如果运动时扭伤了脚,应早期进行冷敷,3天后改用热敷。

　　当前,人类医学的发展模式已经由传统单一的生物医学模式向生物-心理-社会医学模式转化,人们对健康的理解更加深刻和全面。现代医学研究表明,不良情绪,尤其是特别恶劣的情绪刺激超过一定限度时,会引起中枢神经系统功能的紊乱,从而引起体内神经对所支配器官的调节障碍,出现一系列的机体变化和功能失调及代谢的改变,包括心血管系统、呼吸系统、消化系统、内分泌系统、免疫系统、神经系统和机体其他方面的异常。

　　(1) 心血管系统。有专家提出:"心血管病的发生、发展、复发、加剧与恶化都与不良情绪刺激密切相关。"心理因素直接影响心血管系统疾病的发生与发展,情绪持续紧张和精神过度疲劳是高血压病不可忽视的重要诱因。在日常生活中,常有些人由于暴怒、恐惧、紧张或过于激动而引起心血管病,甚至导致死亡。

　　(2) 呼吸系统。心理因素对呼吸系统的影响非常明显,当人受到较大的打击,心理失去平衡时,可引起胸闷、气急、心率改变等症状。当换气过度时,血液中的二氧化碳成分降低,则可出现手指发麻、肌肉颤抖、头晕,甚至昏厥。

　　(3) 消化系统。心理因素对消化系统的反应相当敏感。据研究统计,因情绪不佳而导致的消化系统功能紊乱占 $70\% \sim 80\%$。一般表现为食欲减退、恶心、呕吐、胃痛、慢性胃炎、消化性溃疡、结肠过敏、腹痛、腹泻等。

（4）内分泌系统。心理因素对内分泌系统有十分明显的影响，对于内分泌系统来说，强烈的刺激可导致糖尿病、甲状腺功能亢进等疾病。以甲亢为例，过度紧张、长期焦虑等精神负担，是诱发甲亢的重要因素。

（5）免疫系统。心理因素对免疫系统有明显的影响，性格开朗、为人随和、心情乐观和对周围的人充满爱心的人，免疫力较强，这些人患流感、咽炎、伤风和其他疾病会很快痊愈；相反，固执己见、自怨自艾、对自己和周围的人持否定态度、悲观多疑、心胸狭窄、记仇、缺乏自信、神经过敏的人，免疫系统的功能较低，自身对各种疾病的抵抗力也较低。

（6）神经系统。不良心理能导致神经系统的严重失调，会引起各种神经性官能症，包括神经衰弱、癔症和强迫症。极为严重的，还可引起精神错乱、行为失常。所谓反应性精神病大都是这样引起的，它是由强烈、突然或持久的精神因素所引起的一种精神障碍。

长期压力过大可使免疫系统崩溃。研究指出，持久压力将使个别细胞的防线首先受到冲击，然后整个免疫系统亦会被削弱，甚至崩溃。在生活当中，每个人都要面临各种各样的压力。这些压力有的来自工作，有的来自生活，有的来自物质，有的来自情感。对这些压力，有的人有明显的感觉，有的人感觉不明显。可以说，一定的压力是人行为的动力，发展的源泉。但是，如果压力太大或持续时间太长，超过了个人的承受能力，就会引起心理困扰，继而引发身体疾病。

一项研究发现，在长期的社会心理压力（如下岗、离婚、晋升、丧偶）及其导致的心理状态（如悲伤、沮丧、狂喜）下，人体的免疫力会下降，抗体反应会降低，增加疾病的发生率和感染率。另一个研究发现，人在强烈消极情绪的日子里，抗体的反应比正常低，免疫力下降；相反，在有强烈积极情绪的日子里，抗体的反应比正常水平高，机体的抵抗力会增强。

有趣的是，人的个性特点和行为方式对免疫和癌症也有影响。癌症的疾病特征是细胞恶性增殖。实际上，人体内或多或少有酝酿癌细胞的因子，这些细胞在免疫系统功能正常时无法突破人体的免疫监视，而在免疫系统功能下降时就会出现免疫逃逸，最终导致肿瘤的发生。一项对2 000人进行的20年追踪研究表明，那些在压抑量表上分数很高的人，在随后17～20年间死于癌症的风险是那些较小压力的人的2倍。情绪可引起一系列的机体变化和功能失调及代谢的改变,尤其是对免疫系统有巨大影响!

因此学会掌握自我,调控情绪,对维护身心健康是至关重要的。情绪宣泄是主要的路径和方法,即通过一定的方法和措施改变人的情绪和意志,以解脱不良情绪的伤害。事实证明,疏泄法可使人从苦恼、郁结的消极心理中得以解脱,尽快地恢复心理平衡。当情绪不佳时,千万不要自寻苦恼,把痛苦、忧伤闷在心里,一定要使之发泄出来。应自我解脱,保证人体免疫功能的正常。

(1)痛快地哭。无论痛苦还是愤怒,痛快地哭出来,可以将身体内部的压力释放,将身体压力产生的有害化学物质及时排出。

(2)向朋友坦白心事。因心事导致的不良情绪,可以通过向他人倾诉,诉说委屈,发牢骚,来消除心中的不平之气,寻求解决方法。

(3)建立趣味性嗜好。培养自己多种的兴趣和爱好,如书法、绘画等,用这些方法驱散不健康的情绪,增强生命的活力。

(4)运动缓解情绪。在情绪激动时,最好的方法是转移一下注意力,去参加体育锻炼,如打球、散步、打太极拳等,用肌肉的紧张去消除精神的紧张。事实证明,情绪状态可以改变身体活动,身体活动也可以改变情绪状态。

(5)适当变换环境。各种情绪的产生都离不开环境。避免接触强烈的环境刺激,有时是必要的。但最好要学会情绪的积极转移,即通过自我疏导,主观上改变刺激的因素,使自己始终保持健康向上的心理。

(6)遇事泰然,正确认识自己。清醒地认识生命的自然规律,养成乐观、豁达的个性,及时调整自己的意识和行为,正确对待个人的得失、成功与失败,减少心理失衡。

9 免疫调节,多肽重要

> ▶ **教你一招:牙龈出血有不同** ◀
>
> 每次咬苹果,都会发现牙龈出血,总觉得是"上火",其实牙龈出血有局部因素和全身因素,无论何种原因引起都应及时到医院进行检查、治疗。如果是牙齿局部菌斑、牙石刺激引起的出血,去除局部刺激物,进行牙齿彻底的洁治,俗称"洗牙"或牙周刮治,可收到良好的效果。

多肽是由氨基酸组成,其往往具有氨基酸的一系列作用,且氨基酸又是蛋白质结构的基本单位,因此近年来受到生命科学和生物制药业的格外关注。此外,多肽的分子结构大于氨基酸,这就决定了多肽在吸收时不止一个氨基酸而是多个氨基酸,其吸收利用率大大提高。相较于小分子的药物,多肽具有较多的优势,如高活性、强特异性、高靶向性、低免疫原性、高安全性以及低生产成本。

多肽是涉及多种细胞功能的生物活性物质,与蛋白质相比,多肽是一个信息使者,可传递生命信息,调节人体的生理活动和生化反应。人体中几乎所有细胞都可以合成多肽,又受多肽调节。现已发现人体中具有活性的多肽多达 1 000 多种,它们在调节免疫、改善胃肠功能、生长发育、帮助矿物质吸收、大脑活动、抗氧化、清除自由基、促进伤后恢复、消除疲劳、免疫防御、抗衰防老、促进组织细胞代谢及分子进化等方面承担着重要的生理作用。能够产生免疫反应的物质,大多也是蛋白质或多肽,如 B 淋巴细胞产生的抗体和 T 淋巴细胞产生的细胞因子,也是一些特殊的蛋白质或多肽。

小分子肽类物质的缺乏,能导致显著的免疫淋巴细胞功能的抑制和细胞免疫抑制。此外,体内小分子肽不足,蛋白质合成受限,血清中多种免疫成分浓度明显降低,凝血因子及大量酶类的合成都会受到抑制。临床试验表明,术后提供谷氨酸、精氨酸等免疫调节营养素可以促进正常组织功能的恢复。

　　免疫调节肽是一类具有调控免疫功能的生物活性肽,其主要是通过调节淋巴细胞的增殖、增强体内巨噬细胞的吞噬功能或影响细胞因子的分泌,进而发挥调控机体免疫系统的功能。

　　研究发现,天然多肽或合成的多肽药物可通过促进免疫器官发育,增加非特异性免疫细胞和 T 细胞、B 细胞等特异性免疫细胞的数量,并刺激其功能,增强调节或协同各类细胞因子以提高机体的适应性免疫等多种方式来参与、调节机体的免疫功能,如图 9-1。

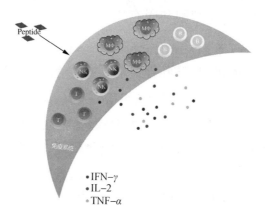

图 9-1　多肽调控免疫细胞功能示意图

　　目前,大量关于多肽对免疫的影响研究正在广泛开展,综合来说,多肽对免疫功能的影响机制大致可以分为如下三种:

　　(1) 多肽对免疫器官的调控。

　　免疫器官是免疫细胞发生、分化、成熟和定居的场所,包括中枢免疫器官和外周免疫器官。脾脏和胸腺是机体重要的免疫器官,含有丰富的 T 淋巴细胞、B 淋巴细胞以及巨噬细胞,可以发生特异性免疫应答、释放活性物质,参与机体的细胞免疫和体液免疫。一些多肽可以通过促进免疫器官的发育,调控多种淋巴细胞、浆细胞的增殖,从而使机体分泌更多的免疫球蛋白(抗体),当抗体增加则可以增强机体防御、抗感染、中和毒素及调理等能力。

　　例如,花生多肽可使组织淋巴小结生发中心扩张,增加网状细胞和浆细胞数目,增强 NK 细胞(自然杀伤细胞)活性,体内 IgG(免疫球蛋白

G)抗体也会随之增加。而血清中 IgG 是全身性体液免疫反应的效应因子，因此 IgG 分泌增加，机体免疫能力也会增强。

此外，蚕蛹蛋白、蝇蛆蛋白、黄粉虫蛋白等昆虫多肽可以增加免疫器官的质量，促进淋巴细胞增殖，刺激抗体分泌，调节特异性免疫应答。

（2）多肽对非特异性免疫应答的调控。

非特异性免疫又称先天免疫或固有免疫，是在机体发育过程中形成的，也是机体抵抗外来病原菌和肿瘤转化细胞而形成的最早屏障，可以通过不同的免疫细胞及免疫分子而发挥防御作用。非特异性免疫主要包括组织屏障、固有免疫细胞和固有免疫分子。在固有免疫细胞中，吞噬细胞（单核细胞、巨噬细胞），可以通过分泌效应因子发挥细胞毒作用；NK 细胞可以直接识别并杀伤病原体；DC 细胞（树突状细胞）则可以处理和提呈抗原，特异性识别 T 细胞，激活特异性免疫。固有免疫细胞因子包括补体、各类细胞因子，不仅可以增强免疫应答、杀伤病原体，还可作为病原体与免疫细胞之间的信息载体影响着病原体与免疫细胞的自身特性的变化。

研究发现，长裙竹荪多肽具有优良的自由基清除活性，能显著提高巨噬细胞吞噬能力，促进其细胞因子的分泌，特别是能够迅速促进信息递质一氧化氮的分泌和 Toll 样受体的表达，从而增强免疫功能。发酵支原体属于支原体的一种，其膜脂质相关蛋白是引发疾病的重要因素之一。在这些致病相关的膜结构分子中，能进一步分离得到相对分子质量仅为 2 000 kDa 的脂多肽，也被发现能强烈激活巨噬细胞。虫草多肽不仅促进单核-巨噬细胞碳廓清功能及腹腔巨噬细胞的吞噬能力，还可促进小鼠的迟发型变态反应，显著提高小鼠的 NK 细胞活性，进而发挥镇静、消炎、抗缺氧、抗疲劳、抗衰老、抗肿瘤、抗病毒、增强免疫功能、治疗心律失常、调节脂类代谢、美容养颜、镇咳平喘、祛痰解痉、护肝益肾、治疗肾炎及肾功能衰竭、提高性功能等作用，此外其对心脑血管、神经、内分泌、脏器、造血、免疫、代谢系统等也具有平衡、协调作用。藤本豆多肽通过调节免疫细胞以及免疫因子（白细胞介素-2）等多方面发挥免疫调节作用，是一种良好的免疫增强剂，对正常和免疫抑制小鼠的单核-巨噬

细胞功能、细胞免疫、体液免疫等方面均有显著性影响。此外,大豆多肽露那辛通过联合细胞因子作用于淋巴瘤患者外周血单核细胞,增强患者NK 细胞产生 IFN-γ(γ 干扰素）的能力,同时也增加了抗肿瘤活性。

（3）多肽对特异性免疫应答的调控。

特异性免疫又称获得性免疫或适应性免疫,是机体与某种特定病原体接触后产生的高度专一性免疫应答,能够识别并针对特定病原体启动免疫反应从而将细胞清除。其免疫的种类包括细胞免疫和体液免疫,特异性免疫细胞包括 T 淋巴细胞和 B 淋巴细胞。一些多肽可以通过调节T 细胞亚群的变化,促进淋巴细胞增殖以及影响免疫球蛋白的水平而发挥对病原体的免疫调节作用。

此外,多肽在抗肿瘤方面的作用尤为受到重视,其抗肿瘤免疫调节作用及其机制主要是激发和增强机体的免疫功能,控制和杀灭肿瘤细胞。随着分子生物学和免疫学的发展,研究表明抗肿瘤免疫调节作用主要有三类潜在机制:① 消除肿瘤对免疫系统的抑制作用,恢复机体正常的免疫应答;② 提高肿瘤的免疫原性,激活并扩增肿瘤抗原特异性 T 细胞反应,增强免疫系统的识别能力,以克服免疫耐受;③ 改善抗肿瘤免疫细胞,如 T 细胞、NK 细胞、Th17 细胞(辅助性 T 细胞 17)与巨噬细胞等的免疫功能,提升免疫应答的强度。

10 医学创新与免疫力重建

教你一招：查出早搏勿惊慌

　　体检时查出有早搏，很多人不知道该如何应对，其实早搏在生活中并不少见，主要表现是提早的异位心律。早搏本身并非严重疾病，所以应消除思想顾虑，保持情绪稳定。早搏患者的休息很重要，可根据医生指导，适当服些镇静剂或安眠药，保证大脑皮层得到充分休息，避免心肌兴奋增高而诱发早搏。在饮食上注意戒烟、戒酒，尽量少吃刺激性食物如酸、辣等调味品，少喝浓茶或咖啡等使心肌兴奋性增高、诱发早搏的食物。

（1）免疫力重建之疫苗的预防接种

　　1980年，世界卫生组织宣布，在全世界范围内已将天花消灭，这是人类消灭的第一个传染病。战胜天花是人类战胜传染病的伟大事件之一，每一种疫苗研发的成功，就意味着一种传染病有望被人类战胜甚至消灭。疫苗不仅可以预防和控制大量传染病，随着生命科学的进步和多学科的融合发展，疫苗越来越多地用于防控癌症和其他慢性疾病，比如宫颈癌疫苗等。

　　疫苗通过模仿感染而不引起疾病来发挥作用。制造疫苗简单的一个方法就是对整个病毒、细菌等病原体进行破坏，弱化其毒性，使其生长缓慢，这个过程称为减毒。减毒疫苗是将一种较弱的病毒或细菌引入体内，虽然这些病原体很弱，不会让人生病，但仍逃不过人体免疫系统的识别、剿杀，并把它们"记住"，以便在未来随时对侵入人体的病原体进行对抗。自此，人体就会对这种病原体产生免疫反应，它们很难再次导致人体感染。

　　通常，减毒疫苗产生的免疫反应可以持续数年至数十年。不过，对于一些疫苗来说，免疫反应可能会随着时间的推移而减弱，此时就需要再次接种或通过其他方式增强免疫力，以确保身体随时准备对抗病原体的感染。

另一种制造疫苗的方法是取病原体的一部分作为疫苗靶标。当人体被病原体感染时,免疫系统"看到"的是病原体的一个个小片段,也就是病原体的一部分,而不是一整个病原体,这些小的片段叫抗原。不过,并不是所有的抗原都能刺激人体免疫系统,产生针对该病原体的免疫反应,所以研究人员需要仔细甄别、选择,可能会选择一种或几种抗原来制造一种新疫苗。

时至今日,科学家们已研发出数十种安全有效的疫苗。人类利用疫苗消灭了天花,控制了脊髓灰质炎、百日咳、白喉、破伤风等大量传染病,预防并减少了相关病患和死亡人数。

对于普通人来说,疫苗不仅防病还能救命。尤其是在新冠病毒肆虐的形势下,我们期望新冠病毒疫苗能早日研发成功,助力人类战胜疫情。

(2)免疫力重建之肿瘤免疫治疗

20世纪四五十年代肿瘤免疫监视理论被提出和得到完善。2002年,美国肿瘤生物学家施赖伯等人提出肿瘤免疫编辑理论,进一步完善了肿瘤免疫的框架。在他的理论中,肿瘤的发展需要经过三个免疫阶段。

① 消除:初期癌细胞很容易被 NK 细胞、T 细胞杀死。

② 平衡:肿瘤积累一定突变后,能抵抗细胞毒性细胞的追杀,与免疫细胞平起平坐。

③ 逃逸:继续发生突变,解除免疫细胞对肿瘤的生长抑制,开始形成临床可检测的肿瘤。肿瘤的生长类似于物种进化,在免疫系统的选择压力下,只有能成功逃脱免疫反应、拥有强大生存能力的肿瘤细胞才能幸存下来。

而利用免疫系统来治疗癌症,早在理论横空出世前就被应用到了临床。1891年,美国医生威廉·科利意外发现术后化脓性链球菌感染能使肉瘤患者肿瘤消退,并将其运用于治疗骨肿瘤和软组织肉瘤。这一发现打开了肿瘤免疫治疗的先河。然而在那个时代,免疫系统对于科学家来说还是一个充满未知的黑匣子,且在抗生素被发现之前,对于人类最大的威胁并不是癌症，而是细菌、病毒引发的传染病。

1974 年起，美国科学家史蒂文·罗森伯格开始尝试过继性细胞输入疗法。简单地说，就是从患者体内分离 T 细胞，经过体外扩增培养，再输回患者体内。它首次证实，仅通过靶向免疫系统而不是靶向癌细胞，也可以治疗肿瘤。然而过继性细胞输入疗法仅能对极少数黑色素瘤和肾癌患者有效。

2012 年，7 岁的艾米莉在经历过急性淋巴性白血病数次复发后，命悬一线，然而她的父母并没有放弃。幸运的是，他们了解到宾夕法尼亚大学开发的 CAR - T 细胞治疗技术可能会带来希望，于是决定加入这项临床试验。奇迹发生了，艾米莉得到彻底治愈，迄今已经实现 8 年无瘤生存。

和 CAR - T 一样值得被载入史册的，当属 2018 年诺贝尔生理学或医学奖获奖研究——免疫检查点抑制剂与癌症治疗。免疫检查点的发现同样来源于过继性 T 细胞疗法中对 T 细胞功能的研究。2014 年，以 PD - 1（程序性死亡受体 1）为代表的免疫检查点抑制剂正式被美国食药局批准，用于治疗转移性恶性黑色素瘤。次年，美国前总统吉米·卡特使用该药物治疗晚期转移性黑色素瘤，取得了奇迹般的效果。

近年来，肿瘤免疫疗法成为继手术、化疗、放疗和小分子靶向药物治疗后的又一大支柱，除了上文提及的过继性细胞输入疗法、CAR - T 细胞治疗和免疫检查点抑制剂以外，天然免疫激活剂、溶瘤病毒以及癌症个性化疫苗等新兴手段的使用让越来越多原本"无可救药"的患者看到了希望。

（3）免疫力重建之人造胸腺

"人类胸腺图谱"是 2016 年启动的"人类细胞图谱计划"的一部分，目的是促进对人体健康与疾病有更深入的理解。通过胸腺细胞图谱，我们可以解释正在发育中的胸腺的细胞信号信息，探索将早期免疫前体细胞转化为特异性 T 细胞需要启动的基因。这项发现未来可以用作参考图谱，为 T 细胞找出最正确的攻击、杀死特定肿瘤的治疗方法。这项成果有助于我们了解 T 细胞在体内的发育途径以及解释与年龄相关的免疫系统下降的原因，为再生医学制造人造胸腺提供了可能性。

第 十 章　认识细胞，科学抗衰

1　科学抗衰是健康百岁的关键

▶ 教你一招：应对"中暑"有方法 ◀

在高温环境下出现头晕、恶心、心慌、大量出汗，甚至昏迷。首先要做的是迅速撤离引起中暑的高温环境，选择阴凉通风的地方休息，并多饮用一些含盐分的清凉饮料。还可以在额部、颞部涂抹清凉油、风油精等，或服用人丹、十滴水、藿香正气水等中药。如果出现血压降低、虚脱应立即平卧，及时送医院救治。

健康长寿、长生不老是人类自古以来不断追寻的梦想。就算不能够实现长生不老，健康百岁也是好的。随着科学技术的发展，特别是生命科学技术的进步，人类在延长自身寿命方面，已经取得了巨大的进步。至 20 世纪末，由于新生儿、婴幼儿及孕产妇相关疾病得到了有效治疗，以及征服了大多数感染，人类的预期寿命得到大幅度的提升，全球很多国家和地区进入老龄化社会。一方面老龄化是社会生活质量提高的重要标志，但同时也带来了一定的社会问题，特别是衰老过程中给老年人群带来的健康问题日益突出，老年性疾病和衰老相关疾病日益呈现高发态势。

据世界卫生组织最新研究和统计数据表明：当前世界上发病率和死亡率最高的疾病是心脑血管疾病和肿瘤。主要与人口老龄化等因素密切相关，人体老化从本质上讲是机体从构成物质、组织结构到生理功能的丧失和退化，主要体现在机体组织细胞和构成物质的丧失，机体代谢率的减缓,机体和器官功能的减退,而细胞衰老是人体衰老的基础。

细胞衰老普遍存在于身体每个组织,并且贯穿人的一生,当衰老细胞在皮肤上堆积,就会产生皱纹,这被认为是一种"自然变化"。然而,当衰老细胞在心脑血管中堆积,导致血管钙化时,我们称之为"心脑血管疾病"。

心脑血管疾病最常见的就是动脉粥样硬化,它的发展最终导致脑卒中(脑血管病)、心肌梗死(冠状动脉粥样硬化性心脏病)等循环系统疾病。衰老是动脉粥样硬化重要的内在发病原因,可通过多种机制起致病作用:衰老引起血管内皮细胞功能障碍,影响受损内皮细胞的更新;衰老引起脂质代谢紊乱,诱导氧化型低密度脂蛋白产生增多;衰老还可刺激血管平滑肌细胞迁徙,使细胞表型发生改变,细胞增殖能力减退,导致斑块纤维帽变薄而增加易损性。

衰老同时也是肿瘤发生的一个重要风险因素,衰老的发生机制和特征与肿瘤极为相似,癌细胞和衰老细胞的生物学基础也是相似的(如基因损伤修复的减退、表观遗传变化等)。

随着生命科学的发展特别是现代医学的巨大进步,及其与多种学科的融合,人类在技术上实现心脑血管疾病、癌症等顽疾的"治愈"已为期不远。回顾历史,有一个明显的人类寿命极限,120岁,已并非遥不可及。放眼未来,我们不仅要活得长,还要活得好,我们的理想不仅仅在于延长生命的长度,更在于扩展生命的宽度。通过延缓衰老来预防和控制这些疾病,从技术实现和社会发展上是切实可行的,也是我们实现健康百岁的关键。

2016年中共中央、国务院印发了《"健康中国2030"规划纲要》并提出要求,到2030年我国人均预期寿命要达到79岁。据上海市卫健委公布数据显示:2019年上海户籍人口期望寿命83.66岁,其中男性81.27岁,女性86.14岁。从提前10多年就实现预期寿命目标的上海来看,除依靠城市公共卫生保障资源"治已病"之外,或许通过自身改变以及科学的抗衰方式和理念"防未病,治未病"来保持身体健康,是实现健康长寿的重要抓手。

如果我们假定癌症能够被治愈，上海人均预期寿命有望提高 3～4 岁；如果心血管疾病能得到治愈，人均预期寿命有望在此基础上再提高 4～5 岁；在征服脑卒中和糖尿病等疾病后，人均预期寿命可以期望增加 8～9 岁，结果总的人均预期寿命可以实现 100 岁以上。目前没有人确切知道我们可以把这个死亡界限推到多远，但乐观的预测，对今天活着的许多年轻人而言，预期寿命 120 岁是可以实现的。

乐观的预测结果，反映出诸多医疗保健干预措施的综合效果，包括改变饮食结构和生活方式。伴随科学技术的发展尤其是生命科学领域的进步，现在造成老年人死亡的疾病，特别是癌症、心脏病、脑卒中和糖尿病，会有新的治疗方法出现，人均预期寿命可以期望继续提高。特别是癌症治疗领域，近十年来随着肿瘤免疫治疗技术的兴起，癌症患者临床获益巨大，其生存时间和生命质量均得到显著延长和改善。干细胞技术对糖尿病的治疗已经在科学实验和临床研究中展现出明显优势，其多向分化潜能、低免疫原性、免疫调节作用、抗炎作用和抗凋亡作用等特性使其成为糖尿病治疗的理想之选。

今天，人类生活质量提高、寿命延长的成绩，显著超过 20 世纪。生物芯片技术的发展使我们更加乐观，它能更加密切地监控我们的健康，并且最终实现临床给药的高度个性化。干细胞治疗技术在修复受损组织甚至再造整个器官方面也显示出大好前景。此外，治疗老年痴呆、帕金森病和其他神经退行性疾病的新药可能会得到广泛应用。许多专家认为，十年之内，我们每年都将为人类的预期寿命添加一岁左右。到那时，每过一年，你剩下的预期寿命会向着未来再进一步。

2　人体的细胞世界

▶ **教你一招：出现咳喘要警惕** ◀

当出现总是咳嗽，清晨和夜间都很严重，有时候还会气喘，这时候要特别注意，及时去医院治疗，特别是老年咳喘如不治疗和调护，常常迁延难愈，影响老年人的生活质量。因此，日常生活起居要注意，居室内要保持空气新鲜、流通，饮食要清淡，可用食疗来辅助治疗。

2012年4月美国探索新闻网站报道了挪威奥斯陆大学研究人员的最新研究成果：挪威奥斯陆大学的科学家通过显微镜观察挪威湖泊中一种单细胞生物体，并在多年后宣布，这是地球上最古老的生物体之一，是已知的人类最远房亲戚。

这种单细胞生物大约形成于10亿年前，以捕食藻类为生，不易被发现。研究人员说，这种生物不属于任何一种已知生物体，它不是动物，不是植物，更不是真菌和细菌。不过，根据生命起源的研究，这种生物并不是地球上最早的单细胞生物。根据科学测定和计算，细胞在地球上出现至少有36亿年的历史。

那么，世界上第一个细胞究竟是怎么产生的？这是一个古老的难题！

对于这一问题，如今更好的解释是化学进化假说。科学家们推断，在地球形成的过程中，地球内部的剧烈变化产生大量气体，在宇宙射线、地球上放射性物质、雷电等共同作用下和大气中的无机分子逐渐形成了氨基酸、嘌呤、嘧啶、核糖、脱氧核糖等有机小分子，这是细胞化学进化的第一阶段。有机小分子经过亿万年的合成、积累和长期的相互作用，通过脱水、结合等反应变成蛋白、核酸等有机大分子，这就是细胞化学进化的第二阶段。有机大分子进一步进化为具有膜结构能够与外界进行物质交换的多分子体系，这是细胞化学进化的第三阶段。在这个阶段核酸

位于多分子体系的中央,称为核区;蛋白质位于多分子体系四周,称为质区。多分子体系演变成的形态和功能物质就是细胞化学进化的第四阶段。核、质分区的多分子体系即"原核细胞"。

那么组成人体基本单位的"真核细胞"又是如何诞生的呢? 20 世纪 60 年代美国生物学家林恩·马古利斯提出了"真核细胞"由"原核细胞"演变而来的"内共生"假说,此学说解释了真核细胞中某些细胞器如线粒体的由来。"真核细胞"的"内共生"学说为现今生物界所广泛接受,但尚未得到明确的科学证实。

世界上第一个细胞究竟怎么产生的还有待人类进一步地科学探索和验证。

归功于近现代医学和生命科学的进步,我们可以清晰地了解到人类生命的起始,当精子进入卵子后形成一个新的细胞,这就是人生的起点!一切,从细胞开始!

卵子是人类最大的细胞,源自性成熟的女性,含有 23 条染色体,和性成熟的男性产生的含有 23 个染色体的精子在女性输卵管中相遇并结合形成受精卵,经历着床、发育形成人体的雏形胚胎,并在母体的子宫内逐渐分化发育成人体的组织和器官形成人体。因此,从遗传学角度讲,孩子一半的基因源于妈妈,一半基因源于爸爸,它是决定我们人体健康的内在因素。

总体来看,人类这个物种相当繁盛,这在很大程度上归功于近代以来科技和社会的进步,如今地球上的人口已接近 80 亿。除了气候变化造成的潜在威胁,我们还面临着人口激增以及疾病的挑战。据世界卫生组织统计(截止至 2020 年 6 月 15 日):全球累计确诊感染新冠肺炎病例 7 823 289 人,造成 431 541 人死亡,"新型冠状病毒肺炎"已在全球形成大流行。但相比慢性非感染性疾病每年近 6 000 万(这一数字还在不断上升,主要为癌症、循环系统疾病、糖尿病等慢性病)的致死人数,这一比例还是非常低的。人类主要的死亡威胁在于非感染性慢性疾病。

人类的生、老、病、死等所有的奥秘都在细胞核中的 23 对染色体上的数万个基因约 30 亿个碱基上。对它的研究有助于人类认识自身、掌握生老病死规律、疾病的诊治、了解生命的起源。人类基因组计划由美国科学家于 1985 年率先提出，1990 年正式启动，旨在测定组成人类染色体中所包含的 30 亿个碱基对组成的核苷酸序列，从而绘制人类基因组图谱，并且辨识其载有的基因及其序列，达到破译人类遗传信息的最终目的。人类基因组计划与曼哈顿原子弹计划、阿波罗计划并称为三大科学计划，是人类科学史上的又一个伟大工程，被誉为生命科学的"登月计划"。

启动人类基因组工程最初源于人类肿瘤计划的失败。20 世纪 80 年代，美国科学家试图用传统医学方法解开肿瘤之谜。但后来发现，肿瘤的形成都与基因有关。人类基因组计划推动了近年生物医药和精准医学的飞速发展。

但细胞才是生命最基本的单位，我们对它们却知之甚少。大多数基因以及其相关作用都是在细胞内进行的，如果我们不了解细胞，那我们将无法了解我们自己。就像人类基因组计划一样，人类细胞图谱计划亦将成为生物医学发展的关键一步！当遗传学家确定是哪些基因导致疾病后，他们希望知道在哪些细胞中这些基因处于激活状态。当免疫学家基于肿瘤表面的分子标志物识别出癌细胞，并通过基因编辑技术来攻击癌细胞时，他们最好知道体内是否还有别的健康细胞含有同样的分子标志物。当组织学家想要在实验室培养新器官，那么他们最好知道他们培养的器官是否和原器官相匹配。并且，它可以帮助科学家更好地利用已经完成的研究。研究者已经对无数的组织样本进行基因测序，这些样本来自癌症或患有其他疾病的患者。这可以帮助肿瘤学家更好地对肿瘤进行分类，进行更为精准的治疗。

人类经历数十亿年的电光火石，成为宇宙已知绝世超伦的智慧生物。人类怎样才能拥有更美好的生命？从生命宝石的精雕细琢开始，从人体的细胞世界开始！

3 健康的细胞让你活到 120 岁

▶ 教你一招:服用硝酸甘油有时限 ◀

硝酸甘油片属于硝酸酯类药物,其片剂吸收快,迅速发挥其血管扩张作用,所以通常在心绞痛发作后紧急情况下使用,舌下含服。但是,硝酸甘油片不可经常吃。当连续使用硝酸酯类药物48~72 小时,其临床效应会下降或消失,患者应在医生的指导下,选择其他具有扩张冠状动脉作用的非硝酸酯类药物交替使用。

《尚书·洪范》有言:"一日寿,百二十岁也。"说明人的自然寿命应是120 岁。《黄帝内经》同样认为,人的自然寿命当在百岁以上。现代细胞分裂学说证明,人类细胞一生能代谢 50 个周期左右,每个周期约需 2.5 年,以此推算人类寿命也在百岁以上。

我们的身体由数十万亿个细胞构成,随着时间的推移,我们体内的细胞开始老化,细胞衰老是器官及机体衰老的结构基础,机体衰老是细胞衰老的最终表现。衰老会引起多器官功能衰减,从而导致各种衰老相关的代谢性疾病和神经、心血管等系统重大疾病的发生和发展,如糖尿病、骨质疏松症、心力衰竭、冠心病、阿尔茨海默病(老年痴呆)等,最终导致机体的死亡。

病理学之父魏尔肖"一切细胞来自细胞"的著名论断至今未被推翻,人类生命的起始从受精卵这一原始细胞的分裂开始,胚胎干细胞分化发育成身体的各个组织器官。随着时间的迁移,胚胎干细胞彻底消失,人体内的干细胞种类只有成体干细胞。成体干细胞对人体自我修复和组织再生至关重要,成体干细胞减少是人体衰老的主要原因。随着年龄的增长,成体干细胞发生着功能性衰变和耗竭,生命也就走向了终点。

人体死亡和衰老的另外一个重要原因是在生命过程中,分裂的细胞群里逐渐产生了衰老细胞。细胞分裂是受到限制的,这是一种抗癌机制。因此,在经历了不同程度的复制后,细胞会停止分裂并进入衰老状态。细胞一旦进入衰老状态,就会产生一系列的炎症分子并经历其他一些会导致组织受损的变化。这些变化提醒了人体免疫系统,使其意识到衰老细胞的存在,并清除它们。不幸的是,随着年龄的增长和免疫系统自身的衰老,清除功能衰退了,因此,组织中衰老细胞的数量不断增加,最终导致机体的死亡。

我们可以看到,人体机能的衰老和死亡其本质是细胞的衰老和死亡。因此及时补充干细胞,增加机体细胞的分化增殖,并及时清除衰老细胞,使延缓衰老成为可能,从而降低衰老及与衰老相关疾病的损害,这将使我们更加健康和长寿。

(1) 干细胞的分化和再生

科学家已经利用干细胞成功地再生了整个人类表皮,并且让一名患有罕见病的 7 岁男孩获得了新皮肤,得以重返校园。

有这样一种病,只要轻轻一碰,患者的皮肤表层就会形成水泡,损伤脱落,这种痛苦远比蛇的蜕皮要惨烈,它的名字叫作大疱性表皮松解症,而这个男孩患的正是这种疾病。在被收入德国波鸿鲁尔大学儿童医院时,他全身皮肤已经脱落了 60%,多处严重感染,生命危在旦夕,医生都束手无策了。

而这次,科学家们在男孩的腹股沟取出一块比邮票大点的皮肤,通过基因技术将不携带疾病的基因整合到表皮角质细胞中,再进行培养,得到了最终移植所用的表皮。他们发现,移植表皮上的大部分细胞在移植一个月后就消失了,只有表皮干细胞形成集群,并生成新皮肤。

如果干细胞可以变成神经,那么那些神经有缺陷甚至瘫痪的病人就可能重新站起来。现实生活中,干细胞技术已经帮助一些瘫痪的病人获得了重新站立的机会。除了在皮肤疾病、神经系统性疾病上发挥治疗作用,干细胞同样在其他疾病中显示出十分具有前景的治疗效果。

干细胞的用途似乎是无穷无尽的。干细胞不仅给越来越多的疾病带来了新希望,还在器官移植等领域发挥着重要的作用。干细胞为解决器官移植难题——器官来源不足的问题提供了可能。干细胞在特定的条件下可以分化为肝细胞、肾细胞、肺细胞等，再通过组织工程手段构建相应的人体器官。

近年来，干细胞在新药研发领域发挥的作用越来越显著。科学研究发现，无论是作为药物的载体，还是用于开发药物测试模型，干细胞都十分具有潜力。

干细胞就是这么神奇。干细胞拥有强大的力量，这些力量能够给人类医学带来变革。干细胞治疗人类疾病已经成为弥补传统治疗不可或缺的有效手段，随着在治疗重大慢性疾病、严重创伤修复方面的地位和价值日益凸显，干细胞正在彻底颠覆传统医学，引领生物医药领域新一轮的科技革命和产业变革。

（2）衰老细胞的清除

考虑到衰老细胞积累是衰老及衰老相关疾病的重要病理基础。设法清除这些细胞能缓解某些衰老相关疾病，也能延长早衰动物寿命，那么清除衰老细胞能否延缓正常衰老速度，延长动物寿命？最近美国学者根据过去的研究提出了一种新的抗衰老理念，就是通过清除衰老细胞的方法进行动物实验，结果表明能延长小鼠寿命 $20\% \sim 30\%$。组织中衰老细胞比例与衰老相关疾病如糖尿病、肾功能衰竭、心脏病等关系密切。如果用药物将这些已经衰老有害的细胞清除，应该可以产生抗衰老促进健康的效果。

4　细胞与感冒的战斗

▶ **教你一招：缓解感冒有妙招** ◀

　　感冒发热时，除了用药物治疗之外，还可通过其他的治疗方法：热水瓶中装满开水，将鼻孔置于热水瓶上方，做深呼吸 10～15 分钟，让蒸汽吸入。亦可用甘菊精油 ＋ 桉树精油 ＋ 薰衣草精油或茶树精油，以熏蒸法嗅闻或是在水中加入 1～2 滴漱口，也能缓解初期的感冒症状。

　　秋冬季节或者季节交替时，天气寒冷且变化快，人体难以适应，这时很容易感冒。特别是老人、婴幼儿、儿童和先天性体弱者，更容易感冒。例如婴幼儿和儿童，由于生长发育不完全，其免疫能力比成人要差，所以在遇到病毒、细菌等病原体时容易被感染并诱发其他疾病。老人则往往因为机体器官功能逐渐退化，加上一些基础疾病的困扰，机体免疫力大大下降，也容易感冒。此外，现代人生活紧张，工作压力大，经常熬夜，缺乏必要的锻炼等，都可导致体质下降，机体抵抗力减弱，而罹患感冒。

　　如果一个人经常感冒，除了机体的免疫力低下之外，感冒病毒本身也是一个重要的影响因素。根据临床研究和流行病学统计数据表明，90％的感冒都是由病毒感染引起的。一般来说感冒病毒侵入人体后，在没有严重并发症的情况下，完全可以依靠自身免疫力获得自愈，主要通过人体免疫细胞的防御功能来实现。下面我们以常见的病毒性感冒为例，了解一下人体内细胞与病毒间的激烈战斗！

　　首先我们来了解一下病毒性感冒的特点：

　　（1）病毒性感冒传染性强。流感常见大规模群体一同发病；普通感冒也常见全家一同发病。

　　（2）病毒性感冒，一般鼻部症状明显，如鼻塞、流涕等，部分患者还会有全身症状，如腹痛、腹泻等症状。

　　（3）病毒性感冒常突然发病。

（4）血常规化验白细胞计数。通常仅由病毒感染引起的感冒患者白细胞计数正常甚至偏低,淋巴细胞数、中性粒细胞数可升高。

（5）重症感冒病人也会出现高热症状,一般服用退烧药物后可以得到明显缓解。

人体免疫系统和免疫细胞与感冒病毒的战斗过程:

（1）潜伏期

当人体免疫力下降时,位于咽喉防御前线的扁桃体上皮和黏液腺分泌机能减弱,扁桃体就会遭受病毒感染。入侵的病毒先是伪装成蛋白质骗过细胞并乘机进入细胞内部,接着以此为工厂复制出成千上万个病毒。每个病毒又会入侵其他细胞,并将它们变成新的复制工厂。此时扁桃体因被病毒感染而产生炎症,就会出现咽干、咽痒的症状。

（2）暴发期

繁殖的病毒越来越多,一部分病毒跑到鼻腔中活动,遭受刺激的鼻黏膜急剧吸气,然后很快地由鼻孔喷出就形成了喷嚏。病毒刺激还会使鼻黏膜肿胀、鼻腔毛细血管扩张,血液中的水分渗出来,分泌物增多,这就是鼻塞和流清水样鼻涕的原因。抗体还未产生前,用鼻塞来阻挡、用流鼻涕来粘住病毒,用打喷嚏、咳嗽等各种方式来驱赶病毒,这就是免疫系统防御感冒病毒的第一道防线。

第一道防线只是被动防御,缺乏进攻能力,没办法消灭扁桃体里感染的病毒。这时免疫系统就会派出先头部队——自然杀伤细胞,这些免疫细胞能够分泌穿孔素等杀伤物质摧毁藏在细胞里面的病毒。但这种方式非常笨拙,"杀敌一千自损八百",使得正常的细胞也被杀死。而且速度也远不及病毒繁殖的速度,造成病毒感染的细胞越来越多,而被破坏的正常细胞也越来越多,这时喉咙就变得红肿疼痛。

仅自然杀伤细胞还不足以消灭现存的病毒。这时免疫系统拿出它的杀手锏——T细胞和B细胞,它们是令病毒闻风丧胆的攻坚部队。当树突状细胞带着收集来的病毒信息找到针对此次入侵病毒的T细胞和B细胞后,T细胞数小时内就分裂为成千上万个赶赴被病毒入侵的喉咙,然后找到受感染的细胞,非常精确地将病毒取出并杀死;而B细胞虽然不奔赴战场，但它能产生上百万个微小的蛋白质抗体，锁住病毒使其无法吸收能量和繁殖而死亡。藏在细胞内的病毒被 T 细胞杀死，漂浮在外的病毒被 B 细胞抗体消灭，入侵者病毒终于无处可藏。

（3）修复期

随着病毒数量的减少，感冒症状会逐渐减轻。但只有到免疫系统消灭了所有病毒，以及被损坏的细胞再生恢复到原来状态时，症状才会全部消失，这时的身体才算真正恢复健康。

那么如何预防感冒呢？毫无疑问，提高机体的免疫力是最重要的。具体来说，应注意营养均衡，多吃牛奶、鸡蛋、水果、蔬菜等富含蛋白质、无机盐和维生素的食物，防止因营养不良而致抵抗力下降。也应进行适当的体育锻炼，多参加户外活动，多晒晒阳光（阳光具有一定的杀菌作用并能促进钙吸收），多呼吸新鲜空气。通过适当的运动增强自己的体质，预防感冒的发生。注意个人卫生，养成良好的卫生习惯也是预防感冒的重要措施。比如勤洗手，勤晒被褥，保持室内空气流通，打喷嚏时掩口鼻，戴口罩，尽量不去人多拥挤的地方，等等。对于流行性感冒可以通过接种流感疫苗得到很好的预防。

5　细胞与癌症的战争

> ▶ **教你一招:夜间突发心衰可以这样做** ◀
>
> 　　首先让患者保持坐位,如果没力气坐住可坐在沙发或扶手靠背椅中,将双下肢尽量下垂,这样可以减少回到心脏的血量,减轻已经透支的心脏的负荷。如家里有条件吸氧,可给予氧气吸入,没有吸氧设备的尽量在空气较好的房间。家里如果有利尿剂,可以先口服,同时舌下含服保心丸或硝酸甘油。与此同时,尽快拨打"120"送医院急诊。

　　癌症与我们近在咫尺!癌症到底是什么?人类跟癌症的这场战争,从文献记载来看,已历千年之久,甚或自人类诞生之日起战争的号角已然吹响。人类从一脸茫然、束手无策,到杀敌一千自损八百,对敌之策良多,但收效甚微。对此,还是要从癌症的本质中去探寻制胜之策。癌症到底是什么?

　　我们回到人类生命的起点,人体由 40 万亿～60 万亿个细胞组成,都是从一个受精卵分裂而来,这和癌细胞的无限分裂并无不同。但是,对正常细胞来说,这种无限分裂的开关在某个时间点会被关闭,这些细胞有个共同点,寿命一到就会死亡(生殖细胞除外)。操纵这一切的,就是基因。基因不断突变,只要凑巧把这个无限分裂的开关打开了,细胞就会无限分裂,没有寿命限制,最终把人体压垮,所以,癌症来自基因突变。

　　癌细胞的可怕之处不仅在于无限增殖,更在于它在这个过程中形成了一个免疫抑制的微环境,攻击性免疫细胞在这个环境中被各种机制抑制了免疫反应而毫无作为。更甚之,一些免疫细胞也和癌细胞同流合污,帮助形成新的血管、掠夺资源以及促进癌细胞转移到其他器官开辟新领地。这个过程不是一蹴而就,而是经历了三个阶段。

　　(1)第一个阶段,细胞突变,免疫细胞识别突变的细胞,变异细胞被控制和消灭。体内细胞突变有各种原因，一部分因为遗传了突变基因，另一部分因为环境中的致癌物质，比如放射性照射、病毒感染甚至是慢性炎症。

（2）第二阶段，部分突变细胞逃脱了被消灭的命运，从而进入了和免疫系统顽强对抗的胶着时期。在大部分个体中，这个阶段会占相当长的一段时间，有些还可能是终身性的。在这一阶段中，肿瘤虽然没有被彻底消灭，但是它的生长是被免疫系统控制着的。只是战役没有第一阶段那么轻松，只要免疫系统的控制一旦弱了就会大量增殖。

（3）第三个阶段，肿瘤细胞通过新的突变和微环境的改变，成功逃离免疫系统的控制。肿瘤细胞自身也会有新的突变，通过自然选择，其中对肿瘤细胞有利的突变（比如，能够逃避免疫系统监视的突变）被保留下来。同时，肿瘤细胞通过分泌各种细胞因子改变周围的环境，使抗肿瘤的免疫细胞在这样的环境中不能正常发挥功能。

科学家经过多年研究，对癌症的发病机制归结到内部和外部原因，例如遗传和环境影响。其实我们的身体一直存在一个训练有素的癌症侦察兵，就是我们的免疫系统。一提到免疫系统，大家就会把它和现在的新冠病毒联系起来，其实免疫系统的作用不仅仅是抵抗外来病毒、细菌的入侵，它们的另一个重要功能就是在身体内寻找那些已经突变的癌细胞，并及时清除它们，即免疫系统的监视功能。

免疫系统与肿瘤细胞相互作用的过程包括三个阶段：消除，平衡和逃逸。这些阶段通常称为癌症免疫编辑的"三个E"，在监察与反监察的斗争中，获得性免疫和先天免疫系统均参与。几种免疫细胞均参与了与癌细胞的对抗，比如 NK 细胞（自然杀伤细胞），B 细胞和 T 细胞。其中作用最显著的就是 T 细胞了。

每个 T 细胞都如同人体的卫士，它们在人体内不断巡逻，找出并杀死癌细胞或感染了危险病毒的细胞。除了 T 细胞以外，身体里面还有很多免疫细胞在保护着我们，它们与癌细胞斗智斗勇，以保卫身体健康为终极目标。

吞噬细胞在先天固有免疫中发挥重要作用，是清除致病微生物的重要免疫细胞。吞噬细胞包括两大类，即中性粒细胞（小吞噬细胞）及巨噬细胞（大吞噬细胞）。两类吞噬细胞对入侵体内的微生物可极为快速地产生应答反应，尤以巨噬细胞的作用更为持久，是参与晚期固有免疫应答的主要效应细胞。

NK 细胞是和 T 细胞、B 细胞并列的第三类淋巴细胞，不同于 T 细胞、B 细胞，它是具有直接杀伤靶细胞效应的一类淋巴细胞，靶细胞包括肿瘤细胞、病毒或细菌感染的细胞及机体某些异常细胞。NK 细胞具有抗肿瘤、抗感染、免疫调节等功能，在病毒的抗感染免疫早期发挥重要作用。

B 细胞是体内产生抗体（免疫球蛋白）的细胞，B 细胞也存在不同的亚群，主要执行体液免疫，也具有抗原提呈功能。

通常情况下，人体的免疫系统可以高效地识别和消灭癌细胞，保证我们的身体健康。这些人体的天然"健康卫士"，绝对不会放过每一个逃逸的癌细胞。即便癌细胞成功逃逸进入血液，免疫细胞也会对癌细胞发起猛烈进攻。免疫细胞可穿过血管壁奔赴"战场"，向炎症和创伤组织进军。

强大的免疫细胞不仅保护我们的身体，还帮助我们对抗疾病。随着人类生命科学的不断发展，科学家们揭示了免疫细胞杀死癌细胞的作用机制，并证实了免疫细胞在对抗癌症上具有无可比拟的先天优势，根据这一特性，人类科学家探索出一系列通过补充 T 细胞、NK 细胞来对抗癌症的免疫疗法。甚至使用 CAR-T（嵌合抗原受体 T 细胞）、CAR-NK（嵌合抗原受体 NK 细胞）等"大杀器"，这种疗法利用了癌症免疫监视的原理，即免疫系统通过监视肿瘤发展和识别人类癌症免疫识别的靶标，除掉已经突变的癌细胞。

6 衰老源于细胞

▶ 教你一招：肚子痛有学问 ◀

突然肚子痛了怎么办，首先要看看发生部位，不同的病因导致的腹痛位置和性质不同。引起急性腹痛的原因较多，在某些知道病因的情况下，比如受凉引起的肠痉挛，喝点热水或用热水袋敷在腹部都能起作用。而大部分情况下，腹痛是一个复杂的病症，最好的办法还是立即到医院就诊治疗，不可随意吃止痛药，以免影响临床诊断。

衰老和抗衰老的研究一直是生命科学的热门研究方向。最近关于衰老细胞在衰老过程中的地位成为新的热点。衰老细胞的特点之一是停止分裂，衰老细胞停止分裂是好事，因为这些衰老细胞往往有更多损伤基因，如果继续分裂，会造成这些损伤基因的传递，有导致癌变的危险。衰老细胞比例增加会导致组织功能障碍，因为随着组织内衰老细胞比例增加，当组织一旦受损或健康细胞自然死亡，这些衰老细胞没有再生能力，无法完成组织的损伤修复和再生更新。更为严重的是，衰老细胞不仅占据空间，破坏组织功能，而且释放有害分子，这可能是组织层面衰老的典型特征和根源，衰老细胞积累可能是衰老及衰老相关疾病的重要病理基础。从逻辑上来讲，清除衰老细胞不仅能延缓衰老，也能降低衰老相关疾病的发生。研究表明，针对性清除组织内衰老细胞对某些慢性病有很好的治疗效果。例如清除动脉斑块内老化细胞能治疗动脉硬化，清除神经系统衰老细胞能预防老年性痴呆。一些科学家也在利用抗衰老药物开展临床研究治疗衰老相关疾病甚至衰老本身。

最近美国学者提出一种全新的抗衰老理念，实验结果表明，通过清除衰老细胞的方法，能延长实验动物寿命20%～30%。组织中衰老细胞比例与衰老相关疾病如糖尿病、肾功能衰竭、心脏病等关系密切。如果用药物将这些衰老细胞清除,应该可以产生抗衰老和促进健康的效果。我们一方面通过清除衰老细胞,另一方面通过更新细胞来延缓衰老的进程。

而细胞更新的来源就是干细胞。干细胞能源源不断地产生新的多功能细胞补充和修复受损器官,维持人体的健康和活力,进而改善人体衰老。利用这一原理,应用干细胞疗法提取的人体组织,分离出干细胞并在体外进行培育,提升其活性,增加其数量,再重新回输到体内。因干细胞特殊的归巢效应,可识别体内老化受损细胞释放的信号,定位到需要修复和新生的部位,定向分化成为该部位细胞,实现组织、器官修复和延缓衰老的作用。

(1)衰老细胞的特征

衰老细胞的特征有:中止细胞周期,让细胞停止分裂;无法通过分裂修复组织;分泌细胞因子到周围的环境中,引起机体炎症;重塑细胞外的基质;引起细胞死亡,或是抑制干细胞的功能。

(2)衰老细胞与衰老疾病的研究

在一系列研究中,衰老细胞与衰老疾病之间的关联得到了进一步的阐明。在早衰的小鼠模型中,研究人员在其组织里发现了大量带有衰老标签的细胞。它们会引起一系列衰老症状,包括肌肉衰减综合征、白内障以及脂肪代谢障碍等。

在这些研究结果的支持下,科学家们开始在人类常见的衰老疾病中寻找衰老细胞的痕迹,并成功在动脉粥样硬化和骨性关节炎中建立起了因果关系。在动脉粥样硬化中,由脂肪和蛋白质组成的斑块会逐渐在动脉内壁上积累,容易诱发心脏病、脑卒中或其他严重的缺血性疾病。可以看出,这些斑块的形成与生长就是疾病的根源。

在动物模型中,研究人员在动脉壁上斑块最初形成的位点找到了许多衰老的巨噬细胞。随着时间推移,这些位点附近又出现了其他的衰老细胞类型。与其他对照细胞相比,这些衰老细胞内表达有大量促进动脉粥样硬化的分泌因子。而利用多种方法清除这些衰老细胞后,可以抑制病灶的生长,缓解这一严重疾病的病情。

类似的,在骨性关节炎中,研究人员在受影响的关节处发现了许多衰老细胞的积聚,而对衰老细胞的清除能缓解疼痛,促进受损软骨的修复,甚至能预防自然衰老的小鼠出现骨性关节炎。

(3) 靶向衰老细胞抗衰老

2016～2017 年的多项研究发现,清除衰老细胞并不会引起显著的副作用,这也给针对衰老细胞疗法的开发打开了一扇大门。目前,衰老细胞裂解、基于免疫的衰老细胞清除以及衰老相关分泌表型的中和是三大主流的靶向策略。

衰老细胞裂解是最先在体内临床前试验中彰显出潜力的抗衰老疗法。这种策略主要在于抑制衰老细胞的"抗细胞凋亡"功能,在骨性关节炎治疗的医学研究中,疗效明显。

随着衰老进程的发展,机体免疫功能会逐渐下降,使得衰老细胞往往能逃脱免疫系统的识别。如果能重塑免疫系统对衰老细胞的监控,这些衰老细胞就能被机体先天免疫系统和适应性免疫系统联合清除。

衰老相关分泌表型的中和旨在干扰衰老细胞所分泌出的多种促炎性细胞因子、趋化因子以及生长因子等。

(4) 抗衰老疗法的挑战与前景

与许多疗法一样,抗衰老疗法也有其自身的条件与局限。我们需要建立更好的体外与体内模型,寻找到最有可能从中受益的衰老相关疾病,发现潜在与疾病治疗相关的生物标志物,筛选到合适的患者群体,并确保这些疗法有足够的安全性和特异性并且不会出现脱靶效应。

如果我们能解决以上这些问题,抗衰老疗法将产生如 20 世纪的疫苗和抗生素那样的巨大影响,这会使得我们的健康水平到达一个全新的台阶,这对于人类社会的影响,可能是革命性的。

7 细胞衰老与慢性疾病

▶ **教你一招:服用降压药有方法** ◀

很多高血压患者总是疑惑是不是一旦开始服用降血压药,就不能停止,必须终生服用? 要知道高血压是一种以动脉血压持续升高为主要表现的慢性疾病,常引起心、脑、肾等重要器官的病变并出现相应的后果,其病因尚未明确,需要长期服用降压药物治疗,但是可以根据血压的情况进行药量的调整。

细胞衰老是一种应激引起的细胞周期停滞,通过抑制细胞生长来限制衰老和受损细胞的复制。

由于细胞衰老跟大量疾病的发生过程和病理过程相关,因此有很多研究力求通过促进细胞衰老或者抑制细胞衰老来控制疾病,这些方法已经在小鼠疾病模型中取得了成功,也有一些优秀的临床研究正在进行。一些蛋白的抑制剂类药物可诱导衰老细胞的凋亡。此外,诱导细胞衰老的药物可以作为抗癌药物实现其价值。

一篇刊登于《自然》上的动物研究结果就显示,向大脑中注射干细胞能延缓衰老、提高认知和延长寿命。研究显示,干细胞疗法是通过信号肽来控制衰老,将基因表达调控因子释放到脑脊髓液中,增强下丘脑作为主调节器的功能。最近这几年,干细胞被广泛应用于衰老相关疾病或慢性病的治疗研究中,例如帕金森、神经系统疾病、糖尿病、心血管疾病等。科学家正在积极开发基于干细胞的产品,致力于提升衰老机体各组织、器官的功能。

事实上,干细胞疗法已经成功地应用在糖尿病的治疗研究中。以干细胞为主的再生医学技术的发展,给治疗糖尿病带来了新希望。干细胞具有多向分化潜能,在一定条件下可以分化为胰岛 B 细胞或胰岛素生成细胞,干细胞还能调节失衡的免疫系统等,这些特性为治愈糖尿病提供了可能。

美国加利福尼亚的科学家开发了一种包含基于胚胎干细胞的细胞植入物，这些细胞可在体内成熟，并发育成为胰岛细胞。已有数名患者接受了这种疗法，科学家计划安排更多的患者进行治疗。如果最终被证实有效，那么1型糖尿病患者将免于血糖水平的密切监控和胰岛素的注射，这将成为一种颠覆性的疗法。另一方面，糖尿病引发的并发症严重影响患者的生活质量，甚至可能导致死亡。改善糖尿病患者的胰岛功能对延缓并发症的发生十分重要。近年来，干细胞在治疗糖尿病并发症领域同样获得了许多突破性进展。例如，自体干细胞治疗糖尿病足，有望成为治疗糖尿病相关疾病最有效的技术手段。

近几年，越来越多的研究提出"干细胞治疗帕金森病"。提出干细胞治疗帕金森病，主要是因为干细胞能够提高神经递质多巴胺的水平，缓解因脑内缺少多巴胺导致的帕金森症状，如颤抖、僵硬和行动缓慢等。越来越多的研究表明：干细胞移植在患者脑部的损伤部位，能修复病变组织细胞，且恢复其功能。

英国《泰晤士报》曾报道，澳大利亚一位64岁的男性，身患帕金森病，在澳大利亚皇家墨尔本医院进行手术，研究者在病人头颅上打通两个直径为1.5 cm的小洞，通过在脑部植入干细胞的方法来治疗疾病。术后病人恢复很快，在经历手术之后不到3天就办理出院了。这是世界上第一个干细胞治疗帕金森病的成功案例。这种治疗方法将会推动科学发展，优化治疗手段，为帕金森病的治疗开拓新的道路。干细胞帮助患者恢复正常脑组织细胞，促进机体功能恢复，对老年痴呆患者的帮助很大。故而，干细胞治疗老年痴呆将以科学而有效的方式造福更多患者。

来自佛罗里达德尔雷比奇大脑研究中心的医学博士马克·布罗迪表示，再生医学是医疗领域的未来，通过干细胞控制阿尔茨海默病中的炎症是治疗阿尔茨海默病突破的关键。研究表明，间充质干细胞在炎症免疫调节中发挥着重要的作用，主要功能有直接参与损伤修复、分泌生长因子、调节免疫和炎症以及抗氧化应激等，有潜力治疗阿尔茨海默病。事实上，干细胞治疗阿尔茨海默病的临床研究并不罕见。全球有多项干

细胞治疗阿尔茨海默病的临床研究在美国临床试验数据库中登记,其中绝大多数采用的是间充质干细胞。

近年来,随着干细胞培养技术和生物材料科学的发展,干细胞成为国际生物学和医学界备受关注的研究领域,成为继药物治疗、手术治疗之后的第三种疾病治疗途径。如干细胞可以抗衰老和再生大脑新神经细胞,治疗多种慢性疾病等。干细胞与再生医学的价值在于其不可估量的应用前景,但是和其他许多科学领域相比,通向成功的道路将会是曲折的。

8 小多肽，大健康

▶▶ 教你一招：处理流鼻血的三个技巧 ◀◀

家人若经常流鼻血，特别是孩子流鼻血，会让人不知所措。其实快速止住鼻血，有家庭应急处理方法：(1)指压法，将流血一侧的鼻翼推向鼻梁止住鼻血。(2)冷敷法，将冷毛巾放在额部和鼻部止住鼻血。(3)堵塞法，将纱布等轻轻塞进鼻出血的鼻孔止住鼻血。

（1）胸腺肽

新状泰是胸腺肽的氯化钠注射液，提取于小牛胸腺，用于治疗原发性或继发性 T 细胞缺陷病、某些自身免疫性疾病、各种细胞免疫功能低下的疾病及肿瘤的辅助治疗。胸腺法新作为胸腺肽的一种，是由 28 个氨基酸组成的合成多肽，作用机制明确，主要用于治疗慢性乙型肝炎以及调节免疫力。多项试验表明，胸腺法新可有效刺激外周血液淋巴细胞丝裂原进而促进 T 淋巴细胞的增殖成熟以及相关细胞因子的分泌，如 IL-2、IFN-γ 等。

（2）胎盘多肽

胎盘多肽注射液是一种已上市的药品，主要成分为人胚胎提取物，其主要成分包括蛋白质、氨基酸、核酸、活性肽及多种细胞因子，可有效提高机体免疫能力，降低氧化反应速度，促进造血细胞增殖与分化。胎盘多肽可促进 T 淋巴细胞分裂、增殖、成熟与分化，尤其是能够增加辅助性 T 细胞数量，提高细胞免疫水平。胎盘多肽还可增加 T 淋巴细胞分泌因子水平，提高类活性细胞活性，从而充分发挥免疫调节功能，提高非特异性免疫水平。胎盘多肽能够抑制"抗原-抗体"反应，避免破坏血小板，延长血小板寿命。胎盘多肽还可提高巨核细胞活性，促进其生成更多的血小板，从而有效提高机体血小板水平。胎盘多肽可减少血小板抗体，保护外周血免疫，减少网织血小板，增加产板巨核细胞，有效增强患者骨髓的造血功能,从而发挥免疫平衡的功能。

(3)脾多肽

脾多肽是一种广泛应用于临床的细胞介素类免疫调节剂,具有纠正免疫功能紊乱,降低化疗不良反应的作用,脾多肽可通过提高外周血中$CD3^+$、$CD4^+$、NK 及 $CD4^+/CD8^+$ 比值有效改善乳腺癌化疗患者的细胞免疫功能。

(4)脾氨肽

复可托是一种脾氨肽的口服冻干粉,该药含有多种氨基酸和免疫调节因子,用于治疗免疫功能低下、紊乱和自身免疫性疾病。有研究表明,鹅脾混合多肽还可能具有激活和增强机体非特异性免疫功能的作用,能够促进 T 淋巴细胞成熟并可使未致敏淋巴细胞激活成为致敏淋巴细胞,提高淋巴细胞免疫功能,从而触发和增强机体对感染的抵抗力。此外,其还可能诱生干扰素,直接阻止病毒蛋白质的合成和复制,并能增强细胞表面抗原表达,促进自然杀伤细胞的细胞毒活性,调节淋巴细胞和巨噬细胞功能,进而明显改善机体细胞免疫功能。

(5)大豆多肽露那辛

露那辛是从大豆以及其他植物中分离纯化并鉴定出的含有 43 个氨基酸残基的大豆多肽,具有抑制成纤维细胞增殖、诱导其凋亡、减少成纤维细胞中炎症因子的产生等作用,进而发挥抗氧化和抗炎等功效。

(6)海参肽

海参具有重要的药用价值,目前报道的有关活性物质主要为多肽、多糖及海参皂苷等。这些物质的功效主要有增强免疫力、延缓衰老、抗凝、抗肿瘤、降血糖、抗炎以及抗辐射等。研究发现,海参肽能有效促进巨噬细胞增殖,增强巨噬细胞内活性物质及相关细胞因子的分泌,具有提高机体免疫力的潜力。

(7)鲟鱼肽

鲟鱼作为一种药食同源的水产生物,其营养价值和功效已被大量文献记载。羟基自由基和超氧自由基等活性氧自由基诱导的氧化损伤是引起衰老、细胞损伤以及癌变的主要原因之一。研究发现,鲟鱼肽可有效清除机体内外的羟基自由基和超氧自由基等，从而中断连锁反应，削弱脂质过氧化作用，增强机体的免疫功能，起到天然抗氧化作用。

（8）鹿茸多肽

鹿茸多肽的化学成分及组成相对较复杂，其中氨基酸是鹿茸多肽的基本组成单位。成分分析发现，鹿茸多肽中含有 7 种必需氨基酸和 11 种非必需氨基酸。研究发现，鹿茸多肽可有效调控免疫功能，增强机体的体液免疫和细胞免疫功能。此外也有研究表明，鹿茸多肽（nVAP32）可显著刺激小鼠脾细胞的增殖，促进淋巴细胞亚群的增殖，并且能够上调相关细胞因子的分泌，提高小鼠单核巨噬细胞的吞噬能力，促进淋巴细胞的增殖，从而提高机体的免疫功能。

（9）文蛤多肽

文蛤是一种重要的海洋贝类，营养丰富，富含多种人体必需氨基酸、维生素、微量元素以及其他活性物质。研究表明，文蛤多肽具有多种生物学功能以及药理作用，如抗氧化、抗衰老、抗肿瘤、降血压以及免疫调节。就目前研究而言，文蛤多肽调控免疫系统的机理尚不明确，仍需进行更深入的研究。

（10）肿瘤多肽疫苗

随着对多肽疫苗研究的不断深入，肿瘤疫苗领域也有重大的进展和成果。肿瘤多肽疫苗可以激发肿瘤患者自身的特异性免疫应答系统，达到清除肿瘤细胞而不杀伤正常细胞的目的。由于多肽疫苗能够激发免疫记忆细胞，产生长期免疫作用以防癌细胞的复发及转移，因此肿瘤多肽疫苗具有很好的发展前景。目前已有多种多肽疫苗如 E39 和 J65 进入临床试验研究阶段。

小"多肽"，大健康。多肽虽小，却拥有着大量的优势以及功效，并在机体免疫系统的调控中发挥着至关重要的作用，而机体免疫系统的平衡又是机体健康的根本，因此多肽可为机体的长久健康运转提供重要的保障。

9 护肤多肽，焕发活力

教你一招:定期去角质拥有好皮肤

角质层是天然的屏障,可以保护我们的皮肤免受许多伤害,角质层是表皮最外层的废旧细胞,由15~20层死亡的细胞组成。它是我们天然的屏障,保护我们免受伤害。但是由于新陈代谢减慢、清洁不当、废物堆积,皮肤的角质层会增厚,阻碍营养的吸收,使肌肤变得暗黄、粗糙,没有光泽。所以定期去角质很有必要。

护肤品中的多肽是由短链氨基酸组成的化合物。它们能够穿透皮肤上层,充当调度员,能够触发特定功能,如胶原蛋白支持,从而使皮肤更加紧实、厚实、更有弹性。皱纹是由皮肤肌肉运动过度引起的,由于某些肽能够阻断神经递质信号,这可能会产生美容效果,并导致皮肤更加松弛和光滑。

护肤多肽种类多,来源广泛,因其分子量小,结构简单,既可以人工合成,又能从动植物体内提取或者从蛋白质中水解而来。例如:目前与皮肤美容抗衰老相关的生物活性美容多肽大多是一些较小分子量的功能性多肽,它们大多是采用化学合成法制备得到。胶原蛋白是皮肤和骨骼结缔组织中的主要结构蛋白,通常取自牛和猪的皮肤,还可以从鱼的皮肤、骨骼和鱼鳞中提取出来,胶原蛋白具有清除自由基的能力,因此可添加到护肤品中。当然,活性多肽还可以从蛋白质中通过酶(包括胰蛋白酶、糜蛋白酶、碱性蛋白酶和胃蛋白酶等)在水解后被激活。多肽主要从以下几点来延缓皮肤的衰老:

(1) 延缓皮肤老化,减少皱纹的产生。皱纹是皮肤老化的典型症状,与支配皮肤真皮组织弹性的胶原蛋白数量减少有关。由于胶原纤维和其他细胞外基质容易被基质溶解蛋白酶降解,皱纹的形成与基质溶解蛋白酶在整个皮肤老化过程中的表达增加密切相关。因此,一些多肽属于酶抑制肽类能够作为基质溶解蛋白酶抑制剂来防止皱纹的形成。

（2）减少紫外线对皮肤的损伤，减轻光老化。例如许多鱼源性多肽已被研究用于保护皮肤免受紫外线照射，鱼皮胶原蛋白和其水解后的多肽具有很高的生物相容性，能够防止紫外线辐射的有害影响。有研究发现水母胶原蛋白和其水解物多肽能够缓解紫外线诱导的超氧化物歧化酶和谷胱甘肽过氧化物酶等抗氧化防御系统的异常变化，显著保护皮肤脂质和胶原免受紫外线辐射。

（3）增加皮肤胶原的合成，使皮肤紧致有弹性。各种多肽通过调节胶原的动态平衡来影响衰老过程，这些肽被称为信号肽。信号肽作为信使触发成纤维细胞合成胶原。胶原蛋白的增加可能会使皮肤更紧致，看起来更年轻。例如，五肽-3、三肽-1等。

（4）抗氧化，清除自由基。

（5）松弛肌肉，减轻细纹。神经递质抑制类多肽是最新的药妆肽。它们被开发用来模拟肉毒杆菌毒素，从而阻断神经肌肉连接处的乙酰胆碱的释放。例如，商品名为维洛克斯（Vialox）的多肽，这种肽的作用方式与箭毒的主要活性成分 tubocurarine 相似。和箭毒一样，作用于突触后膜。这类多肽是乙酰胆碱膜受体的竞争性拮抗剂，当乙酰胆碱受体被阻断时，钠离子不会被释放，肌肉会保持放松。此类多肽的制造商进行的体内和体外研究表明，该产品软化了皱纹，降低了皮肤粗糙度。

（6）细胞更新，促进皮肤再生，例如 LL-37（人源抗菌肽），它在损伤模型中能促进细胞的迁移和再生潜力，主要起信号肽的作用。

人们对健康、幸福和外表的兴趣与日俱增，因此对各种化妆品的需求量很大。最近，抗氧化、抗炎、美白、酪氨酸酶抑制和基质金属蛋白酶抑制剂等多肽的开发在抗衰老和抗皱的化妆品的应用已经成为开发热点，常用的护肤多肽有 L-肌肽（L-Carnosine）、谷胱甘肽（Glutathione）、铜胜肽、乙酰基六肽-3（Argireline）、棕榈酰五肽-3（Matrixyl）、棕榈酰三肽-5（PalmitoylTripeptide-5）、乙酰四肽-5等。

自从国内外科学家发现并证实胶原多肽、谷胱甘肽、肌肽等的护肤活性，天然活性肽、基因重组多肽因子和化学合成多肽等成功在皮肤美容抗衰老化妆品中应用以来，人们对活性生物多肽与面部美容和皮肤抗衰老的研究与应用日益深入。目前，世界上已有许多科学家和研究人员都致力于活性生物多肽在皮肤美容和抗衰老方面的研究和开发，并在一些关键领域和瓶颈技术上取得了积极进展和重要突破，多种新机能多肽原料被开发出来，并成功应用于皮肤医学或皮肤护理。如 Tetrapeptide-30、Progeline 新型肽、酰基四肽-9、Syn-Hycan 等。

伴随着科学技术的不断更新与进步，美容、护肤、化妆品研发及设计领域也越来越向科技靠拢，众多企业也开始致力于研究、开发更多的新型生物活性、功能性美容多肽。从上文叙述可知，最先应用于美容护肤产品中的生物活性多肽多是天然成分，而随着生物化学技术的进步，人们可以更好地利用合成化学制备得到更多功能的多肽物质。由此可见，在不久的未来也会有更多新功能、新用途的美容多肽被研发应用。生物活性美容多肽在化妆品中的成功应用，突破了传统化妆品的界限，给化妆品行业带来革命性的进展，并显示出巨大的市场潜力。伴随着基因科学、分子生物学、生物化学等方面的进步，越来越多的企业开始研究和开发新型功能性生物活性美容多肽。相信随着学术研究和产业化的发展，更多新用途、多用途、效果更好的美容多肽将会产生，给美容学领域带来更多突破，造福于广大消费者。

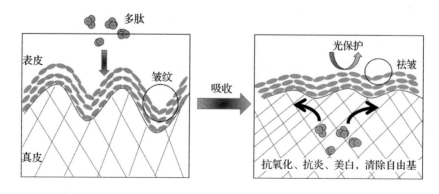

10 多肽抗衰，健康人生

▶教你一招：创可贴不是万能的◀

人们生活中不小心受伤了都喜欢使用创可贴，它因方便快捷而深受欢迎。其实创可贴适合于创伤较为表浅，伤口整齐干净、出血不多、不需要缝合的小伤口，并有保护伤口、避免感染的作用。但有些伤口就不适合，如污染较重的伤口、小而深的伤口、动物咬伤的伤口，如狗咬伤、猫抓伤、蛇咬伤、毒虫蜇伤等，深大伤口也不宜使用创可贴。

衰老是机体生长代谢过程中积累变化的过程，这种变化会逐渐损害生物正常生理功能，降低细胞的代谢能力或机体应激的能力等。衰老可以分为两类：一是生理性衰老，指机体在成熟期后出现的生理退化过程，主要体现在各器官组织功能随年龄增长而发生的退行性变化；二是病理性衰老，即因患某些疾病或受外界因素的影响，加速衰老的过程。

近年来，经过科学家们的不断研究，人们从分子和细胞层面确定描述了衰老的九个特征。这些衰老的共同特征是基因组不稳定（即一生中遗传损伤的累积）、端粒磨损（即染色体末端端粒保护序列的渐进和累积丢失）、表观遗传学改变（即 DNA 甲基化模式的改变、组蛋白的翻译后修饰，以及染色质重塑）、蛋白质平衡丧失（即蛋白质内环境平衡受损——失去稳定正确折叠的蛋白质的机制以及蛋白酶体或溶酶体降解蛋白质的机制）、营养素感知调节功能减弱（即 IGF－1 受体、胰岛素受体的功能降低，或下游的细胞内效应器，如 AKT、mTOR 和 FOXO，所有这些信号都是关于细胞营养状况的信息）、线粒体功能障碍（即线粒体呼吸链的功效降低，导致线粒体退化和整体细胞损伤）、细胞衰老（即由于端粒和非染色体 DNA 损伤和 INK4/ARF 位点的失压）、干细胞衰竭和细胞间通讯改变。

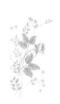

基于上述理论,科学家们研发出了基于不同机制的抗衰老药物。抗衰老药物种类繁多,多肽类药物凭借其与机体同源性高,吸收好,安全性高等特点,成为抗衰老药物的研究热点。下面着重介绍一下研究较多的抗衰老多肽。

(1) 大米多肽

大米多肽是大米蛋白通过碱性蛋白酶水解和膜过滤纯化而来的一种小分子活性肽,是大米来源的蛋白质中的小片段,具有易吸收和易消化的特点。体外实验表明,大米多肽对羟自由基、超氧阴离子自由基及DPPH(1,1-二苯基-2-三硝基苯肼)自由基有清除作用。用大米多肽处理D-半乳糖致衰老的模型小鼠,发现其可抑制小鼠体内自由基的产生,抑制体内脂质过氧化产生的细胞凋亡,从而改善小鼠衰老症状。人体功效评价试验表明,将大米多肽添加到化妆品中,可以有效地抗皮肤衰老。

(2) 大豆多肽

大豆多肽全称为肽基大豆蛋白水解物,由大豆蛋白质经过水解、分离、提纯等过程获得,通常由3～6个氨基酸组成,相对分子量低于1 000道尔顿的多肽混合物。大豆多肽是一种极具潜力的功能性食品添加剂。研究表明,大豆多肽有抗氧化、清除自由基、螯合金属离子和延缓机体衰老的功效。此外,大豆多肽可与维生素C、维生素E和茶多酚等产生协同抗氧化作用,与这些物质联用,对于抗衰老作用效果更好。

(3) 白蛋白多肽

白蛋白多肽是鸡蛋蛋清中的蛋白质经过不同的酶,如胃蛋白酶、胰蛋白酶和胰凝乳蛋白酶等酶解后得到的分子量小于3 000道尔顿的混合多肽产物。研究表明,该多肽具有广泛调节生理功能的作用,包括调节人体免疫功能,保护肾脏功能,清除自由基、抗氧化应激、调节胃肠道和抗衰老等功能,具有十分广阔的应用前景。

(4) 人工合成多肽

近期荷兰的研究团队设计出一种多肽分子,该多肽分子能阻止FOXO4蛋白与p53结合,有望让衰老细胞中的p53执行正常功能,促使衰老细胞凋亡。研究人员选择了一批早衰突变小鼠,并将这种多肽注入

它们体内,仅仅 10 天,这些小鼠身上的毛发逐渐增多,3 周后,运动功能开始改善,肾脏功能的损伤也得到修复,并且这种多肽分子只作用于衰老细胞,对正常细胞没有明显的不良反应,这一发现无疑对人类抗衰老研究具有重要意义。

（5）Epithalon 多肽

Epithalon 多肽（Ala-Glu-Asp-Gly）是研究人员根据松果体中分离出的一种缩氨酸进行人工合成而来的,具有明显的抗衰老作用和许多生物活性及调节功能。研究表明 Epithalon 多肽具有以下几种作用:① 延长细胞的寿命,科学研究表明 Epithalon 多肽能够增加从 6 个月大的胎儿肺部提取的细胞的体外培养代数;② 延长动物的寿命,Anisimov 等研究者发现 Epithalon 多肽能使小鼠寿命延长 34.2%;③ 调节内分泌;④ 抗肿瘤;⑤ 抗染色体畸变;⑥ 抗氧化等。

总之,多肽抗衰老是在多肽营养学的基础上提出的,它的核心是:从天然蛋白质中分离提取的生物活性多肽或者通过人工合成的小分子多肽,通过口服途径,被机体吸收和利用,参与机体的各项代谢与合成,一般抗衰老多肽具有提高机体免疫力,清除和抑制机体自由基的作用。

第十一章　中医保健，祛病延年

1　中医保健是健康百岁的法宝

▶ **教你一招：弹拨极泉，宽胸理气** ◀

极泉穴是手少阴心经第一要穴，位于腋窝顶点、腋动脉搏动处。该穴能够有效治疗各种心脏疾病，如心肌炎、心绞痛、冠心病、心悸、心痛等，经常弹拨极泉穴能调畅气血，宽胸理气，养护心肺。弹拨时用力要和缓，以手臂产生轻微酸麻感为佳。每次弹拨的次数因人而异，一般为 10 次左右。

（1）儒家——"仁爱""中庸"

儒家文化是中国传统文化的重要组成部分，几千年来，它深刻地影响着中国的政治、经济、宗教、哲学，起着任何一种文化所不可取代的作用。同样，儒家养生思想是儒家文化的折射，对中国古代养生学产生了不可忽略的影响。

首先是"仁爱"的思想。"仁"是孔子养生思想的核心，他认为只有成为一个仁者，才能长寿，养生要从养德开始，要修身，发扬人的善性，以清除心理上的障碍，取得心理的平衡，即"有大德者必得其寿"。

其次是"中庸"的思想。中庸就是不偏不倚，提倡的是和谐、平衡，太过和不及都是有害的。这和中医里提到的阴阳平衡概念不谋而合，人体想要健康长寿，就要阴阳调和。同时，不论养生还是养形，都要讲究平衡、和谐，哪一方面太过都不能达到身体的健康状态。

孔子是儒家文化的创始人，他一生颠沛流离，却能得享 73 岁的高寿，在当时的确是一个奇迹。除了他科学地遵循上面所谈的一些养生原则和方法外,兴趣广泛、多才多艺也是保证身心健康的重要条件。孔子自言他的一生是"志于道,据于德,依于仁,游于艺",这的确是对他一生的概括总结。孔子知识渊博,爱好广泛,他不仅精通诗,而且对"六艺"——礼、乐、射、御、书、数均有涉猎。正是这样广泛的兴趣爱好,陶冶了性情,促进了健康长寿。

(2)道家——道法自然、天人合一

在传统文化的历史长河中,道家无疑是最注重养生的学派,也是养生专著、养生方术最多的一派。道家修炼追求的终极目标是长生不老,他们的研究对象就是我们的人体,所以道家的许多养生思想直到现在仍有很强的现实意义。

首先是"天人合一"的观念,"天人合一"是道家养生的重要思想。《太平经》:"人者,乃象天地、四时、五行、六合、八方相随。"为什么一年四季循环交替?为什么地球围绕着太阳转动?为什么人有生老病死?这就是自然,就是规律。人是自然中的一部分,所以必须和宇宙中的规律配合一致,才能得到统一。道家将"天人合一"作为养生的准则,并运用于实践中,即养生起居要顺应四季的变化、环境的变换、年龄的不同。

其次是"形神统一"的思想。形与神的关系也就是身与心的关系。道家倡导在养生中形神双修、形神统一。认为只有形与神的统一,人才能长寿。《淮南子原道训》亦认为:"形者,生之舍也;气者,生之充也;神者,生之制也。一失位,则三者伤矣。"两者相互依存,不可分离。这反映在养生上就是不仅要锻炼形体、强健体魄,还要保养精神,修炼人体的精、气、神。着眼于人体生理和心理的全面提高,达到长寿的目的。

(3)佛教——养生先养心

佛教认为生命无常,生老病死是必然要经历的痛苦,任何人都不可能长生不老。因此,佛教反对对身体的过分执着和贪恋,认为应将更多的时间和精力用于修炼自己的内心来达到脱烦恼、超生死、度众生的最高境界。虽然佛教反对对身体的过分贪恋,可是自佛教传入中国以来,历代高僧大都健康、长寿。这也说明了佛教炼心的思想对养生长寿也有积极的作用。

首先是"平常心"。佛教倡导以平常心看待生老病死,认为凡事都有因果,各人的寿命长短与他的心理状况、生活习惯、客观环境息息相关,而调整心态是养生的根本。佛家主张"万念归一,清心涤虑""少欲而知足,知足而长乐"。"欲望"是与生俱来的,但人来到这个世界不是为了享乐而是为了感恩,所以要克制欲望,保持一颗平常心。

其次是"善心"。佛教养生的中心思想是养心,而养心必须先去恶,心中存恶,身体也不可能健康的。"善"是佛教修身养性的根本,心中常存善念,对待一切众生怀仁爱、真诚之心,待人宽厚,人必还之以仁爱。

2 现代中医养生八法

足少阳胆经是排毒最关键的经脉。通过拍打经络，可以促进胆汁分泌，有助于消化，同时也能将人体内的毒素通过肠道及时排出体外，保证我们的健康长寿。足少阳胆经的拍打顺序是从足外侧开始，沿腿部外侧中间逐渐向上，到达臀部两侧。手握空拳或成掌，依次拍打，以皮肤发痒、发热为度。

现代名老中医是现代人健康长寿的代表，作为一个群体，他们代表着当代中医的最高水平，不但积累了丰富的临床经验，而且自身是中医养生方法的实践者和受益者，他们对养生保健有着独特的个人经验和心得。他们的养生方法不仅秉承了传统中医养生保健的精髓，而且更适应当前的社会文化，更具有实用性和推广性。

（1）恬淡虚无，精神内守

《素问·上古天真论》曰："恬淡虚无，真气从之，精神内守，病安从来"。心态平和、恬淡虚无，一直被历代众医家及养生家奉为最高养生原则。当代全国名老中医在这一原则的认识上可谓高度一致，超过半数的名老中医提倡修性养神，并自身践行修性养神的方法进行养生。如国医大师周仲瑛就提出了"平衡心态，宁静致远"的养生原则，可见保持心态平和是养生的关键。

（2）改善性格，怡情养性

《丹溪心法》云："血气冲和，百病不生，一有怫郁，百病生焉"，讲的就是不良性格易导致情志的改变，从而扰乱人体脏腑气血功能，危害健康，酿生疾病。研究显示，大部分的名老中医重视性格的修炼，主张随和、宽容、开朗，而不主张隐忍、压抑、克制。他们认为，各种兴趣爱好，如琴、棋、书、画、体育锻炼、摄影、集邮、听音乐等，对性情都有较好的改善作用,是情志养生的重要方法。

（3）饮食多样,定时适量

《素问·脏气法时论》:"五谷为养,五果为助,五畜为益,五菜为充,气味合而服之,以补精益气",可见五味均衡是维持人体健康的重要条件。这与现代营养学提出的食物多样、均衡理念不谋而合。本研究显示,81%的名老中医都强调三餐应均衡搭配,认同素食较少,仅有 7 位;79.3%的名老中医注意进餐的规律性,大多数老中医认为饮食要有节制、按时定量,不过饱或过饥,赞同"宁饿勿饱"的观点。

（4）适当运动,形神合一

"流水不腐,户枢不蠹"是盛行数千年的运动养生观。《素问·宣明五气》言:"久卧伤气,久坐伤肉"。国医大师张学文教授提出"心宽腿勤多用脑,粗茶淡饭活到老"的养生原则;国医大师邓铁涛教授则推荐并践行八段锦养生,国医大师路志正教授和李维贤老中医也练习家传八段锦。名老中医主张以散步和太极拳为术养方法,并自身践行散步养生,太极拳养生。

（5）顺应季节,规律起居

"天人合一"整体观是中医理论最为重要的核心思想,深深根植在历代名老中医的养生观念当中。几乎所有的名老中医皆主张规律起居并能做到起居有常。顺应四时规律的起居调节,应注意"虚邪贼风,避之有时"的原则,孙思邈是将这一精神贯彻最好的中医大家,《孙真人卫生歌》言:"春寒莫著锦衣荡,夏月汗多须换著,秋冬觉冷渐添加,莫待生病才服药。"

（6）按时作息,坚持午睡

人体阳气升、降、沉、浮的运行规律是随着昼夜而变化的,因此,顺时养生实则为顺应体内阳气运行规律来调整作息,包括昼夜规律、四时规律等。名老中医提倡并践行规律的睡眠,夜间的平均睡眠时间是 7 小时,平均午睡时长约为 50 分钟。提倡午睡的名老中医占 84.6%,且 83.6%的名老中医有午睡的习惯,平均午睡开始时间是 13 点。可见大多数名老中医都赞同睡"子午觉",若"反此三时",则"形乃困薄"。

（7）远离烟草，适量饮酒

在对待烟酒的问题上，93.1%的名老中医反对吸烟，约半数名老中医赞成少量饮酒，34.4%的名老中医有饮酒习惯，认为少量饮酒有助于活血通脉，在一定程度上有益身体，但酒性温热，过饮则易酿生湿热，因此，名老中医主张饮酒量应少。在酒类的选择上，虽然有50%的名老中医建议饮用葡萄酒，但名老中医个人饮酒情况却显示他们更多饮用白酒。

（8）适度房事，固养肾精

房事养生是重要的养生法之一，适度房事不但有利于气血的调畅，方法得当还有保精延年之效。所有名老中医皆主张房事应适度，皆提倡"顺其自然"的原则。李维贤老中医提出"欲要不老，还精补脑"，意即适度房事，有利于顾护肾精，使脑髓充盈，防止衰老。

3 不可不知的三大长寿穴

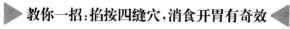

教你一招：掐按四缝穴，消食开胃有奇效

　　四缝穴是化积消食开胃的特效穴。原本是用于治疗小儿疳积的，但是老年人按摩四缝穴也能获得很好的消宿食、开脾胃的效果。四缝穴位于第2、3、4、5掌面第1、2节横纹中央点。最好用大拇指掐按，增加刺激，对老年人食欲不振、消化不良效果更显著。

（1）涌泉穴

　　涌泉穴与人体生命息息相关，它位于全身腧穴的最下部，是肾经的第一个穴位。涌泉，顾名思义就是水如泉涌。肾经之气犹如源泉之水，来源于足下，涌出灌溉周身四肢各处。所以，涌泉穴有激发肾气、固本培元、聪耳明目、延年益寿的作用，是老年人保健不可忽视的长寿穴位。

　　定位取穴：涌泉穴位于足前部凹陷处第2、3趾趾缝纹头端与足跟连线的前1/3处。简便取穴法：用力弯曲脚趾时，足底前部出现的凹陷处。如图所示：

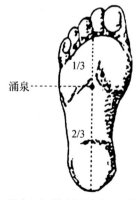

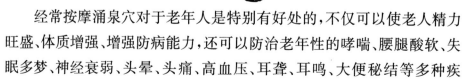

涌泉

1/3

2/3

　　经常按摩涌泉穴对于老年人是特别有好处的，不仅可以使老人精力旺盛、体质增强、增强防病能力，还可以防治老年性的哮喘、腰腿酸软、失眠多梦、神经衰弱、头晕、头痛、高血压、耳聋、耳鸣、大便秘结等多种疾

病。具体的保健方法有以下几种:

摩擦涌泉穴时,睡前端坐,先将右脚架在左腿上,以右手握着脚趾,再用左手掌摩擦右脚心的涌泉穴,直至脚心发热。再将左脚架在右腿上,以右手掌摩擦左脚心的涌泉穴,也是摩擦到脚心发热为止。

按压涌泉穴时,先把大拇指的指甲剪平,然后用力点按,以感觉酸痛为度。左右各50次。

(2)命门

所谓"命门",即人体生命之门的意思,属督脉,是人体生命的根本,对男子所藏生殖之精和女子胞宫的生殖功能有重要影响,对各脏腑的生理活动起着温煦、激发和推动作用。近代中医的观点,多倾向于命门是藏真火,而称之为命门火,对其进行有针对性的保健与治疗,可起到益寿延年的作用。

定位取穴:命门穴位于腰部,当后正中线上,第二腰椎棘突下凹陷处。指压时,有强烈的压痛感。简便取穴法:命门穴与脐中(即神阙穴)在同一水平线上。

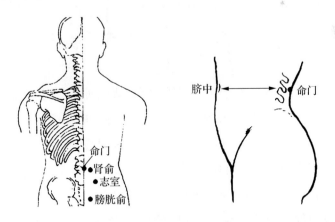

经常按摩命门穴可强肾固本,温肾壮阳,强腰膝、固肾气,延缓人体衰老;还可以疏通督脉上的气滞点,加强与任脉的联系,促进真气在任、督二脉上的运行;并能治疗阳痿、遗精、腰痛、肾寒阳衰、行走无力、四肢困乏等病症。在对命门穴按摩之前,需要使背部得到充分的放松与休整,通常可以使用拍法、揉法对背部肌肉进行按摩,之后再以掌根横擦

命门穴。

命门穴通常有两种保健方法:一种是意守法,即用掌擦命门穴及两肾部位,以感觉发热发烫为度,然后将两掌搓热捂住两肾,集中精神,将意念保持在命门穴约10分钟即可。另一种是采阳消阴法,即背部对着太阳,意守太阳的热源、能量源源不断地进入命门穴,时间约15分钟。

(3)神阙穴

神阙穴即肚脐,又名脐中,历来是养生保健的要穴。神阙穴是全身穴位中唯一看得见、摸得着的穴位。脐,位于人体之中央,其上为阳,其下为阴,介于阴阳二者之间,具有"上至泥丸,下至涌泉"之效,故能扶正祛邪、温补脾肾,培补元气。肚脐皮薄凹陷,无皮下脂肪组织,很容易受寒邪侵袭,但同时也便于温养。按摩、艾灸肚脐,可鼓舞一身之阳气。

定位取穴:肚脐中央即是。

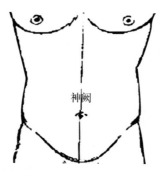

保养神阙穴具有温补脾肾、固脱复苏、调理脾胃、理肠止泻、调补冲任的功效。神阙穴可主治上吐下泻、腹中虚冷、腹痛、腹泻、肠鸣、小儿厌食、老人滑肠失禁、脱肛、水肿、妇人宫寒不孕、中风等症。

按摩神阙穴时,要求动作和缓,力度适中,以腹部发热、无不适感为宜,按摩范围以神阙穴为中心,逐渐扩大至整个腹部,可以在早起和晚睡前进行。但腹部有急性炎症、恶性肿瘤的患者不能采用此法。

4 按摩四大穴，解决颈肩痛

▶ **教你一招：延缓衰老的健康食谱** ◀

经过多年的研究，美国老年病学专家福兰克博士拟订了一份延缓衰老的食谱，供老年人参考使用。具体包括：每天吃一种海产品；每周吃一次动物肝脏；每周吃一至两次鲜牛肉；每周一到两次以扁豆、绿豆、大豆或蚕豆作为正餐或配菜；每天至少吃下列蔬菜中的一种，包括鲜笋、萝卜、洋葱、韭菜、菠菜、卷心菜、芹菜；每天至少喝一杯菜汁或果汁；每天至少喝四杯开水。

由于生活方式的改变，现代人长期在电脑前工作，久坐不动，十有八九都有颈肩痛的毛病。颈肩痛是颈部、肩部、肩胛等处疼痛，活动受限。主要痛点在肩关节、颈部周围，其主要症状为颈肩持续疼痛，患侧上肢抬高、旋转、前后摆动受限，遇风遇冷加重。

老年人颈肩痛的原因有的是由于长时间低头劳累，导致颈背部的肌肉长时间处于紧张状态，血流不通畅，从而使颈背部的经络气血运行不畅产生的疼痛；有的是患有肩周炎，俗称"五十肩"，遇上劳累、姿势不正确或者风寒之邪引发的持续性疼痛。如不及时治疗，拖延日久可使关节粘连，演变成颈肩综合征。为此给老年朋友推荐几个穴位按摩的技巧，经常按摩以下几个穴位，对颈背部疼痛能起到很好的预防和治疗效果。

（1）肩井穴

当我们肩部酸胀的时候，经常会用手去捶打对侧的肩部，感觉很舒服，这是因为肩井穴就在我们捶打的部位上，但是毫无规律的乱敲乱打，效果并不好。肩井穴是胆经上的穴位，按摩肩井穴能活血化瘀，疏通经络，促进肩部血液循环，改善血供，加快新陈代谢，是用来治疗颈肩疼痛的重要穴位之一。

定位取穴：肩井穴位于肩上，前直乳中，大椎与肩峰端连线的中点，或手指并拢，食指贴着颈，中指尖到达处就是肩井穴。

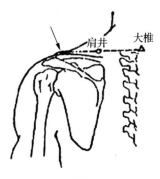

肩井

揉拿肩井，首先将一手搭于对侧肩架上，掌根贴在锁骨上，用中指指腹端在肩井穴上旋转揉按 30 下，以有酸胀感为宜，然后用拇指与食指、中指向上提拿肩井穴 10 下。

（2）风池穴

风池穴位于颈部，顾名思义，这个穴位的功效可以祛风。而我们的肩颈痛很大一部分原因都是因为感受了风寒之邪。所以风池是治疗颈部疼痛的重要穴位。通过按压风池穴，可以使颈部肌肉松弛，经络疏通，气血运行通畅，减轻和预防颈椎病。另外穴如其名，风池穴有很强的祛风解表作用，所以对因感受风寒之邪引起的颈肩疼痛效果更好。

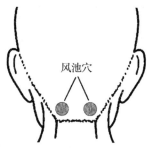

风池穴

定位取穴：风池穴在颈部，枕骨之下，与风府相平，胸锁乳突肌与斜方肌上端之间的凹陷处。或者双手掌心贴住耳朵，十指自然张开抱头，拇指往上推，在脖子与发际的交接线各有一凹处。

按摩风池穴时，首先将两手拇指分别放在颈部风池穴，其他四指轻抚头部，拇指由轻到重按压风池穴，有明显的酸胀感，20～30 次。随后用双手拿捏颈后的肌肉，可沿着风池穴向下一直拿捏到大椎穴（第7颈椎棘突下，低头时颈部最高的骨头），连续拿捏20~30下。

（3）肩中俞

肩中俞属手太阳小肠经，也是解决颈肩痛常用的穴位之一。肩中俞穴处肩脊中部，内部为胸腔，胸内部的高温水湿之气由此向外输送。按摩此穴可舒筋活络，通经止痛。

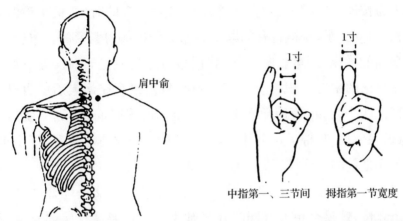

中指第一、三节间　　拇指第一节宽度

定位取穴：肩中俞穴位于人体的背部，当第7颈椎棘突（大椎穴）下，旁开2寸。

按摩肩中俞穴时，用拇指或中指指腹按揉肩中俞穴并做环状运动，注意按压时力度要适中，每次按摩5分钟，每天按摩2次。

（4）条口穴

条口穴又称肩凝穴，是治疗肩周炎的经验效穴，经验效穴是指千百年来中医在临床实践中总结出来的并被证实有效的宝贵经验。但是原理却众说纷纭，没有统一的答案。条口作为肩周炎患者的治疗有效穴位之一，可能源于临床医生对其穴位处压痛点的发现与总结，也很可能与"以痛为腧"的理论有关。也有专家认为条口穴属足阳明胃经，阳明经多气多血，因此，刺激条口穴可调整全身气血。但可以肯定的是，按摩条口穴对治疗预防肩周炎确实有神

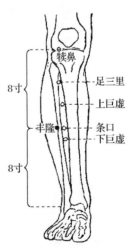

奇的疗效。

定位取穴：条口穴位于人体的小腿前外侧，当犊鼻穴下8寸，距胫骨前缘一横指（中指）。

条口穴按摩时，用拇指或食指顺时针方向按揉条口穴2分钟，然后逆时针方向按揉2分钟，每天2次。以局部感到酸胀为佳。

笔者有一位朋友，是从事推拿按摩工作三十年的老中医，常年低头帮病人做按摩，一个病人就是半个小时。病人多的时候，根本没时间休息放松，时间久了，颈椎就有问题了。整个颈椎绷得紧紧的，牵连到肩部也有酸痛的感觉，严重影响工作，找同事按摩也只是暂时缓解。后来他就运用自己的中医知识，开始自我治疗，每次按摩完病人后就自己按摩颈肩部这四个穴位，简简单单几分钟，也不耽误时间，下班了就活动颈部，做做保健操，坚持了几个月，他发现他的颈椎基本不疼了，好了很多。后来他还把他的方法推荐给了他的病人。

老年人自我按摩预防和治疗颈肩痛，也可以和艾灸配合，同样选取这几个穴位，效果会更好。同时在日常生活中也要注意保健养生，不要保持低头的姿势太久，过一段时间就要起身活动一下四肢。同时要加强颈肩部的保暖，这样才能事半功倍。

5　常按双手穴位，简便又治病

▶教你一招：老花镜配戴有讲究◀

老花眼并不是随便找个老花镜戴上就行了，而是很有讲究的。戴老花镜的原则是，如果还可以看见，就尽量晚戴；低度能看则不戴深度镜。一般眼睛初花戴 75～100 度，以后每年酌增 50 度，直到 70 岁为止。配戴老花镜应先验光，以免初戴老花镜度数太高，陷于越戴越深的状态，引起睫状肌蜕变，损害视力。

正所谓：读万卷书，行万里路。笔者喜欢利用节日闲暇时间四处逛逛，不仅放松心情，还能强健体魄。可笔者经常在旅途中看到许多人特别是上了年纪的人晕车、晕船，原本开开心心的旅途，却变得苦不堪言，甚至有的老人因为害怕晕车选择不出远门。其实只要您懂一些经络穴位知识，就能轻松解决这个问题，我们手上有个内耳迷路反射区，在我们的手背上，坐车前按压几分钟，感觉头晕、恶心的时候掐按几分钟，再配合外劳宫，就能大大减轻晕车的症状。

别看我们一只手才五个手指头，手上的穴位非常多。大量重要的穴位和治病点都集中在我们的手掌和手背上，根据全息理论，身体任何部位的疾病都能在手上找到相应的治疗点。如果感到身体不舒服，直接找到对应的治疗点，按一按，揉一揉，就能化解疾病于无形之中，实在是治病保健的好方法。

手部的穴位，相较足部而言，简单一些，穴位少一些。双手常用的保健穴位列举如下：

（1）少冲穴

少冲穴是手少阴心经上最后一个穴位，也是重要的治病防病的穴位。该穴对治疗和预防心悸有奇效。若要预防心悸，可每天刺激少冲穴 2～3 次，每次指压 20 秒左右。但是，如果心悸突然发作，可用牙齿或者

牙签稍稍用力咬或戳少冲穴，以此增强对穴位的刺激。在此期间，心悸会受到抑制。此外，该穴对心痛、胸痛也有不错的疗效，是心脏有疾病的老年人应该知道的穴位。

定位方法：要找少冲穴很简单，就在小指指甲下缘，靠无名指侧的边缘上。

（2）合谷穴

合谷穴是手阳明大肠经上的要穴，阳明经为多气多血之经，合谷穴是阳明经上的原穴，具有很强的行气活血的作用，对于便秘、发热、闭经有独特的疗效。"面口合谷收"说的是对于头面疾病，合谷也能起到很好的作用，比如牙痛、头痛、三叉神经痛、咽喉疼痛，耳聋耳鸣、面瘫、神经衰弱等。合谷穴的主要手法就是指压，用拇指向下按压，并缓慢揉动，反复数十次，以感觉酸麻胀痛为度。

定位方法：在手背，第一、二掌骨间，第二掌骨桡侧的中点。简便取穴法是以一手的拇指指间关节横纹，放在另一手拇指、食指之间的指蹼缘上，拇指尖下即是合谷穴。

（3）指间穴

指间穴是一组特效穴，具有祛除手脚冰冷的威力。此穴位于食指到小指间，各个手指的分叉处，稍靠近手背侧之处。刺激指间穴时，用指尖稍微用力按揉手指的分叉处，如此搓揉指间穴 1～2 分钟，刚刚还冰冷的手脚，就会变得温暖。对冬季怕冷、手脚冰凉的老人来说，是一记福音。

老年人可以将生活中的点滴时间利用起来，看电视、散步、睡前、聊天的时候都可以动动你的双手，达到保健效果。

6 糖尿病患者自我保健穴位

▶ **教你一招:老人多吃茄子可减少老人斑** ◀

老年人因血管逐渐老化与硬化,皮肤上会出现老年斑,而多吃些茄子,老年斑会明显减少。茄子含有丰富的维生素 A、B、C、D,蛋白质和钙,能软化人体的血管。茄子还能散瘀血,故可降低脑血栓的概率。

糖尿病已成为现代人一种很普遍的慢性病,特别是中老年人的发病率正逐年上升。这与现代人的饮食、生活方式的改变有很大的关系。目前的治疗方法主要是以西医为主,通常不能够根治,需要终生服药控制血糖。越来越多的人在中医疗法中寻求突破。

糖尿病,中医里称为消渴。消渴有三种分型:上消、中消、下消。渴而多饮为上消,消谷善饥为中消,渴而便数有膏为下消。意思就是西医中所说的多饮、多食、多尿、乏力、消瘦、尿有甜味的症状。根据上中下的不同,上消可在肺、肾经上寻找治疗点;中消可在胃、肾经上寻找治疗点;下消可在肝、肾经上寻找治疗点。

消渴的病机在于阴津亏损、燥热偏胜,而阴虚是最根本的原因,所以以养阴生津为根本治疗大法。

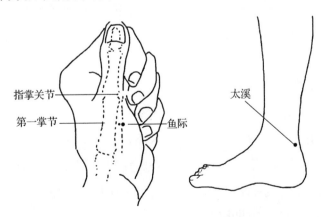

指掌关节

第一掌节　　　　鱼际

太溪

（1）上消选穴——鱼际、太溪

中医认为,肺有"通调水道"的功能,就是肺能调节、疏通全身的水液代谢。如果肺阴不足,又有外来的燥邪侵犯,肺通调水道的功能就会失常,人体就会出现口渴多饮的症状。这个时候我们可以选择鱼际和太溪来补肺阴。

鱼际位于大拇指第二节后面,连接手腕和拇指第二节的骨中点处,手掌和手背交界的地方。鱼际是肺经的荥穴,"荥主身热",善去热邪。所以选用它可以降肺的燥热以治标。这个穴位随时随地都可以按摩,所以一有机会就要去按揉。

肾经的太溪具有很强的滋阴作用,肾属水,肺属金,五行中金生水。所以滋肾阴同时也是滋肺阴。

操作方法:先大力按揉鱼际3分钟,以产生酸疼感为好,双侧交替进行。然后按揉两侧太溪穴,每侧3分钟。

（2）中消选穴——内庭、太溪

"胃为水谷之海",胃阴不足,又有燥热,就会出现阳偏盛的情况。阴虚阳盛则胃火相对炽盛,所以会出现口渴多饮、多食易饥的情况。此时我们选内庭泄胃火。

内庭是足阳明胃经的荥穴,五行属火,火克金,从穴性上来看是偏泄的,可以清泄胃火燥热。内庭在脚二、三趾的结合处,稍向里一点,也就是脚背与脚底交界的地方。太溪是滋阴必备的穴位。

操作方法:按揉双侧内庭各3分钟,要产生强烈的酸胀或胀痛感,应该从脚趾向脚跟方向按,这样才能产生较强的感觉。然后按揉双侧太溪穴各3分钟。

（3）下消选穴——太冲、太溪

肾藏精,肾阴是一身阴气之本,一般病程久了才会发展到肾阴受损的地步。肾阴虚会导致虚火上炎,肾水不能上济心火,水火不济,就会出现尿多浑浊、腰膝酸软、失眠。这个时候我们不仅要选太冲,降虚火,引火下趋,更要选太溪滋肾水,来扑灭肾经的虚火。太冲位于人体足背侧,当第一跖骨间隙的后方凹陷处。

操作方法：每天晚上 9～11 点先用热水泡脚，然后按揉两侧太冲穴，从太冲向脚趾方向边揉边推，每穴按揉 3 分钟；接着按揉两侧太溪穴，每穴 3 分钟。

（4）胰俞穴

治疗糖尿病还有一个非常神奇的穴位——胰俞穴，这个穴位不属于十二正经和奇经八脉的范畴，是一个经外奇穴。位于膈俞穴和肝俞穴连线的正中，在脊柱旁开四指的膀胱经第二条线，肩胛骨下角下面约两指的地方。

操作方法：这个穴位要用于自我手法治疗取穴不是太方便，可以让家人帮忙。胰俞穴是公认的降糖穴位，具有很好的降糖效果。以上的三组穴位配合胰俞穴上拔罐（10 分钟为宜），会收到意想不到的降糖效果。

7 顽固性便秘试试这些穴位

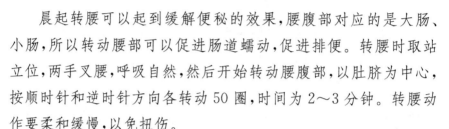

▶ 教你一招：晨起转腰，缓解便秘 ◀

晨起转腰可以起到缓解便秘的效果，腰腹部对应的是大肠、小肠，所以转动腰部可以促进肠道蠕动，促进排便。转腰时取站立位，两手叉腰，呼吸自然，然后开始转动腰腹部，以肚脐为中心，按顺时针和逆时针方向各转动 50 圈，时间为 2～3 分钟。转腰动作要柔和缓慢，以免扭伤。

生活中，不少老年人受到便秘的困扰。这看似是个小问题，可是关于健康无小事，如果老年人长期便秘不引起重视，形成习惯性顽固性便秘，就会极大地危害健康。

宿便堆积在肠道，会继续生产各种毒素，毒素被肠道反复吸收，随着血液循环到达身体的各个部位，就会引起不同的症状。比如食欲不振，睡眠不佳，精神紧张，粪便异味的产生，口臭和放屁，面色晦暗，精神萎靡。患有高血压、冠心病的老人，便秘是非常危险的，这些老人往往可能在排便时突发脑血管意外，冠心病加重，甚至死亡。可以毫不夸张地说，大便通畅，人体就健康，大便不通，百病丛生。

老年人如果持续出现排便次数减少，每次排便粪质很干硬或每次排出一点，有排便不尽的残余感，伴有腹胀、腹痛，严重时出现食欲不振、恶心欲吐等症状，就要提高警惕了，很有可能是患上了顽固性便秘。

小高的爷爷曾经有顽固性便秘，四五天才大便一次，手脚冰冷，精神不好，食欲不振，这种情况持续一年多了。家人为此费了不少心，小高的爷爷服过蜂蜜水、鲜榨果汁、盐水，都没有效果，甚至吃过泻药，泻药吃完可以排便，可是不吃就不行了。这样不仅老人受罪，全家人也跟着担心。后来，小高一次偶然的机会听说了穴位按压的方法，就回去给老人试验了一下，结果老人当天就解出了大便。老人之后经常按摩这些穴位，再

配合调整饮食，合理运动，终于摆脱了便秘的困扰。

有的老年人为了尽快排便，选择使用泻药，其实它的副作用特别大，而且不能从根本上解决便秘的问题，还会产生依赖性，是下下之策。而通过穴位按摩，调动人体内的天然促排便功能才是上上之策，老年人不妨试试下面这些穴位来帮助通便。

（1）支沟

支沟穴是手少阳三焦经上的穴位，也是一个治疗便秘的好穴位，它是三焦经上的火穴，可以宣泄三焦的火气，防止肠燥便秘。支沟穴在手上，按摩起来很方便。当然，最好的办法还是配合其他穴位，上下按摩，这样效果更好，既促进了脾胃的运化，也能够保证三焦的气血运行更顺畅，排除内在的隐患。

（2）曲池

便秘的病位在大肠，所以我们要从大肠经上找穴位，曲池是大肠经上经气聚集成池的地方，能扑灭身体里的火气，有较强的清热泻火的作用，同时也能给大肠提供源源不断的水源，"问渠那得清如许，为有源头活水来"就是这个道理。曲池位于我们的手肘部，按摩起来也很方便，可以和支沟一起按摩。

（3）腹部顺时针按摩法

这个手法是几个穴位的组合，通过在腹部画个圆圈，把三个有通便作用的穴位联系在一起，这三个穴位分别是中脘、天枢、大巨。按摩的时候也很简单，躺在床上或躺椅上，弯曲膝盖，让腹部松弛放松，然后从中脘穴（脐上 4 寸）开始，按顺时针方向转动，到达左侧天枢穴（脐中旁开 2 寸），再到左侧的大巨穴（天枢穴下 2 寸），然后是右侧大巨穴、右侧天枢穴，最后回到中脘穴，完成一次按摩。

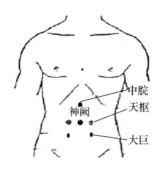

脐中即神阙穴。

按摩的时候,到达穴位点的时候要多按压一会,到达左侧大巨和左天枢周围要仔细按压,因为这些部位是与排便相关的乙状结肠和大肠。按压的时间不需要太长,5~6分钟就差不多了,症状轻微或对刺激敏感的老年人可以很快看到效果。

8　勤练五禽戏，强身又健体

▶▶教你一招：五禽戏好处多◀◀

　　糖尿病患者属气阴两虚，而五禽戏是一种软功，很适合病后恢复锻炼身体之用。初学者可一节一节地练，不要超过 5 分钟，随着身体条件的允许，可逐渐延长练习时间。在练习中还要特别注意以下两方面：由浅入深，因人而异。特别是中老年人及患有各种慢性疾病的患者，一定要根据自身体质状况来进行，切不可急于求成，贪多求快，只有这样，才能防止出现偏差。

　　华佗五禽戏是由东汉末年神医华佗根据中医原理，模仿虎、鹿、熊、猿、鸟五种动物的神态与动作，编创的一套养生动作，"五禽戏"。"五禽戏"发展到今天，已经成为国家级非物质文化遗产，是中华民族健身文化的瑰宝，目前仍是中医防病治病的一种有效手段。

　　（1）虎戏

　　① 自然站立，然后俯身，双手着地，用力向前跳跃同时吸气，落地后稍停，身体后缩并呼气，重复 3 次（此动作活动幅度较大，可量力而行）。

　　② 跳跃 3 次之后，双手先左后右向前移动，同时双脚向后移动，头尽量抬起（吸气），稍停片刻可将头放低向前视（吐气）。

　　③ 最后，先迈左手和脚，后迈右手和脚，向前爬行 7 步，然后后退 7步。注意，在俯身爬行时，后腿膝盖不要过于弯曲，动作也不要过快。

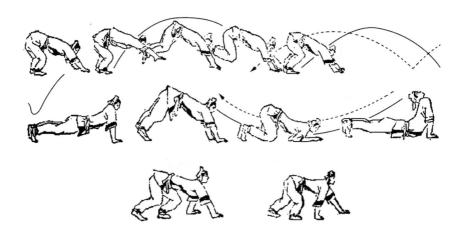

（2）鹿戏

① 和虎戏中一样四肢着地，头先向左转，尽量向左后看（吸气），停留片刻，恢复原位（呼气），同样的方法头向右转，重复左转 3 次，右转 2 次。

② 先抬起左腿，然后左脚尽量向后伸（吸气），停留片刻，恢复原位（呼气），同样的方法抬右腿，重复左腿伸展 3 次，右腿伸展 2 次。

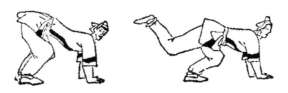

（3）熊戏

① 仰卧，双腿膝盖弯曲拱起，同时双脚离开床（最好不要在冰凉的地面上），双手抱住膝盖，头用力向上，使肩膀背部离开床面即可（吸气），好像做到一半的仰卧起坐一样，略微停止，先以左肩落到床面上（吐气），然后继续头颈用力向上，恢复刚才的姿势（吸气），这次以右肩下落（吐气），如此左右交替反复各 7 次。

② 起身，双脚放在床上，膝盖弯曲，就像坐在草坪上的姿势，双手分别按在左右两边，抬左手和右脚，用右手和左脚撑起身体，稍稍离开床面即可，然后换为抬起右手和左脚，反复片刻即可。这里的动作不宜过快，以免手腕受伤。

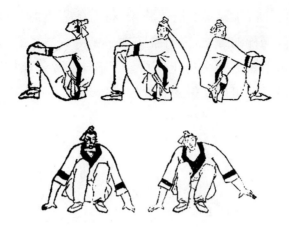

(4)猿戏

① 可以找一个结实的单杠,双手抓握单杠,使身体悬空,做引体向上(向上吸气,向下呼气),重复 7 次。

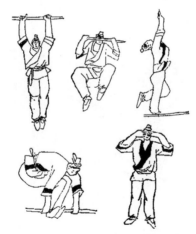

② 先用左脚背勾住较为结实的横杆,双手放开,头和身体随之向下,成倒悬姿势,稍停,身体向上,双手抓住横杆,换位右脚,反复左右交替各 7 次。这些动作都需要较大的力量,危险性也比较高,应该量力而行。

(5)鸟戏

① 自然站立,吸气同时抬起左腿,双手向上抬起至水平,像十字架的形状,尽量扬起眉毛,鼓足气力,好像自己要飞翔一样。呼气同时左脚回落地面,双手同样回落。同样的方法,左右交替,各重复 7 次。

② 坐下,弯曲右腿,双手抱住膝盖,将右腿靠近胸口(吸气),稍停恢复原位(吐气),同样的方法,左右各 7 次。

③ 双臂像小鸟展翅一样上下挥动 7 次,手臂要保持在身体的侧面上。鸟戏较为轻松,可用来做最后的放松运动。

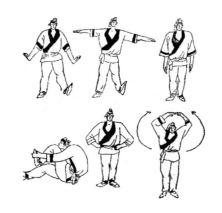

9 长寿保健从脚开始

◀ **教你一招：多吃这些食物防健忘** ▶

当人体进入老年期后，各种器官和心理均有一定的衰退，出现健忘和记忆力衰退也是不可避免的。有关营养专家提出常吃下列食物，对增强记忆力有一定的帮助：卷心菜富含 B 族维生素，能防脑衰老；木耳含蛋白质、多糖类、矿物质、维生素等营养成分，是补脑、健脑的佳品；牛奶含有蛋白质、钙，可提供大脑所需的各种氨基酸，适量饮用有助于增强记忆。

人的双脚与全身的内脏器官有着密切的联系，双脚可以说是整个人体的缩影。心肝脾肺肾在脚上都有对应的区域，我们可以通过观察，来了解人体内脏腑的变化；同样，脏腑出现了问题，也会在相对应的区域反映出来，这就是所谓的"足部反射区"。虽然双脚离心脏、大脑最远，但是人体的许多疾病都是先从脚上反映出来，而采用保健方法保护我们的双脚，可以调节人体的新陈代谢，促进内分泌的平衡，取得有病治病、无病保健的效果。

施今墨，我国近代著名的医学家，被誉为北京四大名医之一，享年 89 岁。施老先生的长寿和他长期坚持的保健方法密不可分，那就是"乾洗脚"，即按摩涌泉穴。施老先生的做法是每晚睡前先泡脚半个小时，然后用左手摩擦右脚涌泉，右手摩擦左脚涌泉，各 100 次。施老先生认为这样做可以起到温肾补益、强身健体的作用。那么除此之外，足部保健还有哪些方法呢？

（1）足下常暖。

寒从脚下起，足寒百病生。脚，是离心脏最远的地方，加之脂肪层薄弱，是全身温度最低的部位，极易受凉。所以，经常保持双足的适当温度是预防疾病从脚底入侵必不可少的一环。老年人冬季要穿着保暖性能好的棉毛袜,鞋子也要选择带有里绒的,最好大一些,让鞋与脚之间有一定的空隙,以利用空气隔热,增强保暖。夏季不要贪凉,不要用凉水冲洗双足。每晚睡前用温水泡脚也是很好的保健方法,能够帮助足部血液循环,有利于消除疲劳,防治失眠。

(2)足下常按。

人体有 10 条经络起止于双足,足部穴位众多,所以经常按摩足部穴位,能起到防病治病、强身保健的作用。常用于按摩的足部穴位和反射区有:涌泉、肾反射区、输尿管膀胱反射区、血压调节点、小脑脑干、甲状腺等。触摸到有结节、硬块且有疼痛的部位,适时地进行按摩刺激,使其结节逐步减轻或消除,经络就会逐步畅通无阻,疾病隐患也就会自然消除。关于按摩时间,如果只是保健需要,那每个反射区按摩 5～10 次,按摩 10～15 分钟即可。如果是治疗疾病,应以病变部位反射区为主,辅助反射区可短些,总的时间为 20～30 分钟。

(3)足下常动。

每天锻炼一小时,健康工作六十年,幸福生活一辈子。慢跑、散步、太极拳的健身方式对双脚也是很好的锻炼,在行走、跑步的过程中,双脚的肌肉、血管不断收缩、松弛,使双脚的静脉血流畅通无阻,从而减轻了心脏的负担,确保了心脏的健康,也将营养物质输送到全身,从而达到强身健体、延年益寿的目的。如果我们没有足够的运动时间,可以用步行代替交通工具,比如提前下车,步行回家,步行去买菜,晚饭后散步半个小时。

10 老人常泡脚，疾病不来找

▶ 教你一招：老人乘车莫倚窗 ◀

老年人乘车外出或旅游时，千万别将肩或臂倚靠在车窗玻璃上，以免受寒。这是因为车子在郊外公路疾驶，您如果将手贴在窗玻璃上，会觉得特别凉。再说现在多数汽车玻璃窗是推拉式的，有的密封不严，行车时还会因震动出现缝隙。坐在靠玻璃一侧，有种凉风吹过的感觉。所以，若是长时间将肩、臂靠在玻璃上，会受风着凉。尤其是患有颈椎病或类似疾病的老年朋友更得注意。

俗话说："老人要长寿，头凉脚热八分饱。"脚是人体经脉会聚处之一。人体 12 条正经中有足三阳经终止于足，足三阴经起始于足，分布于脚部的经络穴位多达 60 多个。通过中药浸泡，刺激这些穴位，就可以调节经络、疏通气血、调整脏腑功能，从而起到防病保健的作用。

脚是人体的"第二心脏"。双脚是人体离心脏最远的部位，气温下降，人体脚部的血管收缩，血液流通不畅，双脚冰冷，容易引发多种疾病。泡脚可以改善脚部血液循环，促进新陈代谢，从而起到保健作用。

（1）泡脚可以治失眠。

失眠是中老年人常见现象，中医保健在失眠的调养中颇有心得，睡前半小时泡脚有利于促进睡眠，很多老年人都喜欢睡前泡泡脚，特别是在冬季，晚上手脚冰凉，泡泡脚容易入睡。除了用温水泡脚，还可以在泡脚的水里放点合欢花、夜交藤、酸枣仁，注意水温不要太高，36～38 ℃温热即可。著名的国医大师陆广莘老先生在谈及长寿秘方时就提到了自己每天临睡前都会泡脚，这样有助于睡眠。对于体质虚弱的老年人，如果泡脚时间过长，会增加心脏负担，引起出汗、心慌等症状。所以，老人泡脚时间不宜过长，以每日临睡前泡脚 20 分钟为宜。

（2）泡脚可以降血压。

养生专家指出：用中草药泡脚可以降血压。用中药泡脚是利用热水促进药物渗透进人体的作用，既可保证药物能通过脚部透达周身经络，又不会出现服药产生的副作用。可选择适合自身需要的中药配方，将刚煎好的中药放入足浴盆中，将双脚浸入盆中，浸泡10～20分钟，借助水蒸气扩张足部的毛细血管，使中药的有效成分充分地通过毛细血管循环至全身经络，再循经络运行到五脏六腑，从而达到内病外治，上病下治的作用。

患有高血压的老年人可选用以下中药泡脚：罗布麻叶15克、杜仲6克、牡蛎15克、夜交藤10克、吴茱萸10克，或桑叶、桑枝各15g，或钩藤40克、夏枯草30克、桑叶20克、菊花20克。上药加水2 000毫升煎成1 000毫升，去渣后倒入足浴盆，睡觉前浸泡双足10～20分钟。

（3）泡脚可以除足癣。

许多老年人患有足癣，足癣是侵犯表皮、毛发和趾甲的浅部霉菌病，是一种传染性皮肤病。中医认为，本病多为温热侵袭，湿热下注所为，当以清热和湿，解毒杀虫为治，下面的足浴方可以收到不错的效果。

丁香15克，苦参、大黄、明矾、地肤子各30克，黄柏、地榆各20克。上药水煎取汁，而后将药液候温洗足，每次10～15分钟，每日1～2次，每剂可用2次。

（4）泡脚可以强筋骨。

用中草药泡脚也可以起到强筋壮骨的作用，对于老年人治疗和预防骨质疏松能起到很好的辅助作用。选用木瓜（药用，不是日常食用的木瓜）、杜仲、鸡血藤、络石藤、骨碎补各50克，煮沸后熬半个小时，过滤，把药渣倒掉（也可以先盛半碗，先喝）。老人每天晚上泡一泡，对老年人缺钙、腿脚不灵活有很好的作用。

第十二章　安全用药，治疗有方

1　安全用药是健康百岁的保障

▶ 教你一招：设计家庭小药箱有诀窍 ◀

　　得了感冒发热之类的小毛病，不爱总往医院跑，想在家里备个小药箱。如何设计小药箱才科学实用呢？设计家庭小药箱有诀窍，即根据家庭成员的组成和健康状况，选择安全、合理的药物，分类摆放药物，妥善保管药箱。这样，我们的小药箱才能科学并方便地使用。家庭小药箱主要是应急和治疗一些常见的小伤小病，如遇不能确定的伤病应及时就医。

　　现在，国内常用的药物已达 7 000 种之多。21 世纪，药物治疗仍然是医疗的重要手段。但药物治疗中的不合理用药现象仍然较严重。老年人多数体弱多病，据调查，65 岁以上的老年人约有 80％患心脏病、高血压、关节炎和糖尿病等慢性疾病，甚至 35％的老人还不止患有一种疾病。可见，患病的老人多，老年病多，吃药亦多，服药对身体造成损害的机会也多。因此老年人用药要十分注意，因其体质与成年人不同，抵抗力相对减弱，因此用药要注意安全。

　　随着年龄的增长，老年人的机体各重要器官的生理功能和解剖结构都有不同程度的衰退。药物在老年人体内的药动学、药效学及不良反应和毒副作用等都不同于年轻人，使老年人药物的治疗量和中毒量更加接近。加之绝大多数老年人易患多种疾病，需同时用多种药物进行治疗，这样易造成药物之间的相互作用，也可能增加药物毒副反应的发生率。

总之,老年人的合理用药,个体化给药显得尤为重要,安全用药,治疗有方是健康百岁的保障。

(1) 生理改变的影响。

老年人的各组织器官发生退行性改变、功能老化、适应力减退,影响着药物在体内的吸收、分布、代谢、排泄过程。同时,老年人唾液和胃酸分泌减少,胃肠蠕动减慢,影响部分药物的吸收。比如镇静药(安定等),由于老年人肝脏功能衰退,使部分药物的代谢率下降,毒副作用增强。再比如抗心律失常药(利多卡因等),由于老年人肾脏功能减弱,使药物经肾排泄的速度减慢,在体内积蓄导致中毒。

(2) 心理状态的影响。

老年人记忆力减退,特别是患有老年痴呆或独居的老年人,容易忘记按时服药,视力减弱看不清药品标签或说明书上的文字也容易造成用药错误。还有的老年人病情稍有好转就自作主张中断治疗,或治病心切擅自加大用药剂量,盲目迷信广告、偏方、秘方、洋药、新药等,均可造成滥用药物。

(3) 所患疾病的影响。

老年人一人多病的现象极为常见,这些疾病往往影响其他药品的使用。例如,患哮喘的老年患者在治疗心律失常时不可使用普萘洛尔(心得安),患青光眼的老年患者治疗心绞痛时严禁服用硝酸甘油。

2　安全合理选用药,药到病除疗效好

▶ 教你一招:画十字缓解眼睛疲劳 ◀

延缓眼睛衰老不妨画画"十"字,身体坐直,伸出食指在脸部前方正中,让眼珠跟随指尖向左边慢慢移动,然后回到正中央,再依次向右、向上、向下移动。每次连续做5～10次,每天可做3～5次,能促进眼部肌肉和睫状体的运动,缓解疲劳,延缓衰老。

经常听到医院的同事说,自己虽然在医院工作,却不能照顾好爸爸妈妈,爸爸妈妈在家里身体一旦不舒服,既不吃药也不去医院看,就是家里随便摸点药,差不多就吃了,吃个三两顿,感觉好了又不吃了。我相信这种情况不是个别现象,甚至可能很普遍,虽然很多家庭都配备小药箱,但是由于缺乏对医药知识的了解,很多人有着不好的服药习惯,这样很容易使病情恶化或者耽误治疗。由此可见,安全合理的选择药物是很重要的。那么,如何安全合理选择药物呢?

首先,了解药物的基本适应证、用法、用量,以便生病时能够及时地选择服用疗效好、毒性低的药物。最好了解一下药物的不良反应、注意事项、药物相互作用和禁忌证等,这些信息往往容易被忽略,却关系到选择药物的后果。比如,对于一般的感冒、头痛,我们可以选用对乙酰氨基酚、布洛芬、阿司匹林等中的任一种,但如果腹痛时仍选择上述药物,非但无效,还可能引起严重的不良反应。

其次,应该确诊自己的病症,对症下药,不能只凭自我感觉或某一个症状就随便用药。比如,一旦流鼻涕、打喷嚏,就认为感冒了,赶紧吃药,不管什么原因引起的感冒,也不管是什么类型的感冒药,总之感冒了就吃感冒药。再比如,发热、头痛时,很多人认为吃些止痛退热药就可以了,但发热、头痛是许多疾病共有的症状,如果随意地服用止痛退热药,可能会掩盖一些潜在的病症,容易贻误病情而造成严重后果。普通老百姓对药品缺乏必要的常识,常常根据自己的理解去用药,有些甚至自我感觉良好，觉得自己久病成医，不愿或不屑向医师或药师咨询，自己随意乱用药物，或者同时服用好几种作用相似或相反的药物，或者随意增减剂量、漏服、停药、换药、不合理补服等。这样既伤害了自己的身体，容易引起不良或严重的后果，又造成药品使用的浪费，不安全、不经济。

服药要有根据，不能想当然，凭感觉，想多吃就多吃，嫌麻烦就少吃，想停就停，想换就换。每个药品都有它自身的特点，一天吃几次，每次吃几粒，要吃多久才能见效，都是经过科学实验得出的结论，所以，服药一定要遵医嘱或遵药师指导，或根据药品说明书服药，这样才能获得最佳的药效。

3 有药不能随便服，各项注意要知晓

> **▶◀ 教你一招：吃黑巧克力可保护心脏 ▶◀**
>
> 巧克力对心脏有一定的保护作用，特别是黑巧克力。希腊雅典医学院的研究表明，黑巧克力可以降低与心脏病、高血压、脑卒中相关的主要心血管标志物的水平。如果能坚持吃适量的黑巧克力，可以增加血液中的抗氧化成分，从而降低患心脏病的风险。

感冒、发热、头痛吃什么药？一定有很多人都会自然而然地想到阿司匹林。这样一片小小的药片，却有着相当广泛的治疗作用，不仅可以治疗感冒、发热、头痛、牙痛、关节痛、风湿痛等，还可以抑制血小板聚集，预防手术之后的血栓形成、心肌梗死和脑卒中等疾病。阿司匹林的作用众所周知，然而，如果问起怎样服用才能获得最佳的治疗效果，却是很多人都不知晓的。实际上，到目前为止仍然有很多人在不恰当地服用阿司匹林。那么，到底如何服用阿司匹林才能达到最好的效果？服用需要注意什么？

（1）适应证与用法用量

阿司匹林有着广泛的治疗范围，针对不同疾病，它的服药剂量有所不同，想要获得最佳的疗效，首先要对症对量。比如：解热镇痛，一次0.3～0.6克，一日3次，必要时每4小时1次；抗风湿，一日3～5克（急性风湿热可用到7～8克），分4次口服；抑制血小板聚集，尚无明确用量，多数主张应用小剂量，如50～150毫克，每24小时1次；治疗胆道蛔虫病，一次1克，一日2～3次，连用2～3日，阵发性绞痛停止24小时后停用，然后进行驱虫治疗。

（2）禁止服用的人群

有这么一群人，很遗憾地不能选择阿司匹林这样一个神奇的小药片，因为这片小药片很可能会对他们的身体造成严重的伤害。对阿司匹林过敏的人群绝对不能服用阿司匹林；有出血症状的溃疡病或其他活动性出血时、血友病或血小板减少症的人群,不能服用,容易诱发胃出血;痛风患者,小剂量的阿司匹林即可引起其尿酸潴留;肝功能不全或减退的人群不能服用;心功能不全或高血压,大量用药时可能引起心力衰竭或肺水肿;肾衰竭时有加重肾脏毒性的危险。

(3) 需要注意的事项

手术前一周应停用,避免凝血功能障碍,造成出血不止;饮酒后不宜用,容易导致胃出血;药物潮解后不宜用;凝血功能障碍者避免使用,如严重肝损害、低凝血酶原血症、维生素 K 缺乏者;溃疡病人不宜使用;哮喘病人应避免使用,有部分哮喘患者可在服用阿司匹林后出现过敏反应,如荨麻疹、喉头水肿、哮喘大发作;孕妇不宜服用,尤其在分娩前 2～3 周应禁用;不宜长期大量服用,否则可引起中毒,出现头痛、眩晕、恶心、呕吐、耳鸣、听力和视力减退,严重者酸碱平衡失调、精神错乱、昏迷,甚至危及生命;病毒性感染伴有发热的儿童不宜使用。有报道,16 岁以下的未成年人患流感、水痘或其他病毒性感染,服用阿司匹林出现严重的肝功能不全合并脑病症状,虽少见,却可致死。

(4) 不良反应

尽管阿司匹林历史悠久,但随着它在各种疾病中的广泛应用,不良反应也越来越多,轻则引起人体轻微不适,重则危及生命。所以,用药时要了解阿司匹林的不良反应,以便出现不适时能够及时辨别,及早停药或治疗。要想让一个药物达到最大的治疗效果,要注意很多方面的问题,不只是阿司匹林,任何一个药物都有正反两面的作用,就像一把"双刃剑",用得好,可以最大限度地抗病,保护自己,用不好,就可能伤了自己。

4　家庭药箱常备药，麻雀虽小五脏俱全

▶◀ **教你一招：多吃苹果提高肺功能** ▶◀

　　研究发现，每周至少吃5个苹果或是3个西红柿可以显著提高人体的肺功能。这是因为苹果中含有的黄酮类化合物在人体的代谢过程中产生的抗氧化物质，可以有效提高肺脏功能和预防肺癌的发生。黄酮类化合物在水果的外皮中含量最高，所以吃苹果的时候最好连皮一起吃。

　　随着生活、工作压力的增大，我们的身体开始变得越来越敏感脆弱，容易疲劳，容易生病。当我们张罗一场家宴之后，当我们长途跋涉之后，当我们完成一项繁复的工作之后，我们都有可能突然感冒、发热，或是肠胃不舒服。家中没有备用药时，我们总是习惯熬着，想着先休息一下，不行再去医院看看吧，就这样，小毛病可能拖成大毛病。如果家中有个小药箱，也许身体就能及早康复。既然小药箱的地位如此重要，那么小药箱里备哪些药才能及时帮到我们呢？一般来说，家庭备药除个别需要长期服用的，备量不可过多，一般够三五日剂量即可，以免备量过多造成失效浪费。家庭小药箱常备药主要有以下几类，大家可以按需选择。

　　（1）治疗感冒的药。

　　中成药有感冒冲剂、银翘解毒丸、桑菊感冒片、羚羊感冒片、板蓝根冲剂、小儿感冒冲剂、双黄连口服液等。西药可备速效伤风胶囊、酚氨加敏（克感敏）、复方盐酸伪麻黄碱缓释胶囊（新康泰克）等。

　　（2）治疗发热或解痛的药。

　　阿司匹林、索米痛片（去痛片）、吲哚美辛（消炎痛）、布洛芬等。

　　（3）止咳化痰的药。

　　中成药如甘草片、止咳糖浆、川贝枇杷膏等。服用止咳糖浆后不要立即喝水，应让药物黏附在咽部病变部位发挥药效。

（4）治疗肠胃问题的药。

① 促进消化的药品，如多潘立酮（吗丁啉）、多酶片、干酵母片、山楂丸。若每天都消化不良，则可能患有萎缩性胃炎、幽门梗阻等，应该及时就医。② 止吐药，如甲氧氯普胺（胃复安）。③ 止泻药，如蒙脱石、小檗碱（黄连素）等。④ 通便药，如酚酞片（果导片）、大黄苏打片、开塞露（小儿、成年人剂量不同）等。

（5）外伤急救用药及器材。

创可贴、消毒棉签、止血纱布、胶布、绷带、棉球、碘附或 75％ 医用酒精（酒精、碘酒等应密封保存）、尖头镊子、小剪刀、手电筒、血压计、体温表（应分清是口表还是肛表）等。另外，家庭还可常备：跌打损伤外用止痛药如麝香止痛膏、正红花油等，口服活血化瘀药如三七片、云南白药等，烫伤药品如林可霉素利多卡因凝胶（俗称绿药膏）、烫伤油、京万红等，夏日防暑可备藿香正气水、人丹等，防蚊虫叮咬、皮疹可备风油精、清凉油等。

（6）家中若有一般慢性病患者，应备有经医师开具并指导服用的常用处方药。

有冠心病患者可备异山梨酯（消心痛）、硝酸甘油、麝香保心丸、速效救心丸、硝苯地平（心痛定）等缓解心绞痛的药。有胃病患者可备有胃黏膜保护药如硫糖铝、铝碳酸镁片（达喜），服用这类药物半小时内不要喝水，否则会把胃内形成的保护膜冲掉；有胃病患者还要备些抑酸药如奥美拉唑、兰索拉唑、盐酸雷尼替丁、胃苏冲剂等。急性、慢性胆囊炎及肝胆结石患者须常备消炎利胆片、胆宁片等。哮喘患者应备异丙肾上腺素气雾剂或沙丁胺醇气雾剂等。睡眠不好，易失眠的可备安定等镇静安眠药。

（7）家中若有小儿，应常备治疗小儿感冒、发热、咳嗽、胃肠功能紊乱、消化不良、腹泻、湿疹等药。

感冒、发热、咳嗽用药如珀珀猴枣散、猴枣牛黄散、小儿感冒颗粒、双黄连口服液、小儿清肺口服液、小儿止咳糖浆（露）、清肺化痰颗粒、沐舒坦、小儿消积止咳口服液、健儿清解液、泰诺林、美林、臣功再欣、小儿退热贴。消化不良或腹泻等肠道功能紊乱用药如王氏保赤丸、四磨汤、妈咪爱、金双歧、培菲康、蒙脱石、必奇、乳酸菌素、丽珠肠乐、健胃消食片等。小儿湿疹等常见皮肤问题用药如尤卓尔、绿药膏、炉甘石洗剂等。另外可备一些常用抗病毒药如板蓝根颗粒，常用抗菌药物（即老百姓常说的消炎药）如头孢克洛干混悬剂（希刻劳）、阿奇霉素干混悬剂（希舒美）、阿莫西林颗粒（阿莫仙）等，这类药品一定要遵医嘱服用。

（8）家中有过敏体质的成员，应备常用的抗过敏药如赛庚啶、氯苯那敏（扑尔敏）、苯海拉明等。

综上所述，小药箱备药时，要考虑到家庭各成员的具体状况，尤其要注意老年人、儿童及特殊体质的人。另外，还需根据季节有针对性地准备药。例如，春秋季、冬季好发呼吸道疾病，夏季好发消化道疾病等。又如，春季好发外感风热的感冒，宜备银翘解毒片；冬季好发外感风寒内有伏热的感冒，宜备感冒清热冲剂。

5　慎用、禁用和忌用，一字之差意有别

◀▶ **教你一招:秋冬喝牛肉汤养脾胃** ◀▶

　　秋冬时节,想要调理脾胃,牛肉汤是不错的选择,牛肉中含有丰富的维生素 B_6 和水溶性营养物,经过长时间炖煮慢慢释放到汤中,每天喝一小碗,能起到养胃散寒的功效。炖汤时,加入一个番茄,还能预防感冒。建议炖煮的时间为 8 小时,这样营养成分才能更好地被人体吸收。

　　如今,很多家庭都配有家庭小药箱,常备家庭常用药,尤其是实行处方药与非处方药分类管理后,百姓们可以自行去药店购买非处方药,在购买和使用药品时,一定要注意药品说明书中有关"慎用""禁用""忌用"的内容,以免影响病情,耽误疾病的治疗,甚至旧病未去,反使身体受不良反应的损害,导致严重后果。那么,怎样正确理解"慎用""禁用""忌用"呢?

　　慎用,并非不能使用,而是应在医生或药师指导下使用,提醒服药的人使用该药时要小心谨慎。提醒对象通常为小儿、老人、孕妇、哺乳期妇女以及心、肝、肾功能不全者。因为这类人群使用该药时,容易出现不良反应,使用该药应格外小心谨慎,要细心地观察有无不良反应出现,一旦出现问题应立即停药并向医师咨询。

　　禁用,就是绝对禁止使用,对禁用药品可以说无任何选择余地,是最严厉的警告。患者一旦服用,就会出现严重的不良反应或中毒,带来严重后果,甚至危及生命。

　　以布洛芬缓释胶囊(芬必得)的药品说明书为例:

　　它的禁忌一栏标示:① 对其他非甾体抗炎药过敏者禁用。② 孕妇及哺乳期妇女禁用。③ 对阿司匹林过敏的哮喘患者禁用。④ 严重肝肾功能不全者或严重心力衰竭者禁用。⑤正在服用其他含有布洛芬或其

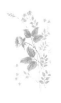

他非甾体抗炎药，包括服用已知是特异性环氧化酶-2抑制药物的患者禁用。这就表示若病人存在上述情况中的任何一种都禁止服用芬必得，没有什么权衡利弊之说，要绝对禁止服用！

而它的注意事项一栏中有一项：对本品及其他解热镇痛抗炎药物过敏者禁用。过敏体质者慎用。这就表示，如果病人对芬必得本身过敏，或者对与芬必得同类的其他解热镇痛抗炎药物过敏，则这个病人不能服用芬必得，一旦服用，就会出现严重的不良反应或中毒等情况。而如果病人只是过敏体质，但对芬必得及其他解热镇痛抗炎药物不过敏，是可以在医师或药师指导下使用的，不能擅自使用，一旦出现不适就要立即停药，告知医师处理。

对于需"忌用"的药物，则表示该药针对某种情况已达到不适宜使用或应避免使用的程度，比慎用更进一步。标明"忌用"的药，说明其不良反应比较明确，发生不良后果的可能性很大，但因人有个体差异而不能一概而论，故以"忌用"以示警告。如磺胺类药物对肝脏、肾脏有损害作用，肝肾功能不良者忌用。当病情需要不得不使用某些忌用药物时，应当寻找药理作用类似但不良反应较小的其他药品代替。若非用不可，则须同时应用能对抗或减弱其副作用的药品，将不安全因素减到最低限度。

6 老人服用降压药需要注意哪些问题？

> ▶ 教你一招：常吃腐竹可健脑 ◀
>
> 　　腐竹具有良好的健脑作用，能够预防老年痴呆。这是因为腐竹中的谷氨酸含量很高，是其他豆类或动物性食物的 2～5 倍。而谷氨酸作为大脑的能量物质，可以改善大脑功能。此外，腐竹中所含有的磷脂还能降低血液中胆固醇，达到防治高脂血症、动脉硬化的效果。

　　有很多的老年人发现自己有高血压之后就开始买降压药服用，服用降压药物应该注意哪些问题呢？由于老年高血压患者常伴有冠心病、糖尿病、高脂血症等，故使用降血压药物需因人而异，并在选择药物上多加注意。

　　(1) 宜以降压作用温和、持久、效果好且副作用轻的降压药作为基础用药。对血压降低的要求不宜过猛、过速，一般要先用小剂量，然后视血压情况，逐渐增加剂量，或联合两种以上降压药同用，使血压降到较安全水平(<140/80 毫米汞柱)，糖尿病患者还应适当低于此值。

　　(2) 目前老年人高血压病的治疗，多主张联合用药。据统计，单一种药物对血压的有效控制率为 45％～55％，而联合两种药物应用则为 75％～80％。联合用药既可减少单种药物使用的剂量，又可协同有效干扰多种升压机制，延长作用时间，相互抵消或减少某些不良反应的副作用，更好地保护心、脑、肾等脏器。

　　(3) 降压药物应坚持长期服用。即使服用后降压效果满意且血压相对稳定，也只能相应调整剂量，不能轻易或突然停药。否则，易发生撤药综合征，血压可迅速反弹甚至更高，还可导致焦虑、心律失常、心绞痛等。

　　(4) 老年人由于调节血压的压力感受器敏感性降低，血压易有较大幅度的波动，也易并发心脑血管病变，故对降压疗效的评定，不宜凭一时或一次的血压水平而定，而应系统地多次测定观察，即使血压有所波动也应保持在相对较安全的范围内。

（5）老年人服降压药应个体化，结合患者病情组合用药。当前多倾向以钙拮抗剂（CCB）和血管紧张素转换酶抑制剂（ACEI）或血管紧张素Ⅱ受体拮抗剂（ARB）为首选，如服用后降压效果仍不够理想，可适当增加小剂量的利尿剂。

（6）对心跳快、有交感神经兴奋易激动的高血压患者，合并有冠心病、心绞痛、期前收缩（心脏早搏者），可在首选药基础上，加服β受体阻滞剂（如美托洛尔等）。但此类药对高脂血症、高血糖者不宜选用，且对心跳过慢，有气喘病、心脏房室传导阻滞者忌用。

（7）小剂量的噻嗪类利尿剂氢氯噻嗪和任何一种降压药合用，都有较好的协同降血压效果。但本药较大剂量长期应用对糖尿病、高脂血症和肾功能不全者是不宜的，也可导致低血钾。

（8）降血压药应尽可能不要在夜间服用。当然对有晨间高血压者可视情况另作别论。

服用降压药时，有不少老年人因习惯使然，走进服药误区。为了达到用药的最佳效果，老年人服药要根据以下几个原则：① 不可擅自调整剂量或更换用药，一定要在内科医生指导和监控下进行。② 坚持按医嘱用药，即使血压已降至正常，症状完全消失，也应每天坚持用药。③ 掌握服药最佳时间。一般每天只服一次药，以早晨 7 点为最佳服药时间；如每天 2 次，则以早晨 7 点和下午 3 点为好，一般降压药不宜在夜晚服用。④ 应定期监测自己的血压水平，一般每周测量 2 次为宜，如血压波动很大，应在每次服药前测量一次血压，血压降低的谷/峰比值要大于 50%。⑤ 正在服用其他降压药或患有其他疾病者，就诊时应告知医生，避免用药不当，引起不良反应。

7 老人服用降糖药需要注意哪些问题？

▶ 教你一招：常服姜茶防老年斑 ◀

生姜中的姜辣素有很强的对抗脂褐素的作用。老年朋友可以把姜洗净切成片或丝，加入沸水冲泡10分钟，再加一汤匙蜂蜜搅匀，每天饮用一杯不间断，可明显减轻老年斑。也可将姜切碎，拌上精盐、味精、辣椒油等调料，作为餐桌佐食，长期食用效果更佳。

老年人因代谢率低，神经反应比较迟缓等，用药容易发生低血糖，而且老年人易同时患多种疾病，因而需同时服用很多种药物，这些药物或多或少影响降糖药的疗效。故老年人在口服降糖药时应注意以下几点：

（1）要掌握口服降糖药的适应证。

一般口服降糖药只适用于无急性并发症的2型糖尿病患者，不适用于1型糖尿病、有严重并发症的2型糖尿病、因存在伴发病需外科治疗的围术期患者及全胰腺切除引起继发性糖尿病患者。

（2）要了解口服药的种类及特点。

临床常用的口服降糖药物包括磺酰脲类、双胍类、α葡萄糖苷酶抑制剂、噻唑烷二酮类及餐时调节剂共五类。其作用各具特点：① 磺酰脲类（如格列本脲、格列齐特、格列喹酮等）作用机制是直接刺激胰岛B细胞分泌胰岛素，从而起到降糖作用。② 双胍类（包括苯乙双胍、二甲双胍等）作用机制是促进外周组织（如肌肉等）对葡萄糖的利用，抑制肝糖原异生和肠道对葡萄糖的摄取，从而使血糖降低，特别适宜于饮食控制效果不佳、体型肥胖的2型糖尿病患者。③ α葡萄糖苷酶抑制剂（如阿卡波糖等）作用机制主要是通过延迟和减少肠道对淀粉的分解消化和吸收来控制餐后血糖的升高幅度，对糖耐量异常及餐后血糖控制不好的患者尤其有效，但对于进食主食较少及进食速度较快的患者效果欠佳。④噻唑烷二酮类（如吡格列酮、罗格列酮）是胰岛素增敏剂，可减轻胰岛素抵抗，增加其敏感性且无低血糖危险，但该类药物起效慢需两周开始显效，两个月达到最好疗效。⑤餐时血糖调节剂（如瑞格列奈、那格列奈）最大的特点是可能模仿胰岛素生理性分泌，起效快，作用短，可有效控制餐后血糖亦不增加低血糖风险。现已证明，餐后高血糖比空腹高血糖更易诱发老年糖尿病人的血管并发症，因此，该类药物对老年糖尿病患者有益，且可减轻胰岛素抵抗。

（3）尽量避免低血糖。

老年人代谢率低，用药容易发生低血糖，尤其是服用一些长效磺酰脲类药物时易发生晚间低血糖。因此，老年人应用磺酰脲类药应从小剂量开始，尽量选用中短效药物。一般不可同时联合使用两个磺酰脲类药物，同时密切监测血糖，5～7天调整一次剂量，在高血糖纠正后，应调整剂量，尽量避免低血糖发生。

（4）小心"未察觉的低血糖"。

老年人因为神经反应比较迟缓，更易发生"未察觉的低血糖"，即当血糖下降到有交感神经反应如心悸、冷汗、头晕等症状时，老年人可能仍无感觉，一直到血糖降到出现大脑皮层反应时，老年患者才直接出现神经症状，如嗜睡、昏迷等。这种情况就很危险，抢救不及时易危及生命。因此，这些老人（特别是高龄老人和曾发生过"未察觉的低血糖"的老人）血糖控制不宜过严，一般空腹血糖在7.0毫摩尔/升，餐后血糖在10.0毫摩尔/升左右即可。

（5）注意药物的配伍。

老年人往往易同时患多种疾病，因而需服用很多药物，此时应注意药物之间的相互作用。当口服降糖药与胰岛素、别嘌呤醇、环磷酰胺、水杨酸等具有增强降血糖作用的某种药物合用时，可能会导致低血糖反应。当具有减弱降血糖作用的皮质类固醇、高血糖素、雌激素和孕激素、甲状腺素、利福平等药物合用时，可能引起血糖升高。

（6）留心服药时间。

降糖药种类繁多，其作用机理各不相同，故其服用时间也不能一概而论。如磺酰脲类药物进入人体后需要一定的时间刺激胰岛细胞分泌胰岛素,因此服药时间宜在餐前半小时左右;α葡萄糖苷酶抑制剂是嚼碎后与第一口饭同服,若在餐前或餐后服用则疗效会大打折扣。

(7) 注意药物对肝肾的不良反应。

老年人用药前应先查肝肾功能,在肝功能异常时,不宜用某些口服降糖药,如双胍类及胰岛素增敏剂,否则有可能产生肝功能衰竭。许多降糖药在肝内代谢,经肾排出,如果肾功能不良,会使药物在体内蓄积引起中毒,因此肾功能不良时,许多从肾排出的磺酰脲类降糖药及双胍类不能服用。

一般来说,同类降糖药不宜合用,用一种降糖药如效果不理想,可考虑联合用药,不同作用机理的药物可扬长避短,避免或减少药物的不良反应。在降血糖治疗的同时,还要考虑其他问题,如控制体重、控制血压、调整血脂紊乱等。总之,口服降糖药严重不良反应的发生率随衰老而显著增加,所以对老年糖尿病人的药物治疗需要特别重视。

8 抗生素的使用误区有哪些？

教你一招：吃蓝莓，护牙齿

蓝莓有"超级水果"的美誉，研究已证明蓝莓不仅营养丰富，蓝莓汁还可以防止口腔细菌吸附在牙齿上，对众多牙齿疾病是很好的预防。另外蓝莓也可以抑制口腔内细菌病原微生物的存活和生长。所以吃蓝莓，可以有效地保护我们的牙齿。需要注意的是，蓝莓吃多了容易让舌面、口腔染色，所以吃完蓝莓后要及时漱口刷牙。

许多人将抗生素等同于消炎药或感冒药，一旦有炎症或"感冒"，就赶紧服用。实际上抗生素仅适用于由细菌引起的炎症，而对其他类型的炎症，如过敏性炎症（如接触性皮炎）、变态反应性炎症（如过敏性哮喘）等无菌性炎症无效。

同样，抗生素也不宜用于治疗病毒性感冒。如果滥用，不但无益，反而有害。因为人体内存在大量正常有益的菌群，这些菌群互相制约，保持体内的微生态平衡。如果不分病情使用抗生素，会杀死体内正常有益细菌，导致菌群失调。许多人在使用抗生素时往往迷信新药、好药、贵药，认为抗生素"越新越好""越贵越好"。其实每种抗生素优势、劣势各不相同，一般要因病、因人选择。比如红霉素是老牌抗生素，价格很便宜，它对于军团菌和支原体感染的肺炎具有相当好的疗效，而价格非常高的碳青霉烯类抗生素和第三代头孢菌素对付这些病就不如红霉素。有的老药药效比较稳定，价格也便宜，再加上人们不经常使用，疗效反而可能更好。另外，当我们用抗生素治疗感染时，体内正常菌群同样会被杀灭或抑制。不过，其受抗生素影响的范围大小，取决于所选用抗生素的抗菌谱的广或窄。抗菌谱窄的抗生素只对一种或少数细菌有活性，如青霉素 G，主要只作用于阳性球菌。广谱的抗生素可对两种或较多细菌有活性,如头孢曲松,可对多种肠杆菌科细菌有效;超广谱抗生素对多种或大多数细菌有活性,如泰能,不但对革兰阳性菌、革兰阴性菌有效,而且对厌氧菌也有作用。可见,抗生素的抗菌谱越广,受影响的细菌也越多,受杀灭或抑制的正常菌群也越多。

因此,治疗感染应根据引起感染的病原菌来选用窄谱有针对性的抗生素。这样既可以有效杀灭病原菌,达到治疗疾病目的,又可避免或减少对正常菌群的杀灭或抑制作用。有的病人对抗生素期望值过高,使用某种抗生素一两天后没有明显好转,就要求医生换用其他抗生素,或增加其他抗生素。治疗时间的长短应取决于感染的严重程度、临床反应和细菌的种类。通常对于急性感染,抗生素的疗程一般为 5~7 天,或症状和体征消失 3 天后方可停药。如果一个普通的感冒用几种抗生素,会增加细菌的耐药性,还可能造成二重感染。

抗生素联合使用的目的是为提高疗效、降低毒性,延缓或减少耐药性的产生。不合理的联合用药不仅不增加疗效,反而可能降低疗效,增加不良反应或增加细菌耐药性产生的机会,因此联合用药应予以严格控制。联合用药指征:混合感染、严重感染、一般抗生素不易深入部位的感染(如结核性脑膜炎)、容易出现耐药的或必须长期治疗的慢性感染(如结核病、慢性尿道感染或骨髓炎)等。同时,应避免联合使用毒性相同的抗生素。

9 传统中药有学问，知晓误区合理用

▶教你一招：枸杞龙眼茶，潜阳又明目◀

平时用眼较多或者有视力下降、视物模糊的老年人可以常泡这两种茶。枸杞龙眼茶：枸杞子 20 克、龙眼 20 个（只取肉），水煎煮，以茶代水饮，能益精养血、滋补明目。杞菊珍珠茶：珍珠母 20 克、菊花 3 克、枸杞子 9 克，水煎代茶饮，能清热补肝、潜阳明目。

很多人误以为中药药性平和、无毒副作用，有病治病，无病强身。但事实上，不合理使用中药也会引起不良反应。目前滥补中药的现象比较多，药品滥用更是成为重灾区。在新型冠状病毒肺炎期间，板蓝根冲剂等药品脱销，不少消费者把一袋袋的板蓝根搬回家，不管有病没病，全家老小每天一起喝。这个场景并不陌生，2003 年非典期间，很多人同样是在家里囤积了大量的板蓝根。

人在健康状态下服用板蓝根过多，会伤及脾胃，反而容易引发其他疾病。如果体质偏虚寒的人，多喝板蓝根冲剂会因其苦寒伤胃，带来一系列胃肠道反应，以至于感冒没治好，反而引起胃痛、畏寒、食欲缺乏等症。尤其是小孩，脾胃功能尚未健全，更容易引起消化不良等症状。

汤剂，古称汤液，是中药最为古老的剂型之一，在中医临床应用中也最为广泛，历经几千年不衰。汤剂能够充分适应中医辨证施治的需要，并具有疗效快、易吸收、作用强等几大特点。正确服用汤剂可以加速病情的好转，而错误的服用方法会使病情恶化。由此可见汤剂服用方法是否正确，直接影响着药物在人体中的吸收和治疗效果，如何才能正确服用汤剂呢？应当注意以下几个方面。

（1）正确的服药时间。

服药时间应根据病情来决定。病在上焦（心、肺部）的，欲使药力停留较久，宜饭后服；病在下焦（膀胱、肠）的，欲使药力迅速下达，宜饭前服；清热解毒药、润肠泻下药、滋补药宜空腹服，此时胃中空虚容易吸收。

所谓空腹服即指早饭前 1 小时或晚饭后 1 小时服药。特殊药物应特殊服用:助消化药在服药前应少量进食以助药效;驱虫药应在早晨空腹服,服药前应喝点儿糖水,这样可以提高杀虫的效果;攻下药在大便后应立即停服;安神药、滋补药、延缓衰老的药物都宜睡前服用;安眠药应在睡前 2 小时服用;治疟药应在发作前 2 小时服用。急诊用药则不拘时间,慢性病多服丸、散、膏、酒者,应定时服用。如遇汗难出者,可缩短服药的时间,以利于发汗。

(2)正确的服药温度。

汤剂在治疗一般疾病时均宜采用温服法,对有特殊治疗需要的情况应按特殊的服法服用。凡属理气类药,热则易舒,凉则增滞;活血、补血、凉血、止血类药,寒则瘀淤,热则沸溢。凡服解毒剂,俱宜冷服,可使毒物之淤滞易于排出,热服则增毒物之宜散。凡热性病宜冷服(如四虎汤),而寒性病则宜热服,发散攻下,以助药力。行血脉通络达筋骨者宜热服,收涩固精止血之剂则宜冷服。除烦止渴祛暑之剂宜热服,解表药多属辛散之品,功能疏散肌表,宜热服;清热药和消暑药宜冷服。大热病用寒药应温服;大寒病用热药应冷服。

(3)正确的服药剂量。

中药汤剂均是煎煮 2～3 次后的合并液,再按临床需要分次服药。一般来讲,每次以服用 150 毫升为宜,但有的病症也有例外。发热病人服清热解毒剂时,药液可稍多些以助药力;生津止渴药,药液量也应多,并可代茶频服。身强者服药多些,身弱者如儿童和重病人,服药量应少些。一般儿童 1 岁以内用成人药量的 1/5,1～3 岁用成人药量的 1/4,4～7 岁用成人药量的 1/3,8～10 岁用成人药量的 1/2,10 岁以上就可以用成人药量了。

(4)正确的服药次数。

一般汤剂一日分早晚两次服用,清热解毒药可每日服 3～4 次。补液药应早晚各服 1 次,发汗药可加服 2～3 次,含咽药汁可少量多服几次。掌握了这些方法之后,就能够更好地利用药性,达到更佳的治疗效果。

最后提醒大家的是,汤剂服用前需加热煮沸,不应仅仅是热温。

10　中西结合效果好,配伍禁忌要记牢

> **▶教你一招:按摩保护前列腺◀**
>
> 　　老年人不妨每天做一点保护前列腺的小动作。具体做法是:沿着尿道两侧进行来回按摩 15～20 分钟,强度以自己能够承受为准。站立时做收缩肛门运动,每天早起和晚睡前做 50～100 次,以肛门感觉酸热为准。每天坚持可以起到预防前列腺疾病的作用。

　　有人认为同时吃中药、西药会产生"相克"作用,影响效果。这种看法比较片面,中药和西药大部分是可以同时服用的。大多数西药最初是从天然药用植物中提取有效成分,弄清它们的化学结构后,人们再用人工方法合成的。从这一点看,中药和西药的本质是相同的。

　　从服用方法看,大多数中药是上午、下午各服一次,西药大多是一日 3 次,两者交叉服用,影响较小。需要提醒的是:患有肝、肾疾病的人,不宜同时服用多种中药、西药。因为所有的中药和西药都要通过肝脏代谢和肾脏排泄,用药越多,就越加重肝、肾的负担。

　　不过,因为中药的配伍禁忌,有的中药、西药是不可以一起服用的,大致有以下几个。

　　(1) 中成药舒肝丸不宜与西药甲氧氯普胺(胃复安)合用。因为舒肝丸中含有芍药,有解痉、镇痛作用,而甲氧氯普胺则能加强胃的收缩,二者合用则作用正好相反,会相抵药效。

　　(2) 止咳片、通宣理肺丸、消咳宁片不宜与地高辛合用。因前者均含麻黄,麻黄碱对心脏有兴奋作用,能加强地高辛对心脏的毒性,引起心律失常。

　　(3) 中成药止咳定喘膏、麻杏石甘片、防风通圣丸与西药复方降压片、帕吉林(优降宁)不能同服。前三种含有麻黄碱,会使动脉收缩,升高血压,影响降压效果。

　　(4) 中成药蛇胆川贝液与西药吗啡、哌替啶(杜冷丁)、可待因不能同

服。因为前者含有苦杏仁苷,与西药的毒性作用一样,都抑制呼吸,两者同服易导致呼吸衰竭。

(5)中成药益心丹、香连丸、川贝枇杷膏含有生物碱,与西药阿托品、咖啡因同服会增加毒性,引起药物中毒。

(6)中成药益心丹、麝香保心丸、六味地黄丸不宜与西药普罗帕酮(心律平)、奎尼丁同服,因可导致心脏骤停。

(7)中成药虎骨酒、人参酒、舒筋活络酒与西药苯巴比妥(鲁米那)等镇静止痛药不可同服,因同服可加强对中枢神经的抑制作用而发生危险。

(8)丹参片不宜与复方氢氧化铝(胃舒平)合用,丹参片的主要成分是丹参酮、丹参酚,与胃舒平所含的氢氧化铝形成铝结合物,不易被肠道吸收,降低疗效。

(9)昆布片不宜与异烟肼合用,因为昆布片中含有碘,在胃中与异烟肼发生氧化反应,形成异烟酸、卤化物和氮气,失去抗结核杆菌功能。

(10)活络丹、香连片、贝母枇杷糖浆不宜与阿托品、咖啡因、氨酸碱合用。因为前者含乌头、黄连、贝母等生物碱成分,与后者同服,很容易增加毒性,出现药物中毒。

(11)国公酒、壮骨酒、骨刺消痛液不宜与阿司匹林同服,因为前者含有乙醇,合用则增加消化道的刺激性,引起食欲缺乏、恶心呕吐,严重时还可导致消化道出血。

(12)黄连上清丸不宜与乳酶生合用。因小檗碱可明显抑制乳酶生中乳酸菌的活力,使它失去消化能力。

(13)保和丸、乌梅丸、五味子丸不宜与碳酸氢钠、氢氧化铝、氨茶碱同服,因前者含酸性成分,后者是碱性西药,同服两者中和,会降低疗效。

(14)解暑片、牛黄解毒片不宜与胰酶、胃蛋白酶、多酶片同服。因前者含大黄、大黄粉,可通过吸收或结合的方式,抑制胃蛋白酶的消化作用。

对症治疗不在于用药多,认为用药越多越好的观念是不对的。各种药物在人体中的作用可相辅相成,也可相互抵消,甚至可以相互拮抗。所以,中药、西药在合用时,还得注意合理用药。

后　记

2020 年初，一场突如其来的新冠肺炎疫情席卷全国，继而肆虐全球。有人说，这就是第三次世界大战！一场病毒与人类的战争。截止至 7 月 28 日，全世界累计新冠肺炎患者逾 1 680 万例，累计死亡逾 65 万例！

与年轻群体相比，老年群体可能因为体内炎症水平升高、免疫力低下、常患有多种复杂疾病等因素，成为新冠肺炎的易感人群之一，具有更高的患病率和病死率。

人类如何打赢这场与病毒的战争呢？

张文宏教授更是一语道破天机：自身的免疫力是人体最好的医生！

2020 年 6 月 6 日，白泽大健康产业学院正式成立。学院肩负"传播健康智慧，延长人类寿命"的伟大使命，本着"共创、共生、共担、共享"的精神，努力打造大健康产业领域一流的学习型组织。本着传播健康智慧的使命，白泽大健康产业学院着手编写《白泽健康百岁工程丛书》，《如何健康活到天年》这本书是第一本，是关于"如何提升自身免疫力以延缓衰老，预防疾病"的科普读物及健康保健指南。

感谢崔宝善教授的智慧引导！感恩徐寒梅教授、钱其军教授的科学指导！感谢编委会和秘书组小伙伴们的协同努力！衷心希望本书能够给广大人民群众的健康生活带来启迪与帮助。

白宗科

2020 年 7 月 29 日